中医儿科

薪火传承辑要

崔文成　刘清贞　张若维　主编

U0350809

山东科学技术出版社

图书在版编目（CIP）数据

中医儿科薪火传承辑要 / 崔文成，刘清贞，张若维
主编 .—济南：山东科学技术出版社，2019.3（2021.1 重印）
ISBN 978-7-5331-9734-6

Ⅰ.①中… Ⅱ.①崔… ②刘… ③张… Ⅲ.①中医
儿科学—文集 Ⅳ.① R272-53

中国版本图书馆 CIP 数据核字（2019）第 014966 号

中医儿科薪火传承辑要
ZHONGYI ERKE XINHUO CHUANCHENG JIYAO

责任编辑：马　祥
装帧设计：孙非羽

主管单位：山东出版传媒股份有限公司
出 版 者：山东科学技术出版社
　　　　　地址：济南市市中区英雄山路 189 号
　　　　　邮编：250002　电话：（0531）82098088
　　　　　网址：www.lkj.com.cn
　　　　　电子邮件：sdkj@sdpress.com.cn
发 行 者：山东科学技术出版社
　　　　　地址：济南市市中区英雄山路 189 号
　　　　　邮编：250002　电话：（0531）82098071
印 刷 者：北京时尚印佳彩色印刷有限公司
　　　　　地址：北京市丰台区杨树庄103号乙
　　　　　邮编：100070　电话：（010）68812775

规格：16 开（710mm×1000mm）
印张：15　　彩插：12　　字数：269 千　　印数：1~1000
版次：2021 年 1 月第 1 版 第 2 次印刷
定价：65.00 元

编写委员会

内容提要

　　本书概要介绍了山东省事业单位专业技术二级岗位、山东名中医药专家崔文成主任中医师从医四十多年的学术思想和临证实践经验，汇集了崔文成的医路体悟、方证传真、理论探究、临证心得、科研成果、杂谈等内容。

　　该书体现了类方研究《伤寒论》、第二批全国老中医药专家刘清贞主任中医师学术经验继承、首批全国优秀中医临床人才研修、首批济南市名中医"薪火传承231工程"、山东省第四批中医药重点专科儿科建设、研究生教育、全国名老中医药专家刘清贞传承工作室建设项目、山东省首批中医药重点学科中医儿科学学科建设项目、山东省第三批五级中医药师承教育项目等方面的工作成绩，对人才培养有学术价值，对文献研究有史学价值，对防治疾病有实用价值，适合广大儿科工作者、医学生、中医爱好者学习参考，儿童家长也能从中获得很多裨益。

崔文成简介

　　崔文成,男,1962年9月出生于山东高密,全日制研究生学历,医学硕士,第二批全国老中医药专家刘清贞主任中医师学术经验继承人,首批全国优秀中医临床人才,山东名中医药专家,山东省知名专家,山东省五级中医药师承教育项目第三批指导老师,山东中医药大学兼职教授、研究生导师,首批济南市名中医"薪火传承231工程"指导老师,济南市中医医院儿科主任、主任中医师,山东省事业单位专业技术二级岗位,山东省第四批中医药重点专科儿科带头人,山东省首批中医药重点学科建设项目中医儿科学学科带头人,全国名老中医药专家刘清贞传承工作室建设项目负责人,山东省中医药管理局中医药文化科普巡讲团巡讲专家、山东省中医药发展"三经传承"宣讲团专家,中华中医药学会儿科分会常务委员,山东中医药学会儿科专业委员会副主任委员,山东省名医联盟第一届委员会委员。

　　崔教授擅长诊疗儿童心肌炎、肺炎、哮喘、精神习惯性抽动、反复发作性腹痛、紫癜、青春期疾病、免疫功能紊乱等疑难病症,对咳嗽、发热、鼻咽炎、腺样体肥大、扁桃体炎、肠系膜淋巴结炎、积滞、腹泻、厌食等常见病症有丰富的诊疗经验。

　　崔教授主研项目获山东中医药科学技术奖3项、济南市科学技术进步奖4项。已出版《小儿常见病实用方》《居民养生和谐保健指南》《科技管理学》《方证相应——济南中医儿科方证流派传承辑要》《刘清贞儿科学术经验传承辑要》等著作,发表《论类方辨证》《小儿湿热咳嗽的证治经验》《儿童习惯性痉挛从肝论治》《儿童善太息的诊疗经验》等50余篇论文,发表《孩子的抗病能力从哪里来》《小儿咳嗽怎么办》《儿童心肌炎中医怎么治疗和调养》《解毒散结治小儿肠系膜淋巴结炎》《益肺化饮方》《向用五福,天人合一》等100余篇科普文章。多次为山东省中医医院"西医学习中医"班讲授内经、中医学基础等课程。曾多次作为项目负责人成功举办国家级、省级中医药继续教育培训班。

前　言

从 1978 年 10 月 7 日考入山东中医学院(现山东中医药大学)中医专业学习至今,我在中医学的路上已走过了四十多个年头,符合不断继承、弘扬、传薪的基本规律,经历了大学教育、临床工作、研究生教育、师承教育、临床研修的过程。

2018 年是改革开放 40 周年,是我们站在新的历史起点上接力探索、接续奋进的关键之年。为迎接全国名老中医药专家刘清贞传承工作室建设项目、山东省首批中医药重点学科中医儿科学学科建设项目、山东省第三批五级中医药师承教育项目验收,体现以往学习、工作的经验和成绩,切实做好学术思想传承和临证经验的推广应用,现将个人的医路体悟,以及跟随导师徐国仟教授读研究生期间类方研究《伤寒论》、师从第二批全国老中医药专家刘清贞主任中医师进行学术经验继承、首批全国优秀中医临床人才研修、首批济南市名中医"薪火传承 231 工程"、山东省第四批中医药重点专科儿科建设、研究生教育等相关的心得体会、论文、论著、科研、制剂资料辑要出版。

本书参编人员有工作室成员、各级传承人、研究生等。该书编写工作得到了各级领导的大力支持,得到了医院有关科室同事们、亲人的协力帮助。

衷心感谢党和国家、父老乡亲对我的培养教育！衷心感谢徐国仟老师、刘清贞老师以及众多老师的严格要求和毫无保留地传授知识！衷心感谢各级领导、亲人、同事以及山东科学技术出版社编辑的大力支持与帮助！

诚望能为提高临证疗效,加快培养中医药优秀人才,提升中医药学术水平和中医药事业发展做出自己的贡献。书中不足之处在所难免,请读者不吝指教。

崔文成

2018 年 12 月 18 日

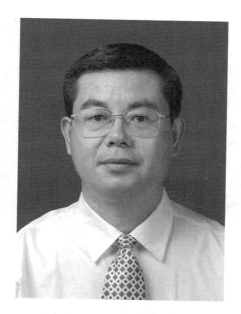

崔文成2009年6月留影

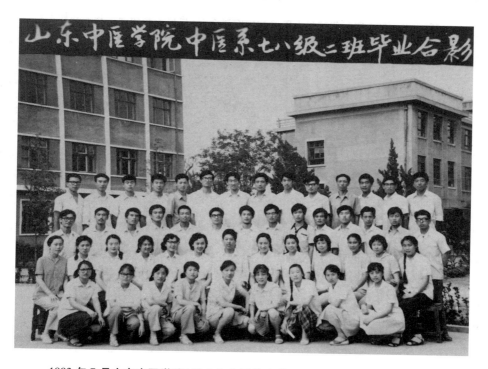

1983年7月山东中医学院（现山东中医药大学）中医系78级2班毕业合影

（第四排左起第三为崔文成）

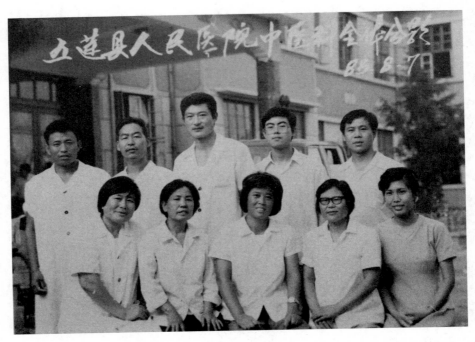

1985 年 8 月山东省五莲县人民医院中医科合影（后排左起第四为崔文成）

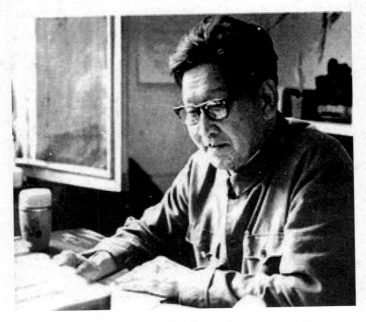

崔文成的研究生导师、中医大家徐国仟教授（1921—1995 年）

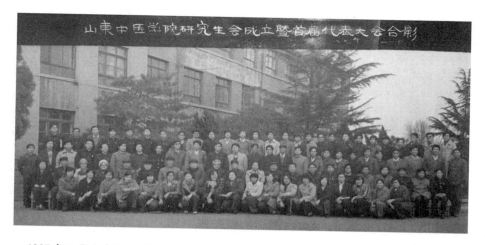

1987 年 3 月山东中医学院(现山东中医药大学)研究生会成立暨首届代表大会合影
（第三排左起第十六为崔文成）

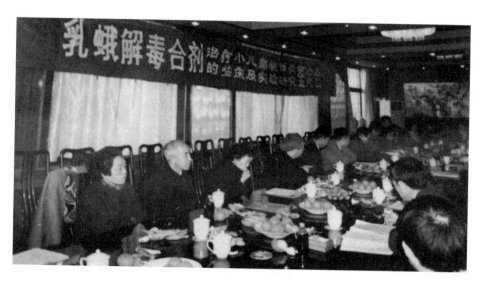

1994 年 12 月山东省科委计划课题“乳蛾解毒合剂治疗小儿扁桃体炎的临床
及实验研究”鉴定会

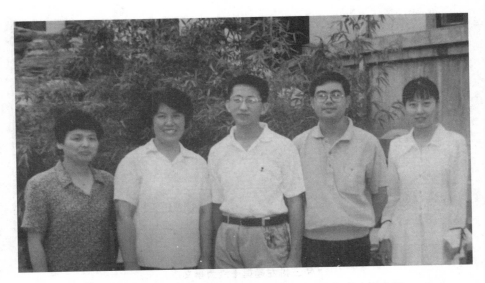

1996 年济南市中医医院科教科、医务科、护理部部分人员合影

（左起：杨献春、孙玉珍、张哲、崔文成、张静）

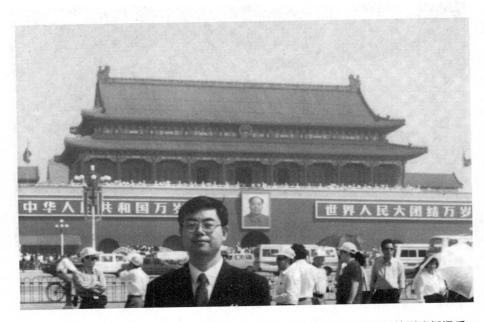

1997 年 5 月应北京科技大学科研处之邀为冶金科研院所科研（技）处长培训班授课后

于天安门广场留影

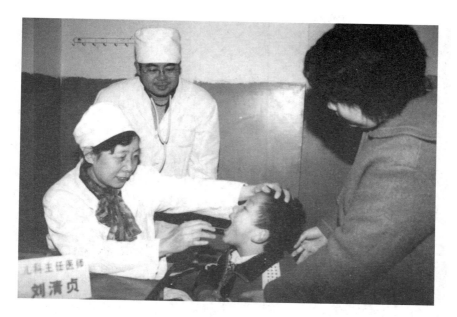

1997 年崔文成跟师刘清贞主任中医师

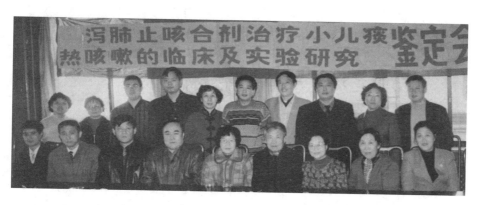

1999 年 12 月"泻肺止咳合剂治疗小儿痰热咳嗽的临床及实验研究"鉴定会合影
（后排左起第三为崔文成）

全国老中医药专家学术经验继承人

出 师 证 书

崔文成 同志于1997年1月至2000年1月从师于

刘清贞 主任医师学习 中医儿科 专业，现修业期满，

经考评合格准予出师，特发此证。

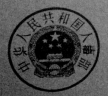 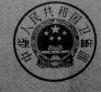

证书编号：01349　　　　　　　二〇〇〇年十二月三十一日

2000 年 12 月全国老中医药专家学术经验继承人出师证书

姓　　名	崔文成
性　　别	男
出生年月	1962年9月
工作单位	济南市中医医院
现从事专业	中医
原专业技术职务（职称）	副主任中医师
现评审资格	主任中医师

评审组织（章）

评审时间：

2001 年 12 月 18 日

2001 年 12 月晋升主任中医师资格证书

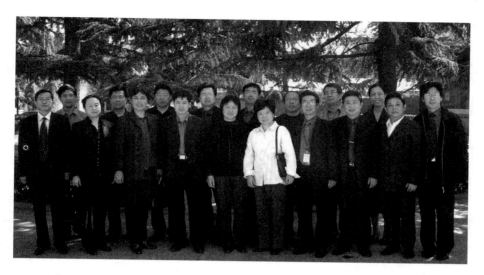

2004 年 4 月第一批全国优秀中医临床人才第一期培训班山东省部分人员在京合影
（前排左起：周兆山、闫玲、姜凤、阚方旭、任爱华、刘承琴、孙晋营、解乐业、杨涛、齐元富。
后排左起：吴文设、丁元庆、谢旭善、于俊生、崔文成、宋绍亮、王继第、徐慧）

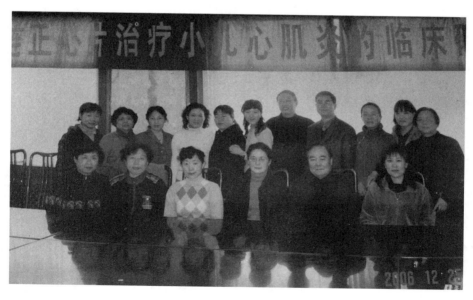

2006 年 12 月"参连正心片治疗小儿心肌炎的临床研究项目"鉴定会合影
（后排左起第八为崔文成）

荣誉证书

崔文成同志:

在2006年济南市名中医药专家评选中，被命名为济南市名中医。特发此证。

济南市人事局
济南市卫生局
济南市中医管理局

二〇〇七年二月

2007 年 2 月荣获"济南市名中医"称号

荣誉证书

崔文成 同志于2004年3月至2007年3月参加全国优秀中医临床人才研修项目，研修期满，考核合格，特授予"全国优秀中医临床人才"称号。

国家中医药管理局

编号：QYYR07122

二〇〇七年十月

2007 年 10 月荣获"全国优秀中医临床人才"称号

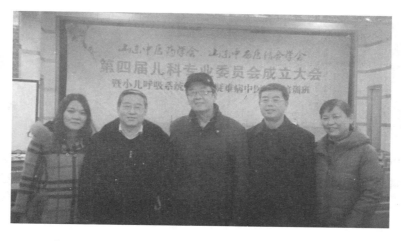

2009 年 9 月山东中医药学会、山东中西医结合学会第四届儿科专业
委员会成立大会合影（左起：张慧敏、王纪文、李燕宁、崔文成、孙娟）

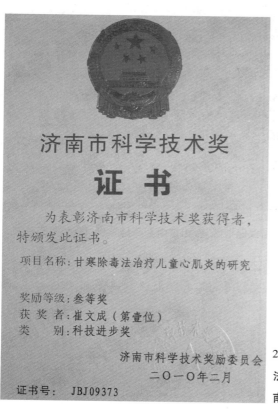

2010 年 2 月主持项目"甘寒除毒
法治疗儿童心肌炎的研究"获济
南市科学技术奖

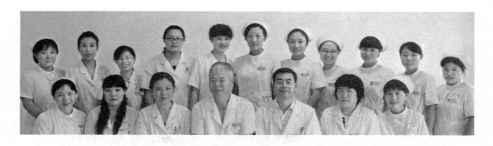

2010 年 8 月山东省济南市中医医院儿科部分人员合影（前排左起：赵延春、张慧敏、孙娟、王延泉、崔文成、宋春霞、张晓冬。后排左起：张燕、周英兰、王艳、吴继芳、任雪、王兆芳、芦珊珊、张毅蕾、李雯、姜连双、卓成瑶）

为了表彰在促进我省中医药科学技术方面作出重要贡献的科技工作者，特颁发此证书，以资鼓励。

项目名称：居民养生和谐保健指南
项目类别：著作
项目编号：Z2011-2-3-9-3

颁发给　　崔文成
获 叁 等山东中医药科学技术奖项目的第 叁 位主要研究人员。

山东中医药科学技术奖
奖励委员会
二〇一一年十一月

2011 年 11 月参与项目"居民养生和谐保健指南"获山东中医药科学技术著作奖三等奖

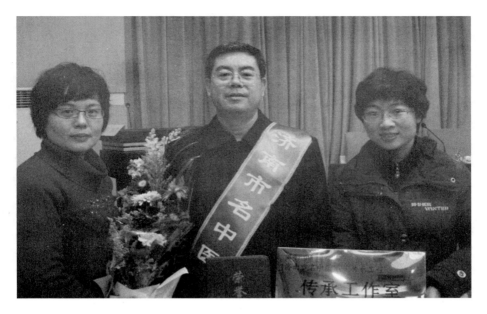

2012 年 1 月济南市名中医薪火传承授牌暨拜师仪式（左起：郑三霞、崔文成、张敏青）

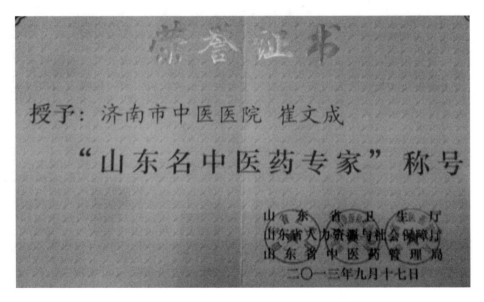

2013 年 9 月获"山东名中医药专家"称号

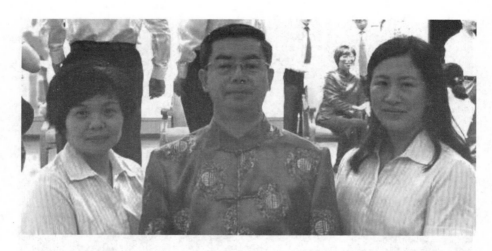

2015 年 5 月山东省中医药传承拜师大会（第三批）师承合影（左起：继承人郑三霞、
导师崔文成、继承人徐鑫）

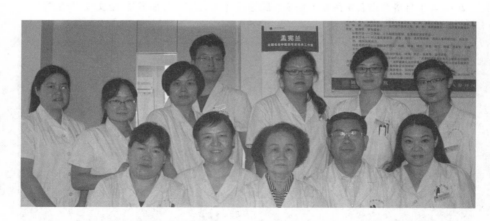

2015 年 7 月孟宪兰全国名老中医药专家传承工作室（第二批）部分人员合影
（前排左起：宋春霞、孙娟、孟宪兰、崔文成、张慧敏。
后排左起：卢秀艳、葛慧、郑三霞、闫璐琦、吴继芳、任雪、张敏青）

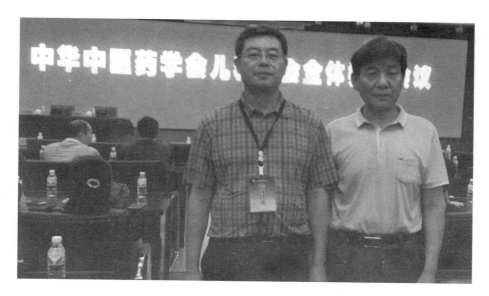

2015 年 8 月参加全国中医儿科学术大会（哈尔滨）中华中医药学会儿科分会全体委员
会议与李安源老师合影

为了表彰在促进我省中
医药科学技术方面作出重要
贡献的科技工作者，特颁发
此证书，以资鼓励。

项目名称： 益肺化饮颗粒治疗儿童咳嗽
变异性哮喘的临床研究
项目类别： 科技成果类
项目编号： Z-2015-1-2-16-1

颁发给　　崔文成

获　贰　等山东中医药科
学技术奖项目的第　壹　位
主要研究人员。

山东中医药科学技术奖
奖 励 委 员 会
2015 年 10 月

2015 年 10 月主持项目"益肺化饮颗粒治疗儿童咳嗽变异性哮喘的临床研究"
获山东中医药科学技术奖二等奖

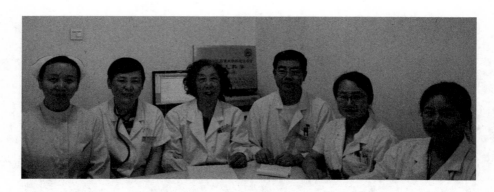

2016 年 5 月刘清贞全国名老中医药专家传承工作室(第三批)部分人员合影

(左起:赵延春、孙娟、刘清贞、崔文成、葛慧、卢秀艳)

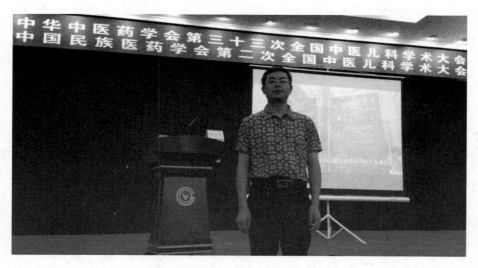

2016 年 8 月参加第 33 次全国中医儿科学术大会(成都)留影

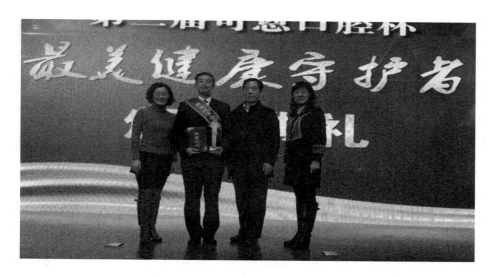

2016 年 12 月参加"最美健康守护者"颁奖典礼（左起：李东风、崔文成、贾如意、郭金蕙）

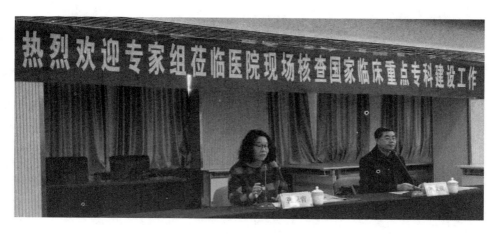

2017 年 2 月在菏泽市中医医院现场核查国家临床重点专科建设工作留影
（左起：张葆青、崔文成）

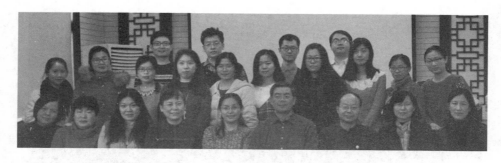

2017 年 2 月 2015 级研究生读书报告会合影（前排左起：郑三霞、宋春霞、张慧敏、孙娟、张桂菊、崔文成、阎兆君、郭闫葵、徐鑫。中排左起：刘秋红、郝云萍、王珍珍、王新钰、李胜男、于水灵、闫韶华、王婷婷、王艳、张敏青。后排左起：李凯峰、闫镕琦、张泽正、王斯琦）

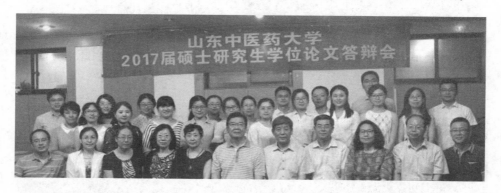

2017 年山东中医药大学 2017 届硕士研究生学位论文答辩会（前排左起：周朋、张桂菊、陈鲁、潘月丽、曹宏、李燕宁、李安源、崔文成、张葆青、阎兆君、吴金勇）

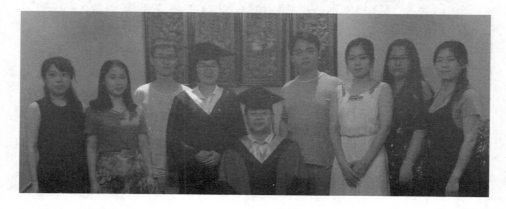

2017 年山东中医药大学 2017 届毕业研究生郝云萍获得硕士学位合影（左起：王新钰、刘秋红、张泽正、郝云萍、崔文成、王斯琦、于水灵、闫韶华、李胜男）

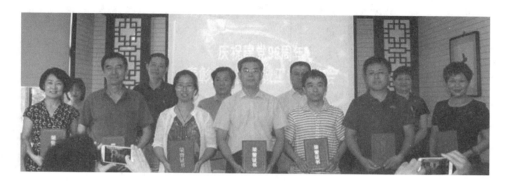

2017 年 7 月荣获济南市中医医院"优秀共产党员代表"合影（前排正中为崔文成）

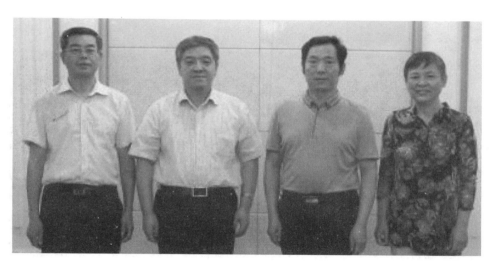

2017 年 9 月国家级中医药继续教育项目开班前合影（左起：崔文成、马融、贾如意、孙娟）

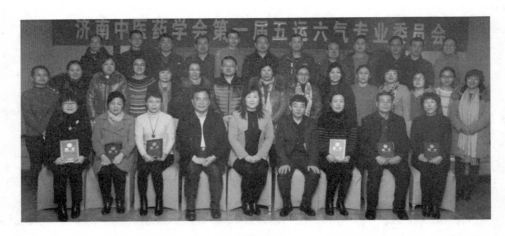

2017 年 12 月济南中医药学会第一届五运六气专业委员会成立大会合影（前排右起第二为崔文成）

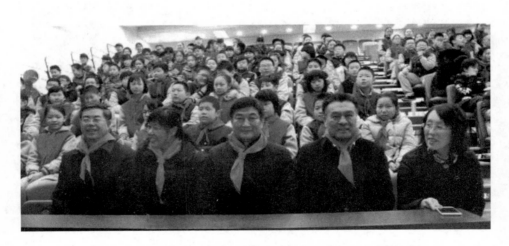

2018 年 1 月参加中医文化进校园（济南市经五路小学）活动留影

（前排左起：崔文成、郭金蕙、刘荣奎、聂志广 ）

目　录

医路体悟 …………………………………………………… 1

承袭师恩 …………………………………………………… 18

　　刘清贞儿科学术经验撮要 …………………………… 18

方证传真 …………………………………………………… 23

　　一、蒲金柴蒿方治疗小儿感冒风热夹湿证 ………… 23

　　二、蒲金麻甘柴蒿方治咳嗽风热夹湿证 …………… 25

　　三、蒲金麻甘汤治疗小儿湿热咳嗽 ………………… 27

　　四、银翘马勃解毒散治疗疱疹性咽峡炎热重于湿证 … 28

　　五、甘露消毒前胡方治疗咳嗽湿热阻滞证 ………… 29

　　六、甘露消毒蒲金方治疗咳嗽湿浊毒热证 ………… 31

　　七、神犀变通牛角方治疗湿温营热伤阴证 ………… 32

　　八、神犀仙鹤牛膝方治疗紫癜湿毒热瘀证 ………… 34

　　九、桑菊射干汤治小儿咽炎性咳嗽风热瘀阻证 …… 36

　　十、蝉衣麻甘汤治疗小儿急性喉支气管炎寒热错杂证 … 38

　　十一、麻芩苏仙汤治小儿食积痰热咳嗽 …………… 39

　　十二、清肺辛粉方治疗急性咳嗽痰热伤阴证 ……… 41

　　十三、麻麦蚣部莱菔方治疗哮咳风热食火阴伤证 … 42

十四、选奇藿胆益气方治疗小儿过敏性鼻炎风热痰虚证 ……… 44

十五、益肺化饮方治肺咳肺寒与伏饮两寒相感气逆证 ……… 45

十六、翘板化饮方治疗毛细支气管炎热饮痰喘证 ……… 46

十七、射干麻黄柴胡颗粒治疗寒热错杂哮证 ……… 47

十八、仙鹤定喘汤治疗小儿哮喘发作期寒热夹杂证 ……… 49

十九、平胃化饮方治疗小儿食哮寒热错杂证 ……… 51

二十、平胃定喘方治热哮夹积证 ……… 53

二十一、参麦化饮方治儿童过敏性咳嗽阴虚痰饮证 ……… 54

二十二、橘皮竹茹汤治疗急性心肌炎呕吐气逆证 ……… 56

二十三、葶苈黄芪苦参汤治心悸气虚湿热水气凌心证 ……… 58

二十四、炙甘草参芪仙丹方治心悸营血滞涩证 ……… 60

二十五、参芪建宗方治疗小儿心肌损害宗气虚证 ……… 61

二十六、分水五苓散治疗秋冬季腹泻寒湿证 ……… 62

二十七、乌梅白术分水方治久泻虚实夹杂寒热错杂证 ……… 64

二十八、苍虎麦冬甘草汤治疗积滞化热伤阴证 ……… 65

二十九、平胃健脾散治疗胃强脾弱湿阻证 ……… 67

三十、消瘰止痛颗粒治疗肠系膜淋巴结炎湿热蕴结证 ……… 68

三十一、地黄麻仁苍虎方治便秘肠燥胃热证 ……… 70

三十二、茅根赭石汤治疗鼻出血肝胃郁热灼络证 ……… 71

三十三、普济消毒银花饮治疗扁桃体炎脓毒证 ……… 73

三十四、地黄引火解毒汤治疗激素依赖扁桃体炎阴虚火燔证 ……… 75

三十五、引火地黄汤治疗青春期潮热龙雷之火证 ……… 77

三十六、滋水清肝酸枣方治青春期潮热肝郁虚火扰心证 ……… 80

三十七、地黄磁石芎辛方治疗头痛肾虚肝亢寒邪伤络证 ……… 83

三十八、龟甲地黄安神方治疗抽搐血虚肝旺证 ……… 84

理论探究 ·· 86

《伤寒论类方》编次特点 ························· 86

论类方辨证 ······································· 92

重视中药汤剂的煮服法 ························· 96

伏九贴防治儿童肺系疾病述要 ··············· 98

方证理论与类方辨证的三点认识 ············· 101

因时制宜是把握天人关系的要点

　　——《名老中医之路续编》(第四辑)读书心悟 ··· 106

《内经》气化理论在儿科的应用体会 ········· 109

夏有真寒须助阳 ································· 117

"毒"在温病发病中的意义 ····················· 120

毒邪病因论 ······································· 121

甘温除热法管见 ································· 127

临证心得 ·· 131

中风通腑九法 ··································· 131

甘露消毒丹儿科新用 ··························· 133

治疗儿童发热验案 3 则 ························· 135

乳蛾一号治疗小儿急性扁桃体炎 84 例 ······· 139

手足口病述要 ··································· 140

论哮证治肝 ······································· 143

评《食湿与小儿疾病》 ························· 146

小儿湿热咳嗽的证治经验 ····················· 148

小儿咽喉炎性咳嗽证治 ························· 150

儿童习惯性痉挛从肝论治心得 ··············· 153

儿童精神 - 习惯性抽动怎么办? ··············· 156

儿童夜惊及梦游症的防治 …………………………………………… 158

肠系膜淋巴结炎验案 3 则 …………………………………………… 158

凉血解毒透表法治疗银屑病验案 1 则 …………………………… 161

肺咳病名病因病机治法方药新探 ………………………………… 164

科研成果 ………………………………………………………………… 171

乳蛾解毒合剂治疗小儿扁桃体炎临床研究 …………………… 171

泻肺止咳合剂治疗小儿痰热咳嗽临床研究 …………………… 174

儿童善太息的诊疗经验 …………………………………………… 176

儿童病毒性心肌炎从毒论治 ……………………………………… 177

甘寒除毒法治疗儿童心肌炎的理论研究 ……………………… 178

益肺化饮颗粒治疗儿童咳嗽变异性哮喘理论研究 ………… 183

消瘰止痛颗粒治疗肠系膜淋巴结炎的理论研究 …………… 187

消瘰止痛颗粒治疗肠系膜淋巴结炎的临床研究 …………… 189

杂谈 ……………………………………………………………………… 192

医院文化建设基本途径的思考 ………………………………… 192

中医药文化的特征和内涵 ………………………………………… 195

适事为故　满意为度

　　——和而不同,中医药学外在的行为准则 …………… 205

切实履行岗位职责

　　——《责任胜于能力Ⅱ》读后感 …………………………… 208

中医儿科学重点学科建设与管理述要 ……………………… 212

"巴斯德发现细菌"读后感 ………………………………………… 215

附录 ……………………………………………………………………… 217

后记:弘扬中医 造福儿童 ………………………………………… 235

医路体悟

崔文成

一、大学习医之道,军训影响深远

1978 年我高中毕业,被山东中医学院(现山东中医药大学)中医专业录取。同年 10 月 7 日(农历九月初六),我从家乡高密来到位于济南的山东中医学院。报到后,我们 78 级全体学生到潍坊坦克部队军训了一个月。军训对我的影响很大,部队严格的时间管理、统一思想、统一行动、持之以恒、坚持锻炼等军事化管理的理念,贯彻运用到我后来的工作和生活之中。大学期间随体育班长王少山师傅每晨绕山师大院长跑一圈,养成的锻炼习惯使我受益颇深。

大学 5 年,我严格遵照张珍玉、迟华基、刘持年等老师传授的"诵、解、别、明、彰"习医之道和毛泽东主席"读书是学习,使用也是学习,而且是更重要的学习"教导,夜以继日地认真学习。基础课、桥梁课、临床课的学习,夯实了我的中医基础。我于菏泽地区中医院见习期间,受丁元庆同学的影响,每晚习字临帖,与魏新军同学一起学古汉语,受益至今。我又先后于青岛市中医院、济南市第五人民医院、山东省中医院实习,1983 年 7 月本科毕业,获医学学士学位。

二、独立诊疗告捷,协作会诊获奖

1983 年 7 月大学毕业后,我被分配到革命老区五莲县洪凝医院。刚独立诊疗时,诊治了一位持续发热、红细胞沉降率快、抗"O"高、舌苔薄黄腻的住院患儿,辨证为风热夹湿证,用银翘散加蝉蜕、滑石方治疗,结果一剂热退、症状消失,受到患儿家长和同事的连连夸赞。

1984 年 6 月,我以全县病历大赛第一名的成绩被调到五莲县人民医院中医科工作。在人民医院工作期间,我曾应邀会诊外科一位患多发性肝脓肿、长期发热的男性患者,用龙胆泻肝汤和血府逐瘀汤加减治疗半个月后,患者热退、

1

肝脓肿消失而出院。在为一位内科长期潮热、夜间恶心的女性住院患者会诊时，我认为该患者脑炎的可能性大，经传染病科医师行腰穿做脑脊液检查后确诊为结核性脑膜炎，受到上级部门奖励。

三、研究伤寒文献，得之类方辨证

1985 年 9 月，工作 2 年多的我考入母校读研究生，导师是中医医史文献研究所徐国仟教授，硕士学位论文题目是《徐灵胎〈伤寒论类方〉学术思想研究》。从此，我走上了类方研究《伤寒论》之路，开始辨章学术，考镜源流，收获良多，奠定了坚实的临证基础。我先后发表《〈伤寒论类方〉编次特点》《论类方辨证》《方证理论与类方辨证的三点认识》等论文。

读研究生期间，在曹志群同学的引导下，我和张同振、王成堂等同学一起参加了山东中医学院党委书记张奇文主编的书籍《长寿秘诀选注》《实用中医保健学》等编写工作，受益匪浅。我还将通腑法在中风病中的应用归纳为九个方面，对中风通腑的意义、通腑九法的适应证候、常用方药等进行了归纳整理，并于 1989 年在《中医药研究》发表了论文《中风通腑九法》。

四、术业专攻儿科，行以先者为师

1987 年研究生毕业后，我被分配到济南市中医医院儿科。当时，迟景勋院长拿出他的手抄本《刘东昇儿科验方》让我抄写，教导我做儿科医生意义重大，功在当今社会、利在千秋万代。儿科主任刘清贞把我领到儿科，从此我就成了一名儿科医生。先来科里的大学同班同学曹宏师姐交给我一些儿科协定方，使我迅速适应了工作环境。1988 年儿科创建病房，刘谟梧、孟宪兰、杨献春、张桂兰、张玉兰、赵岩、王延泉、王鲁莉、刘淑梅等老师都主管过病房，刘清贞主任进行专家查房。我当时以门诊为主，参加轮值病房夜班（1993 年因医院建新病房楼，须拆除旧楼而使儿科病房关停）。王延泉老师拿出董廷瑶的《幼科刍言》、蔡化理的《中西医结合儿科试用新方》、朱良春的《虫类药的应用》等书籍指导我阅读，使我的临证水平日渐提高。

我还订阅了《演讲与口才》《父母必读》等刊物，几乎把所有的业余时间都用来学习研究儿童保健与疾病的防治。例如，其中提到"说话"就是自己心悦地说、让人听了也心悦的话，尤其是消除患者及其亲属们的心理负担；"一句话让人笑"，对缓解和控制病情有很大的帮助。

五、小儿热病为多,温病纵横释要

当时儿科有十几名医生坐诊,每天的病号多达四五百人。很多时候大家都顾不上喝水、上厕所,一坐就是大半天。我接诊的患儿多以发热为主,感染性疾病居多,急用先学,温病为要。1988年,我购得赵绍琴、胡定邦、刘景源编著的《温病纵横》,书中将温病分为温热病和湿热病两大类型,卫气营血辨证从横的方面标明了温热病由浅入深的传变层次,三焦辨证从纵的方面概括了湿热病由上至下的传变途径。

拜读附篇赵绍琴温病论文选后,有几点领悟颇深。

1."在卫汗之可也"的"汗之"是目标,当用辛凉清解之法达到邪祛、热清、卫疏的目的,则三焦通畅,营卫调和,津液得布,自然微微汗出而愈。

2."透热转气"是排除障碍,使已入营之热外透的方法。"热陷心包"又称逆传心包,除具有营分证营热伤阴的基本特点外,而且有痰,痰热相结、蒙蔽心包、堵塞心窍。热陷心包轻症以菖蒲、郁金即可开,重症须用"三宝",或清宫汤送服"三宝",窍开,心包之热始可透转。此涤痰开窍,即排除障碍,宣展气机,开营热外达之路,即为"透热转气"。其他如热邪入营兼有湿阻、食滞、过用寒凉、温补、滋腻等,都可导致气机不畅,治宜清营养阴之中适当加入相应的疏通气机之品,开营热外达之路,以导之外达。总之,应使其气机宣畅、营热尽快透出气分而解。

3.赵绍琴"湿热病的治疗体会"中将寒化过程分为湿阻、凉遏、寒凝(冷束)、冰伏四个阶段。湿温病的治疗,应以化湿、祛湿、渗湿为主,切忌早投寒凉之品。否则误治,湿未祛而热反恋。治湿必先化气,"气化湿亦化"。湿在上焦则宣肺气,在中焦则运脾气,在下焦则化膀胱之气。湿开则热随湿祛。湿祛再议清热,非热重湿轻者莫轻用苦寒。

1988年,我又拜读了金寿山讲授、李其忠整理的《温病释要》,对"有别于温热的湿温证治大要"印象很深。书中介绍温病学常用处方有二"丹",一是治气分湿热留恋的甘露消毒丹,二是治逆传营血热深神昏的神犀丹,两者确是用之有效的好方子。研读《温病纵横》《温病释要》后我深受启发,临证施行如桴鼓相应。甘露消毒丹能利湿化浊、清热解毒,我用于小儿急性扁桃体炎、手足口病、疱疹性咽峡炎疗效显著。1989年我总结诊疗经验并发表论文《甘露消毒丹儿科新用》。神犀丹可清化湿热开窍、凉血滋阴解毒。清代王孟英谓:"温热暑疫诸病,邪不即解,耗液伤营,逆传内陷……急须用此,多可挽回。"我用神犀丹化裁治疗扁桃体炎、紫癜、银屑病等多获良效,2013 年发表论文《凉血解毒透表法治疗银屑病验案 1 则》。

六、研制乳蛾合剂,述要手足口病

1990 年,我被提拔为儿科副主任后到济阳县中医院帮扶支农半年,指导敷脐止泻散治疗小儿腹泻,经济阳县中医院孙金玉院长等总结整理成全国中医儿科学术大会的交流材料参会。在济阳帮扶期间,经李卫莉外科副主任推荐,我借阅了由汪福祥编译、中国青年出版社出版的《奥妙的人体语言》一书,对提升识人能力和望诊水平很有裨益。1990 年,刘清贞主任和我联名发表了论文《乳蛾一号治疗小儿急性扁桃体炎 84 例》,此后参与研制了济南市中医医院第一个自制合剂制剂(刘清贞第 1 位、崔文成第 2 位主研)乳蛾解毒合剂,起到了引领作用。乳蛾解毒合剂治疗小儿扁桃体炎临床研究课题得到山东省科学技术委员会资助,1996 年 10 月获济南市科学技术进步奖二等奖。

手足口病,又称手足口综合征,是由肠道病毒感染引起的以口腔、手、足等部位发生丘疱疹为主要临床特征的小儿传染病。手足口病属中医学时行疾病范畴,系由内蕴湿热、外受时邪,留于肺、脾、心三经而成。治以利湿清热解毒为主,兼以透疹。典型病程可分为前驱期(邪侵肺卫)、典型症状期(毒在气分)、口腔溃疡期(毒热伤阴)、恢复期(肺胃阴伤)这四期进行治疗。1990 年,我和刘清贞主任联名发表了论文《手足口病述要》。

七、诊疗复感实践,识毒内外邪正

1992 年 10 月,我被评定为主治中医师职称。结合临床诊疗反复呼吸道感染、长期慢性腹泻、咳嗽病久不愈等疑难病症的实践,对外感热病理论进行深入探索,我集中研读了李东垣的著作,对"人以胃气为本""内伤脾胃,百病由生""补益脾胃,升发元气""升阳散火""甘温除热"等理论加深了认识,继 1991 年发表《"毒"在温病发病中的意义》(专题笔谈)于《中医杂志》之后,1994 年又在《中医杂志》发表了《甘温除热法管见》。我认为,在外感热病(感染性发热性疾病)中,"毒"(包括现代认识到的各种病原微生物)邪是发热的原因,发热是毒强而正气奋起抗毒、产生特异性抗毒能力的表现。毒侵入人体之后,正气奋起抗毒,若正气胜而灭毒或排毒外出,则不病;正毒相持则毒留体内滋生繁殖,毒强则病发,毒弱则未必骤发,其后因饱食劳倦,或忧思恼怒,或外感六淫致正气受伤,毒无所制而发病。因此,人体正气弱而不能灭毒或排毒外出是发病的内在因素。正气弱又奋起抗毒,与毒相争越激烈,则发热越高,其结果,若正气胜而灭毒或排毒外出,则热除;若正毒相持,力量相当,再不及时扶正灭毒,则可长期发热或低热不止;若正不胜毒,又治疗不当,正被邪伤,则变证蜂起,甚至造成死亡;若正气太虚,无力抗毒,正气不能与毒相争,则不能发热。所以,只有正气虚而又奋起抗毒,正毒剧争,才能产生大热。

李东垣《内外伤辨惑论》之"内"与"外"应是指感受"毒"邪的部位而言。内指脾胃,部位在里,躯壳之内,故称因脾胃气虚而感受毒邪发生的传染病为内伤,相当于现代的消化道传染病;外指肺系,合于皮毛体表,部位在外,故称因肺系感受毒邪而发生的传染病为外伤,相当于现代的呼吸道传染病。李东垣把疾病发生的主要原因归结为脾胃气虚、元气损耗这一内在因素;把正气弱又奋起抗毒,正毒相争,正被毒伤的病理变化称为"阴火"(或相火、心火);把正毒斗争激烈而出现大热等症状的初期病证称为"热中";把正气衰微,无力抗毒,不能与毒相争,也就不能发热的后期病证称为"寒中"。这是李东垣50余年临床实践经验的结晶,说明外因是通过内因而起作用的。

在治疗方面应始终以灭毒为主。根据患者正毒斗争的具体情况,而有多种不同治法。当毒强正不衰时,急当灭毒,毒灭正自安;当正虚毒强,不任攻伐时,当扶正灭毒,或扶正即所以灭毒。李东垣创立的除热方剂中,既有治疗毒强正不衰的普济消毒饮(《东垣试效方》)、龙胆泻肝汤(《兰室秘藏》)、清胃散(《脾胃论》)等,也有治疗毒强正虚的升阳散火汤(《内外伤辨惑论》)、补脾胃泻阴火升阳汤(《脾胃论》)等,更有治疗正虚毒强的补中益气汤、当归补血汤、清暑益气汤、调中益气汤、升阳益胃汤(以上方剂均载于《内外伤辨惑论》)等。

甘温除热法作为诸多除热法的一种,是李东垣针对脾胃气虚、清阳下陷、湿浊内生、阴火上冲这四个外感热病气虚毒强发热的主要病理环节而提出的,并创立了补中、升阳、除湿、泻火的用药法度,属扶正灭毒的一种治法。李东垣创立的甘温除热法,体现了扶正灭毒的治疗原则,弥补了在外感热病的治疗中张仲景侧重温热、刘完素偏重寒凉、张子和偏于攻邪之不足,示人根据正毒斗争的具体情况来辨证施治,至今仍有现实指导意义。

八、控制哮证发作,治肝快速平喘

哮证以发作性哮鸣气促、呼气延长、肺有哮鸣音为特征,相当于支气管哮喘、喘息性支气管炎、毛细支气管炎等。《证治汇补·哮病》记载："哮即痰喘之久而常发者,因内有壅塞之气,外有非时之感,膈有胶固之痰,三者相合,闭拒气道,搏击有声,发为哮病。"关键为痰饮内伏,遇触而发,反复不已。急性期应控制发作,目的在于即刻缓解支气管平滑肌痉挛、减轻支气管黏膜水肿、减少黏液分泌。缓解期应祛除病因和抗感染治疗以防复发。

基于对哮证发病的基本环节(气道挛急、痰阻气闭)及肝在哮证发病机制中作用的认识,在刘谟梧老师的引导下,我们对哮证发作期从肝论治,常收到快速平喘、控制发作的效果。1995 年初我发表了《论哮证治肝》,文中提及对邪实正盛者分别采用镇肝法、清肝法和平肝法。镇肝法药用僵蚕、蝉蜕、地龙、全蝎、蜈蚣等,清肝法药用青黛、钩藤、龙胆、连翘、栀子、天竺黄、夏枯草等,平肝法药用赭石、旋覆花、枇杷叶、石决明、白蒺藜、菊花等。由于哮证有病程较长、反复发作、病久则正虚的特点,故对以邪实为主而兼正虚者采用疏肝法,药用柴胡、青皮、枳实、川芎、香附、生麦芽、郁金等;对以正虚为主而兼邪实者,则采用柔肝法,药用白芍、甘草、麦冬、当归、玉竹等;对正虚欲脱者采用敛肝法,药用山茱萸、龙骨、牡蛎、五味子、山药、乌梅、诃子肉等。

由于风、痰、食、瘀及肺脾肾虚等病因病机常相互影响、相兼为患,哮证的治疗原则是控制发作和预防复发,故在治疗过程中还需配合清热、化痰、止咳、宣肺、消食、化瘀等品,灵活运用。

九、注重食湿防治,擅疗湿热咳嗽

1995 年 10 月,我被破格晋升为副主任中医师。我对食积与湿邪致病的思考源自于王延泉老师推荐的毕可恩等著的《食湿与小儿疾病》一书。该书明确提出了小儿疾病的病因学与成人不同,"食积"与"湿邪"在小儿发病中占有重要地位。食积可造成积、滞、湿及化热、伤津、伤脾胃等一系列病理变化,造成正气耗损,抵抗力下降,易感外邪而发生多种疾病。研读之后我深受启发,1995 年底发表《评〈食湿与小儿疾病〉》的文章。至今我临证时仍注重食湿的防治。

结合临床实践,我将肠道病毒感染所致的以咳嗽为主要临床表现的呼吸道炎症的诊疗体会进行了理论升华。这类炎症属于温病中的湿热病。湿热咳嗽以咳嗽、舌红、苔腻为辨证要点。病因是湿热合邪侵犯人体;发病与时令、地域和体质因素关系密切;病机为湿热犯肺,肺失宣肃,痰浊内生。故以清热祛湿,宣肃肺气,化痰止咳为治法。发病初期多属湿热郁阻,肺气失宣,治以宣化湿热,畅肺止咳。湿邪郁表,化热不显者,用《医原》中方藿朴夏苓汤加减;湿渐化热,则用《温病条辨》中方三仁汤加减。中期多属湿热蕴痰,肺失宣肃,治以清热利湿,化痰止咳。湿浊偏盛,神识昏蒙者,用《温病全书》中方菖蒲郁金汤加减;热势偏盛,咽痛明显者,用《温热经纬》甘露消毒丹加减。后期多属湿热未清,肺失肃降,治以轻清湿热,肃肺止咳。湿热未清,肺热痰多者用千金苇茎汤加减;湿热未清,肺胃不降者用《温热经纬》中方薛氏五叶芦根汤加减。1996年我在《中医杂志》发表了《小儿湿热咳嗽的证治经验》一文。

石菖蒲辛苦性温,芳香而散,入心脾胃经,有除湿化浊、开窍除痰、醒神健脑、化湿开胃之功。《重庆堂随笔》谓其"清解药用之,赖以祛痰秽之浊而卫宫城;滋养药用之,借以宣心思之结而通神明"。我用石菖蒲在蒲金蝉衣薄荷方配清透化湿药治湿热感冒,银翘马勃甘露方配清化利咽药治小儿乳蛾,麻膏神犀荸荠方配清热宣肺药治肺炎高热,生脉连朴饮配清热养阴药治小儿心悸的用药经验,被收录于张经生主编的《中国中医专家临床用药经验和特色·崔文成运用菖蒲经验撮要》(1997年4月江西科学技术出版社出版)。

十、学习科技管理,倡导科技教育

我自担任儿科副主任,1993年又调任门诊部任副主任,并于1993年11月12日加入中国共产党,1994年又调任医务科副主任主持工作。医务科的工作更加迫切地需要我提高管理技能。我积极学习管理学的原理和方法、绩效考核、思想文化建设等知识,先后读过《医院管理干部知识300问》《管理心理学》《用人之道》《有效的管理者》《人事行政学》《科学学与现代科学管理》《周恩来的管理艺术》《开拓者的足迹》等书籍,学以致用,对本职工作大有帮助。我还参与了孙岗主编的《科技管理学》《科技教育学》的编写工作,两书先后于1996年、1998年由中国对外经济贸易出版社出版;1997年5月12日至13日应北京科技大学科研处之邀在北京举办的冶金科研院所科研(技)处长培训班上讲授了科技管理的基本原则、内容和方法等内容。

十一、继承弘扬创新,中医儿科出师

1997年,我作为第二批全国老中医药专家学术经验继承人,师从刘清贞主任中医师学习中医儿科专业,经过跟师襄诊每周4个半天、独立实践每周2天,共完成月记36篇、整理医案100份、发表论文2篇、完成结业论文1篇,并通过阶段考核和出师验收考核,2000年12月31日由中华人民共和国人事部、原中华人民共和国卫生部、国家中医药管理局授予出师证书。

经过连续 3 年的学习，在刘老师的指导下，我的诊疗水平显著提高。我较全面、系统地总结和整理了指导老师刘清贞的学术经验和技术专长，使刘清贞老中医药专家的学术经验和技术专长得到了继承和发扬；继承工作与科研工作相结合，主持研制了泻肺止咳合剂。这 3 年期间，我作为第一副主编辅助柳长华、刘志勇完成山东中医药大学重点项目《专科专病实用方系列》之《小儿常见病实用方》的编写工作，1999 年由人民卫生出版社出版发行；参编《方药传真·刘清贞》，2003 年 1 月由江苏科学技术出版社出版；结合临床实践对小儿咽喉炎性咳嗽证治规律、儿童习惯性痉挛从肝论治等专科专病进行了专题研究，并取得了一些科研成果。

十二、治咳泻肺利咽，抽动痉挛治肝

通过对积滞湿饮痰瘀脓关系的探讨，我认为小儿痰热咳嗽的形成，或因感邪化热生痰，或因积滞湿阻化热生痰，或因厚味积热生痰，或因五志化火生痰。火热灼津，炼液成痰，痰阻气逆，导致咳嗽。治当清热泻火以祛其本，祛痰降气以治其标。以桑白皮、葶苈子泻肺火而祛痰热，为君药。黄芩、知母、地骨皮、连翘、天葵子清热解毒，降泻肺火；车前子、胆南星、浙贝母、杏仁清化痰热，降气止咳，共为臣药。瓜蒌、牛蒡子通腑泻热以助肺气肃降；鸡内金、陈皮理气消积，以绝生痰之源，共为佐药；桔梗宣肺引经，甘草解毒止咳且调和药性，共为使药。诸药共奏泻火祛痰、通腑消积、降气止咳之功。研制出了泻肺止咳合剂，1998年申报成为济南市科学技术委员会计划项目（济科技发 1998 第 9 号），1999 年12 月 29 日通过鉴定，成果居国内领先水平，2000 年发表论文《泻肺止咳合剂治疗小儿痰热咳嗽临床研究》，2000 年 9 月 16 日获济南市科学技术进步奖三等奖。

小儿咽喉炎性咳嗽属于中医学"喉痹""咳嗽"范畴。在治疗过程中，应始终注重解毒利咽，咽喉清利，咳嗽得止。同时，咽喉是司饮食、行呼吸、发声音的器官，上连口鼻，下通肺胃，又是经脉循行之要冲，咽喉与脏腑在生理功能和病理变化上相互影响，故在治疗过程中，还需注意调整脏腑功能、扶助正气以驱邪解毒，畅利咽喉。临证时，我根据其发病特点分五型治疗：寒郁正虚型治用败毒散，风热瘀阻型治用桑菊射干汤，湿热郁滞型宜用甘露消毒丹，食郁蕴毒型宜用化积消毒饮，虚火耗津型选用养阴清肺汤。1998 年发表论文《小儿咽喉炎性咳嗽证治》。

　　习惯性痉挛,或称精神－习惯性抽动,或称抽搐,属小儿精神性表现紧张性行为之一,是一种心理疾病,在儿童时期相当多见。据其临床表现,习惯性痉挛属于中医学"目扎""抽搐"范畴,根据业师刘清贞主任医师的临床经验,结合笔者临床治疗体会,对儿童习惯性痉挛从肝论治。治疗方法为初起疏肝解郁、清肝泻火;继而清热平肝、滋阴息风,日久则滋养肝肾、条达肝气。并可采取转移注意力、心理疗法及引导家长注意合理教养等措施配合治疗。1999年,笔者在《中医杂志》发表了《儿童习惯性痉挛从肝论治心得》一文。科普文《儿童精神－习惯性抽动怎么办?》被选入2016年1月18日健康报寻医问药版的儿科栏目。

十三、重建儿科病房,实施名科战略

　　2000—2004年,我将主要精力用在重建儿科病房工作中。2000年初,根据医院职工代表提案,以马其江书记为首的院党委决定重建儿科病房,任命我为儿科病房主任,2004年又任命我为儿科主任。在全院同事的大力支持下,在山东中医儿科学会、山东中西医结合儿科学会,特别是山东省立医院李安源主任的大力扶持下,经过儿科全体人员特别是王延泉、宋春霞、边宁等专家和董娟、贾青护士长及王兆芳、张燕等护士的共同努力下,济南市中医医院儿科病房于2000年8月16日重新建立。初设10张床位,逐步扩展到16张编制床位,现已开放30张床位,已通过山东省第四批中医药重点专科验收并挂牌。当前我国二胎政策已逐步实施,人口生育高峰即将到来。随着山东省首批中医药重点学科中医儿科学学科建设、济南市中医医院东院区建设,在院党委领导下,儿科实施名科战略,不断满足儿童治疗、保健需求,向建设两个病区、每个病区40～50张床位的方向努力。

十四、提高古文水平,学习传统文化

　　中华传统文化的基础是汉字。汉字,作为世界上最古老的文字之一,以其独特的魅力承载着生生不息的中华文化。学习汉字当研读东汉许慎的《说文解字》。

　　我在某网络平台学习了武汉大学文学院博士生导师万献初教授主讲的"《说文解字》研读"。该课程以东汉许慎《说文解字》540部首为基本内容,参考甲骨文、金文,溯源汉字的构形理据,结合古代诗文经典名篇中容易误读误解

的字词,系统讲授汉字形、音、义之间的关系。课程分十二讲,第一讲"导论"讲解诗文中易误读字词的实际用例。第二至第十讲,以人、人体器官、动物、植物与庄稼、自然界、宫室与数目、服饰与饮食、器皿日用,以及武器、交通与工具等九大类通讲470个基础汉字。第十一、十二讲以"六书"为线索讲述汉字的造字方法。万教授的讲解系统而精细、生动形象、深入浅出、幽默风趣,既有知识深度又有趣味性,通过基础汉字的构形讲解,深入剖析汉字里的华夏文明,学习后感觉对提高古文水平大有裨益。

另外,笔者还在网上学习了北京大学博导金开成教授主讲的"中和中庸思想的古为今用"课程,受益匪浅。金开成教授言:中华传统文化的内容非常庞杂,概括地讲,有阴阳五行、天人统一、中和中庸、修身克己。四个思想是四个支柱,有一个核心,就是"和"字。中和、中庸是中华传统文化里两个非常重要的思想,主要是用来解决社会问题,处理人际关系的。"中和"是目的,"中庸"是手段。"中和"就是整体的和谐,就是多样的统一,就是复杂的平衡,包括天地的和谐、社会的和谐、人体自身的和谐。"中庸"就是行为的适度,要恰到好处,恰如其分。"中"即不偏不倚,恰如其分。"庸"有两意:一是用,把不偏不倚的方法拿到实践里来解决问题;还有一个为"常",常就是法则,就是经常要把握这个"中",要恰到好处,把握适当的度。"礼",就是社会秩序。和谐共处,一靠人品,君子、小人指人的品格而言。二靠方法,实现中和的办法就是中庸,就是要用适度的行为来实现和谐。这两者连起来,就是通过适当、适度的行为,来达到整体的和谐,"和而不同",就是和谐的一种具体的一种状态,一种表现。

中和、中庸的古为今用:①促进社会和谐发展,牢固树立"和谐"和"适度"观念,随时把握变化的信息,与时俱进,因时制宜。②指导人际关系的处理,对一些矛盾冲突不要走向极端,处事要留有余地,话不要说绝,事不要做绝。要适度,能够在利益冲突方面反应有度,在不同意见方面反应有度,又不轻易听信别人的挑拨和传言,再加一点忍让,大约问题就可以解决了。③指导中华文化的创造,强调准确性,重视含蓄性,实现多样性。

十五、研修名师面授,临证体悟经方

2001年12月18日我晋升为主任中医师,符合国家中医药管理局2003年2月27日印发的"优秀中医临床人才研修项目实施方案"的培养对象推选条件。经过个人撰写《全国优秀中医临床人才研修项目研修申请书》,经医院、市推荐,通过了省审核、答辩、考核的山东省 24 个限额推荐,参加了在南京举行的全国择优选拔国家考试,2004 年 4 月被确定为首批全国"优秀中医临床人才研修项目"的成员之一,获得国家中医药管理局资助。

按照研修项目实施方案,通过 3 年的研修,围绕"读经典,做临床,跟名师"的内容,我将自学与集中、理论与实践、跟师与体悟等方法结合起来,特别是邓铁涛、任继学、王永炎、王绵之、朱良春、陆广莘、吉良晨、郝万山等百名中医大家、名医通过自己的成才经历、一病一药的运用、对中医经典"领悟"与临床思辨过程的经验体会给予耳提面命,悉心传授,谆谆教诲,如邓铁涛"铁杆中医"论、任继学"我主人随"论、陆广莘"生生之道"论等入脑入心,使自己开阔了眼界和思路,增长了知识和才干,学到了老师们的高尚医德和精湛医技。

我重点对儿童心肌炎进行经典研读、总结跟师经验、科研创新。对儿童心肌炎进行临床诊疗研究,积累了一定的经验,参照李东垣"甘寒泻火"的提法,确立了甘寒除毒法用于临床治疗儿童病毒性心肌炎。甘寒除毒法即甘寒泻火而补元气、扶正以除毒的治疗方法。结合刘清贞主任中医师的临床用药经验,我根据自己的心得体会,选取王孟英清暑益气汤中的西洋参和黄连,加紫草、甘松,化裁而成参连正心方,按西洋参:黄连:紫草:甘松 = 1.5:1.0:0.25:0.25 的比例,根据儿童的年龄、体重、病情酌定用量。方中重用西洋参甘寒泻火而补元气,扶正护心为主药;黄连、紫草凉血解毒,除毒宁心为辅药;甘松行气止痛、开郁醒脾为佐使。诸药合用,甘益气阴,寒除毒邪,扶正祛邪,养阴益气,凉血解毒共奏其效。在制剂室和课题组的共同努力下研制出参连正心片,完成原济南市卫生局 2004 年科技计划项目"参连正心片治疗小儿心肌炎的临床研究"(崔文成任第 2 位主要研究人员),2006 年 12 月 27 日项目通过鉴定,成果居国内领先水平。完成山东省中医药科技发展计划项目(2005—2006 年)甘寒除毒法治疗儿童心肌炎的研究,任第 1 位主要研究人员,2008 年 5 月 21 日通过鉴定,成果于 2009 年 11 月获山东中医药科学技术奖三等奖,2010 年 2 月获济南市科学技术奖科技进步奖三等奖。发表有《刘清贞儿科学术经验撮要》《儿童善太息的诊疗经验》《经方治疗儿童心肌炎体悟》《甘寒除毒法治疗儿童心肌炎的理论研究》《参连正心片治疗小儿心肌炎 60 例》《毒邪病因论》《治疗儿童发热验案 3 则》等论文。

通过学习经典,我不仅提高了自己的理论水平、中医临床能力和整体素质,同时门诊量也大幅度增多,扩大了中医专科专病影响,取得了显著成绩,推动了学术进步。2007年2月我获"济南市名中医"称号,同年10月获"全国优秀中医临床人才"荣誉称号。

十六、教学互动相长,薪火传承提高

2006年,我被选为山东中医药大学硕士研究生导师,2007年开始指导中医儿科学研究生,履行导师职责,认真遵守政策法规,言传身教,全面关心研究生的成长,并按通知要求及时参加山东中医药大学中医儿科学研究生硕士论文开题、答辩等工作。同时,我承担中医儿科学研究生的临床教学科研,指导文献综述的撰写,每月4次听取研究生的汇报,按不同培养阶段做好相应内容指导,帮助解决出现的问题。至今已有艾国军、万小莘、陈荣才、张静、王娜、刘靖靖、徐振华、王萍、王刚、安娜、刘晓菲、吴静、王珍珍、聂恒磊、郝云萍、王斯琦、张泽正、刘秋红等18位硕士研究生毕业,现有闫韶华、王婷婷、李胜男、王新钰、于水灵、冯璐、付琳、向晓娣、卫严蓉、杨敏、王美玲、郭雨薇等12位研究生在读。

2011年12月,我被评选为首批济南市名中医"薪火传承231工程"指导老师,继承人有郑三霞主治中医师、张敏青主治中医师,并已于2016年底出师。2015年4月我又被选为第三批山东省五级中医药师承教育项目指导老师,继承人有徐鑫副主任中医师、郑三霞副主任中医师,于2018年第二季度出师。中医药学具有实践性、师承性强的特点,师承教育是综合现代医学人才教育方式、中医药学术特点的一种特定的教学方式,是继专业基础教育之后,在临床实践方面进行的继续教育。师承教育强调临床实践,突出名医指导,注重学习古典医籍,使继承人逐步具备深厚的中医药理论功底和较高辨证论治水平,有利于培养出高层次的中医临床人才。

十七、建成重点专科,传承成效显著

2012年6月,我作为山东省第四批中医药重点专科建设项目儿科负责人、带头人,带领儿科全员工作,经过3年多的努力,2016年3月28日(山东省卫生和计划生育委员会山东省中医药管理局鲁卫中业务字〔2016〕8号)项目已验收合格,济南市中医医院儿科成为山东省中医药服务能力提升工程项目第四批中医药重点专科。

孟宪兰全国名老中医药专家传承工作室(国中医药人教函〔2012〕149号)成立于2012年9月,孙娟主任中医师为工作室负责人,我作为主要成员,根据《国家中医药管理局全国名老中医药专家传承工作室建设项目任务书》有关要求开展工作。其间于2013年6月成功举办《山东省中医外治法进展培训班》省中医药继续教育项目1次。经过3年的努力,孟宪兰全国名老中医药专家传承工作室达到了建设目标,2016年6月已通过验收。

十八、建设重点学科,培养优秀人才

2014年1月,在以耿杰书记(兼院长)为首的全院同事的大力支持下,在山东中医儿科学会、山东中西医结合儿科学会特别是山东省中医药大学附属医院李燕宁主任的大力扶持下,济南市中医医院儿科成为山东省首批中医药重点学科中医儿科学学科建设项目单位(2014年1月8日山东省卫生厅山东省中医药管理局鲁卫中综合字〔2014〕2号),我作为带头人带领学科全体人员努力工作,进行为期5年的建设。刘清贞全国名老中医药专家传承工作室(国中医药人教发〔2014〕20号)2014年9月成立以来,经过3年的建设,我再次作为负责人和大家一起努力工作,根据有关要求开展工作,培养优秀中医临床人才,已取得丰硕成果。已成功举办"中医理论在儿童心肝疾病中的应用暨名老中医学术经验传承学习班"2014年9月山东省中医药继续教育项目,"内经理论与儿科临床暨名老中医学术经验传承学习班"2015年9月国家中医药继续教育项目,"方证理论与儿科临床暨名老中医学术经验传承学习班"2016年12月山东省中医药继续教育项目,"温病经典理论与名老中医经验传承学习班"2017年9月国家中医药继续教育项目、"本草经典理论与名老中医经验传承学习班"2018年10月山东省中医药继续教育项目等。

我主讲过《从天人关系认识〈内经〉气化理论》《〈内经〉气化理论与儿科临床》《五运六气的天文学认识》《中医外治法进展与伏九贴敷疗法要点》《儿童咳嗽变异性哮喘的中医药治疗》《儿童咳嗽常见原因及诊疗要点》《儿童咳喘诊疗体悟》《儿童心肝疾病经方治验》《方证理论与类方辨证》《从风邪病因看伤寒与温病的关系》《跟名师读经典做临床与儿科实践体悟》《桂枝汤方后注》《银翘散方后注》《万世师表——钱乙语言艺术赏析》《向用五福——文化信仰》《执中致和——实践目的》《顺时养生——行动指南》《虫类中药儿科应用要点》《张仲景治咳喘用半夏组方法度辨析》《炙甘草汤方证辨析》等。

我作为编委负责编写感冒、麻疹、猩红热等篇章的大型著作《实用中医儿科学》(中国中医药出版社2016年出版发行),作为整理者参编《名老中医之路续编(第五辑)·刘清贞》(中国中医药出版社2016年出版发行),作为主编编写《方证相应——济南中医儿科方证流派传承辑要》(山东科学技术出版社2017年7月出版)和《刘清贞儿科学术经验传承辑要》(山东科学技术出版社2018年2月出版)。

十九、宣传中医文化,巡讲五运六气

为认真落实国家中医药管理局《关于加强中医医院中医药文化建设的指导意见》,努力做好中医药新闻宣传工作,通过新闻出版、广播电视以及网络等各种传播媒介和途径,我积极宣传党的中医药政策法规,宣传中医药工作的新成就、新进展,以及在保障人民群众健康方面的地位、作用和优势等,大力培育和倡导中医药文化的价值观念,营造特色鲜明、内涵丰富的中医药文化氛围,发挥中医药传统文化在弘扬中华文化中的重要作用,注重调动一切因素支持中医药工作的开展,努力为中医药发展创造良好的环境和氛围。

我第一篇科普文章是1994年8月8日发表在《济南日报·社会专刊·卫生与健康》由张微编辑的《痱子与热疖的防治》。此后,我就儿童健康与疾病防治等问题在《健康报》《中国中医药报》《济南时报》《当代健康报》《山东卫生报》《山东法制报》《山东工人报》《消费者文摘报》《生活日报》《山东科技信息报》《齐鲁晚报》《山东商报》《都市女报》《健康文摘报》,以及医院网站、市卫生局网站等媒体发表科普文章100多篇。

2003年,我应邀参加济南人民广播电台的"健康百分百"栏目连续两年每周四下午解答听众热线问题一小时。我还在山东人民广播电台名医大讲堂栏目讲授过儿童哮喘、肺炎、心肌炎等方面的中医药防治知识。2007年10月,由马其江、陈家骅和我主编的《居民养生和谐保健指南》由山东大学出版社出版。

我曾应邀在济南教育电视台讲授过手足口病、病毒性感冒的防治。在济南电视台讲授小儿食积防治、伏九贴、抽动症、多动症、扁桃体炎、腺样体肥大、肠系膜淋巴结炎等。2015年1月9日在山东电视台"健康早知道"栏目以《恼人的咳嗽》为题讲解小儿咳嗽的中医药防治知识。2018年2月4日在济南电视台新闻频道宣讲防治流感、水痘、腮腺炎等传染病的知识和措施。

中医文化进校园、进社区,我曾到普利街小学、黄台小学、经五路小学等多所学校及社区讲授向用五福、天人合一、二十四节气与健康、中医适宜技术防治疾病等知识。我在济南电视台新闻综合频道"有么说么故事会"中讲授中医文化、防病治病、养生保健、儿科渊源等内容,2018年2月25日首次播出后又多

次重播。

五运六气理论的重点是处理好人与自然的关系,核心是人类对时间与空间的认识、应用和管理。对五运六气理论知识和技术进行学习、指导、推广、应用,努力为健康济南、山东、全国、一路一带、全人类做奉献。我曾以《天人合一的整体观是中医药文化的特征》《因时制宜是把握天人关系的要点》《〈内经〉气化理论与儿科临床》《从天人关系认识〈内经〉气化理论》《〈内经〉气化理论在儿科的应用体会》《五运六气的天文学认识及应用》等为题目,多次在全国中医儿科学术年会、山东省中医中西医结合学术儿科年会进行学术交流演讲,多次应邀在齐鲁医院、山东省中医医院"西医学习中医"培训班及济宁、临沂、泰安、莱芜、淄博、青岛、烟台等地市举办的继续医学教育培训班讲授《内经》《中医学基础》等课程和学术交流演讲。

2016 年 9 月,我被评选为山东省中医药管理局中医药文化科普巡讲团巡讲专家;2017 年 8 月被评选为山东省中医药发展"三经传承"宣讲团专家;2017 年 10 月 16 日被评选为山东省事业单位专业技术二级岗位;2017 年 11 月,我参加山东省五运六气培训,当选为济南市中医药学会第一届五运六气专业委员会副主任委员;2017 年 12 月被评选为山东省名医联盟第一届委员会委员;2018 年 5 月荣获 2018 年度"国医杰出精英奖";2018 年 9 月当选为山东中医药学会第五届儿科专业委员会副主任委员;2018 年 10 月当选为中华中医药学会儿科分会第八届常务委员。

二十、读经跟师临证,提高学术水平

在研究生教育、师承教育和继续医学教育过程中,教学相长,传承提高。指导研究生、继承人和教育对象要立大志,读经典,勤跟师,多临证,学国学,修道德。提高中医学术水平,读经典、跟名师、做临床是三个基本途径。

"学"是思想认识、理性感悟,"术"为实践躬行、知行合一。读经典,重在悟道。道传千古法自然。要勤求古训,读先贤往圣之书,悟当今之理。通天下一气耳,至大无外为大一,至小无内为小一,得其要者一也。逻辑思维层次不能乱,概念内涵外延界定清,自无纠纷争议。《素问》要知五运六气,天人之际,气化时机、神机、气立、从化、神使。神病神药使,睡眠安然梦乡甜,一觉醒来神清气爽。心病心药医,语言话疗,祝由神效。《灵枢》要知骨度经穴,针灸膏摩,气至有效,得其要者一言而终。《神农本草经》《汤液本草》《伤寒杂病论》经方,要知类方辨证,单药有个性专长,方剂有合群妙用。跟名师,登堂入室,继承学术经验,少走弯路。问道、襄诊,也可私淑。不要贪多求全,先跟定一位老师,读懂一本书,精于一件事;再逐步扩展,跟多师、读多书、通多术、博采众方;再由博返约,不断积累提高。做临床,巧妙在个人,解决具体的实际问题,术行一时可胜天。服务过程也是向患者学习的过程。熟读王叔和,更要临证多。实践出真知,斗争长才干。久诊识证,屡用达药,使方证相应。治病求本,必伏其所主而先其所因。

地球围绕太阳公转,风、火、暑、湿、燥、寒这六气顺序不变,个人不耐受则为六淫。六淫伤人,逐日浅深。生物侵人,异气疫瘟,温热瘟病从鼻口入肺,湿热瘟病由口鼻入胃,伏邪瘟病从皮肤入血脉,正不胜毒,发如火山,迅速传变。饮食不当有过饥、过饱、不洁之别。常见过饱,为馨饪之邪,在胃为积,在肠为滞,阻脾为湿,从寒化为饮,从热化成痰。阻脉为瘀,气壅成脓。膏粱厚味,足生大疔。七情为病,信息感应。期望越高,失望越大。降低欲望,则易喜出望外。意外伤害,由大意麻痹,准备不周。小心谨慎,充分准备,庶可免之。过劳过逸及体质禀赋素弱者,保养、锻炼可以改善。

二十一、向用五福执中,直言六字致和

医学的目的是实现人的生态和谐——人体自身精、气、神、形的和谐,人与社会的和谐,人与自然的和谐。要引导家长和社会以正面、积极、乐观的态度,从变蒸学说、天癸学说看待儿童的"长"与"病"。医者治病工也。注重整体观念,讲究服务艺术。知行合一,知常达变,辨证施治,把中医学的基本原理同就医者的具体情况相结合,解决实际问题。

我们的宗旨是为人民服务。依法执业,热忱服务是基本原则。执中致和,适事为故,满意为度是总体目标。理想是你、我、他、社会、政府都满意。要消除不满意,防止愤怒,希望是满意,最好是感动。基本要求是人要精神,物要整洁,话要和气,事要公道。寿、富、康宁、攸好德、考终命为五福(《尚书·洪范》)。向用五福,威用六极,是文化信仰导向。上医医世、医国,中医医人,下医医病,是社会分工层次。上工治未病,预防保健,守神为要。天地看气机,性命看生机,诊病看病机,治疗看时机,疗效看神机。治外感如将用霸道,治内伤如相行王道。当愈就治愈,经常是帮助,总是在安慰。即时疗效期望十全,人登寿域为长治久安。

我曾读史,览《名老中医之路》,皆个人奋斗,社会需求,环境造就。学医之初心,皆存救济之志,誓为明医而术业专攻,熟练三技,语言、针灸、药物。针在《内经》有九,包括手术刀。行医则知行合一,熟能生巧。小成靠技术,大成靠品德,德厚行远。尽心无愧,尽力无悔,自强无怨。顺天时应地利,适合社会需求,防病疗疾成效卓著而获社会认可、政府认定者为名医。曾拟对联:上联是道传千古法自然,下联是术行一时可胜天,横批是知行合一。

宇为空间,宙为时间,时空变换为易。生物界的基本法则是趋利避害,人世间更有情、有义、有道德。儒家教人讲礼仪以维护社会秩序,道家教人做事明理效法自然,释家教人放下负担心理释然,佛家教人处世态度选择乐观。直言六字:时空利人事乐。把握好时间规律,管理好空间环境,协调好各界利益,做人以角色满意,做事以适事为故,处世以乐观谦逊。曾拟对联:上联是直言六字千秋诵,下联是向用五福万代传,横批是执中致和。

二十二、努力发掘提高,不断满足需求

人的生长壮老已的生命过程,都与医疗卫生有着密切的关系。医疗卫生的作用体现在优生优育以维护人类自身的再生产,预防保健、治病解痛以保障社会生产力,尽终善已以安然回归大自然。"当前,由于工业化、城镇化、人口老龄化,由于疾病谱、生态环境、生活方式不断变化,我国仍然面临多重疾病威胁并存、多种健康影响因素交织的复杂局面,我们既面对着发达国家面临的卫生与健康问题,也面对着发展中国家面临的卫生与健康问题"。

2016 年 8 月 19 日至 20 日全国卫生与健康大会在京召开。中共中央总书记、国家主席、中央军委主席习近平出席会议并发表重要讲话,强调:要把人民健康放在优先发展的战略地位,以普及健康生活、优化健康服务、完善健康保障、建设健康环境、发展健康产业为重点,加快推进健康中国建设,努力全方位、全周期保障人民健康,为实现"两个一百年"奋斗目标、实现中华民族伟大复兴的中国梦打下坚实健康基础。

我们要遵照毛泽东主席的教导,"中国医药学是一个伟大的宝库",要努力发掘,加以提高,以不断满足人民群众日益增长的物质文化需求和健康生活需要。不断适应儿童健康需求,不断创新发展,发挥中医为主、中西医结合优势,扩展服务、提高质量,全心全意为儿童提供最好的卫生与健康服务。

承袭师恩

刘清贞儿科学术经验撮要

刘清贞主任医师治学孜孜不倦,见解精辟独特;诊察仔细认真,务求诊断明确;治疗随证制宜,用药奇巧而有章法,价廉安全有效,医嘱耐心周到。

刘师强调从事儿科临床工作首先要充满爱心,热爱儿童,同时要熟练运用中西医儿科基础知识和临床技术。对技术要精益求精,要在实践中不断总结经验,提高技术水平。在服务中要讲究艺术,要满足患儿及其家长的合理需求。其行医准则是:以实事求是的科学态度全心全意地为人民服务。

1997年4月,我有幸作为刘清贞主任医师的学术经验继承人跟师临证,现将刘清贞老师的学术经验整理如下。

刘师的治学格言是:学习态度要认真,善于运用新科技;学习精神要刻苦,善于取精华去糟粕;学习方法要严谨,善于及时总结新经验;学习成绩要扎实,善于取长补短。刘师认为,应熟知儿科学发展简史,掌握小儿脏腑娇嫩、形气未充、生机蓬勃、发育迅速的生理特点和容易发病、传变迅速、脏气清灵、易趋康复的病理特点,诊断小儿疾病务求明确,治疗小儿疾病要求抓住主要矛盾,治病必求其本,及时、准确、恰当地选用中西医疗法,要本着能调不药、能外不内、能中不西、先中后西、中西结合的原则,谨慎治疗。

一、外感热病,以祛邪解毒为主

刘师对外感热病主张以祛邪解毒为主,临床宜灵活施治,用药应审慎果敢,以中病为准,一般不宜久攻或峻补。刘师认为,"毒"是发热的主要原因,外感六淫、内伤七情、饮食劳倦是其主要诱因,积、滞、湿、饮、痰、瘀、脓等既是病理产物,又可成为发热的原因,故对小儿呼吸道感染性疾病多按温热病论治。其法宗钱乙《小儿药证直诀》之"小儿纯阳,无须益火"及叶天士"襁褓小儿,体禀纯阳,所患热病居多"之说,多采用卫气营血辨证。对小儿消化道感染性疾病多按湿热病论治,宗薛生白之"太阴内湿,湿饮停聚,客邪再至,内外相引,故病湿热"之说,多采用三焦辨证。

二、外感六淫为病,多按六淫辨证

六淫中以小儿穿着过暖、汗出感受风寒者居多。刘师多宗张仲景《伤寒论》立法用药。但刘老师强调小儿体禀纯阳,易于化热,即使感受风寒,每易郁而化热,多成外寒里热、表里并见之证,治宜表里双解、解表清里,并应据表里轻重慎重选方,斟酌用药。刘师推崇刘完素《宣明论方·儿科论》,谓小儿为纯阳,其病"热多寒少",主张以辛凉苦寒、泻热养阴法治疗小儿火热病证。风热者按温热病论治,湿热者按湿热病论治,燥者多宗喻嘉言清燥救肺治法,寒湿、阴暑则多宗《太平惠民和剂局方》芳香温通,行气化湿。

三、气血痰食为病,多按气血痰食辨证

刘师推崇张从正的攻邪论,主张小儿慎用补法,以期邪祛正安。小儿气血痰食为病,重在乳食积滞。小儿生机蓬勃,发育迅速,需大量的水谷精气来供养,但脾常不足,运化能力差,乳食不知自节。若小儿纵恣口腹,超过脾胃的承受能力,即可发生伤食、积滞。伤食积滞不仅是胃痛、腹痛、呕吐、泄泻、湿热、湿阻、痰饮、血瘀、气滞、厌食、疳证、肥胖症等病症的主要原因,而且还是感冒、咳嗽、肺炎、哮喘、癫痫、惊风、夜啼、疮疖等病症的常见诱因。因此,刘师在临床诊疗过程中,常用导滞通腑或通腑泻热法治之。并且经常向家长们宣传科学喂养知识。她常说"若要小儿安,需耐三分饥与寒",强调要小儿忍三分饥,吃七分饱。处方用药也常用消食化乳、平胃化积、健脾助运之品。对素体阳旺、胃热偏盛、肠胃积滞者,刘师常常告诫患儿要纠正饮食偏嗜的习惯,多进食富含纤维的食物。

痰饮既是病理产物,又可成为致病原因,为病极其广泛复杂。正如王隐君云:"痰之为物,随气升降,无处不到,为喘为嗽、为呕为泻、为眩晕,或身中结核,或臂肿肢硬、麻木瘫痪,或小儿惊风、抽搐,或癫痫⋯⋯"刘师强调辨证时必须探本求原。由于湿困脾阳、脾失健运而生成为"湿痰"或"痰饮",因肺阴不足、津液被灼为"燥痰",因热而成为"热痰",因寒而成为"寒痰"或"寒饮",因风而成为"风痰",因食滞不化成为"食痰",因气郁不畅而成为"郁痰"等,治

疗多宗张仲景"病痰饮者,当以温药和之"的原则,多予二陈汤类方,并据痰饮的成因进行加减变化以治之。

四、脏腑功能失调为病,多按脏腑辨证

小儿肺脾不足易感外邪而成温病;胃强脾弱,易积滞湿阻为痰为瘀;心肝有余,易惊风拘挛夜啼不安。刘师推崇钱乙《小儿药证直诀》、万密斋《育婴家秘·五脏证治总论》等医家著述中倡导的五脏辨证和根据五脏寒热虚实证候而建立的五脏之方。她常讲五脏中是"三不足二有余",即脾常不足,易生湿,主困,以健运为贵;肺常不足,主咳喘,为娇脏,易伤而难调;肾常虚,易虚寒,宜补不宜泻;神明之心常有余,主惊悸,为热为火,宜同肝论;肝常有余,主风、惊、抽搐,宜泻不宜补。刘师宗万密斋"心热为火同肝论"之说,认为小儿心肝常有余,在病理状态下多用泻法,宜清心宁肝,镇肝息风;在生理状态下切不可泻,以防伤伐生气,亦不用补,以防助火生风。正如万密斋所说"虽然泻之无用补,少阳生气与春同"。治疗小儿夜啼、惊悸、惊风、抽搐、痉挛等病症之时,多用泻肝、镇肝、平肝及镇心宁神等法。

刘师主张,脾以健运为贵,以醒脾之法治疗脾运失健而脾气不虚者。运用各种方法以祛除积滞湿阻、痰饮血瘀等实邪之困遏,恢复脾气健运之功能,即为醒脾。刘师谓脾居中州,喜燥恶湿,喜芳香而恶秽恶、喜清淡而恶腻浊,喜灵动畅达而恶实邪困遏,临床常用消食导滞、化湿祛湿、祛痰化饮、利湿化瘀、理气行滞等法来醒脾。

由于目前生活水平的改善和提高,供给儿童的饮食物日渐丰盛,而小儿胃强脾弱,易出现饮食失节、饮食偏嗜,而造成伤食、食积、积滞、湿阻、痰饮、血瘀的病理变化。人体的水液代谢为肺脾肾所主,三焦气化而成。《内经》谓:饮入于胃,游溢精气,下输于脾,上归于肺,通调水道,下输膀胱,水精四布,五经并行。若气化功能障碍,三焦水道失于通利,则水液不能正常输布、排泄,阻于脾则为湿,聚于身体局部则为痰为饮,瘀于血脉则为瘀;湿、痰、饮、瘀等都可阻滞气机,影响气机的升降出入,出现各种各样的病症。其中"湿"又是痰饮血瘀的病理基础。

《幼幼集成·伤湿证治》谓"脾虚多病湿",而"内外所感,皆由脾气虚弱,而湿邪乘而袭之"。湿邪的成因,不仅与气候潮湿、饮食生冷、素嗜肥甘有关,更与脾运不及、水湿内生密切相关。湿邪阻滞脾胃、素体虚寒者,则易于寒化而更伤脾阳,表现为寒湿证候;素体阳旺、肠胃积热,或阴虚内热者,则易热化而更伤胃阴,多表现为湿热证候或湿热伤阴证候。

刘师在治疗上强调以祛湿醒脾为主,用药以轻疏灵动为贵,使湿邪得以从上焦宣化、从中焦运化、从下焦渗利;寒化伤阳者,多配合温运脾阳之品;热化者,多配合燥湿清热之品;热化伤阴者,则配合养阴之品,以清热燥湿不伤阴、生津养阴不助湿为原则。

五、常用的内治法则

1. 疏风解表法　此法用于外邪侵袭所致的表证。以辛凉解表为多用,方如银翘散、桑菊饮、感冒一号、辛凉通方、柴葛解肌汤等。辛温解表法较少用,方如荆防败毒散等。

2. 清热解毒法　此法用于邪毒所致的实热证。方如乳蛾解毒汤、黄连解毒汤、普济消毒饮、葛根芩连汤、龙胆泻肝汤等。

3. 通腑泄热法　此法用于肠胃积热证。方如凉膈散、牛蒡瓜蒌汤等。

4. 和解法　此法用于邪在半表半里证及肠胃不和证。方如小柴胡汤、半夏泻心汤等。

5. 清热养阴法　此法用于热毒伤阴证。方如青蒿鳖甲汤、秦艽鳖甲汤、银翘汤、益胃汤、竹叶石膏汤、沙参麦冬汤、生脉散、加减葳蕤汤等。

6. 止咳法　此法用于咳喘证。宣肺止咳,方如麻杏石甘汤、三拗汤、金沸草散、止嗽散等;清肺止咳,方如清肺解毒汤、清金降火汤、清金宁嗽汤、石膏汤等;泻肺止咳,方如加味泻白散、泻肺止咳合剂;通腑止咳,方如麻贝蒌蒎汤;利湿止咳,方如麻贝苡扁蔻滑汤、麻贝菖阳车苇汤、三仁汤、藿朴夏苓汤、菖蒲郁金汤、千金苇茎加杏仁滑石汤、五叶芦根汤;利咽止咳,方如桑射豆根汤、板玄金灯汤等;润燥止咳,方如清燥救肺汤、贝母瓜蒌散、桑杏汤、杏苏散等;化积止咳,方如曲麦二陈汤等;祛痰止咳,方如二陈汤、三子养亲汤、导痰汤;清热祛痰,方如清宁散、芩连二陈汤、清气化痰汤、清金化痰汤等;养阴止咳,方如麦门冬汤、百合固金汤等;敛肺止咳,方如九仙散、补肺汤。

7. 定哮平喘法　此法用于哮喘。散寒定喘用小青龙汤、射干麻黄汤等;清热定喘用厚朴麻黄汤、定喘汤等;补肺健脾纳气用固本咳喘片、玉屏风散、六君子汤等。

8. 消食导滞法　此法用于乳食积滞。方如保和丸、枳术丸、香砂平胃散等。

9. 祛湿法　此法用于湿邪所致诸证。方如藿香正气散、平胃散、胃苓汤、理苓汤等。

10. 健脾益气法　此法用于脾胃气虚证。方如七味白术散、参苓白术散、补中益气汤。

11. 镇肝定惊法　此法用于抽搐、惊厥、夜啼。方如羚角钩藤汤、天竺黄散、清热定惊汤、镇肝熄风汤、人参黄连散等。

12. 凉血化瘀法　此法用于血热血瘀证。药如牡丹皮、赤芍、桃仁、白茅根、地榆、生地黄等。

方证传真

一、蒲金柴蒿方治疗小儿感冒风热夹湿证

蒲金柴蒿方:柴胡24g,青蒿15g,秦艽9g,蒲公英15g,金银花15g,大青叶15g,板蓝根15g,蝉蜕9g,僵蚕9g,炒杏仁9g,炒莱菔子9g,石菖蒲9g,郁金6g,滑石15g,芦根15g,生甘草6g。每日1剂,水煎,每2小时服1次,或少量频服。每次服药以额头微汗,脊背潮湿,同时有小便为度。

小儿感冒风热夹湿证:发热,或恶寒高热,或寒热往来,或流涕、鼻塞,或咽痛,或口臭、脘痞腹胀、食欲减退、大便干结,或大便排泄不爽,唇红、舌红,苔腻、色白或黄,脉滑数,或指纹紫红。以发热、舌红、苔腻为辨证要点。

"感冒"一词最早见于北宋杨士瀛《仁斋直指方·诸风》,感冒俗称伤风,相当于现代医学的急性上呼吸道感染。

小儿感冒风热夹湿证的病因,外因责之风从外袭而上受,内因责之乳食积滞、湿自食来而太阴内湿。由于人们生活水平的提高,平日高蛋白饮食的过度摄入,常导致脾失健运,停而为湿。内湿、外风,皆为有余之实邪。病机是先有内湿,再感风邪。外因是变化的条件,内因是变化的依据,外因通过内因而起作用。小儿抗病能力较差,寒暖不能自调,乳食不知自节,易为六淫所侵、乳食所伤。内外合邪,邪正交争,郁而化热,因小儿为纯阳之体,化热迅速,故现发热等症。

风是"气动含尘虫",空气中包含有病原微生物。肺合皮毛,开窍于鼻,风邪由皮毛、口鼻而入,侵袭肺系,故曰"风从外袭而上受"。

若乳食过度在胃曰积,食糜在肠曰滞。湿是体内的液态营养成分,来源于饮食物。饮食物经胃纳、肠化,水谷精微物质吸收到血液之中就是"营",输送到组织间隙就是"津液",超过自身需要的多余的营养物质滞于组织间隙、血管之中,称为"湿",故曰"湿自食来"。太阴内湿是指足太阴脾、手太阴肺这两条

太阴经脉内有湿。湿伏于体内,湿从热化而为痰,湿从寒化则为饮。

发热是人体对抗风邪的反应,正气抗邪,邪正斗争,体内产热而不能及时散热,热郁于体内则体温升高,故曰"郁而化热"。王孟英曰:"热得湿则郁遏而不宣故愈炽,湿得热则蒸腾而上熏,故愈横。两邪相合,为病最多。"

蒲金柴蒿方由《伤寒论》小柴胡汤、《温病全书》菖蒲郁金汤、《伤寒瘟疫条辨》升降散化裁而成。方以柴胡为君药,有三用:①解热。《药性论》谓其"主时疾,内外热不解"。②散邪外出。治"寒热邪气",散半表半里之邪,开手即宜用之。③疏郁以推陈出新。《素问·六元正纪大论》"木郁为五郁先导",治当"木郁达之"。柴胡"善达少阳之木气,则少阳之气自能疏通胃土之郁,而其结气、饮食、积聚自消化也"。青蒿化湿透达里热;秦艽外疏风热、内清湿热;蒲公英、金银花、大青叶、板蓝根清热祛风解毒,清肝、胃之热,共为臣药。僵蚕升清散火,祛风除湿,清热解郁;蝉蜕升浮宣透,可清热解表,宣毒透达;炒杏仁宣通上焦肺气,使气化有助于湿化;炒莱菔子消食化积畅中;石菖蒲、郁金芳香化湿,行气开胃,通窍消食;滑石、芦根利湿化浊,通利小便,共为佐药。生甘草解毒利咽,调和诸药为使。全方共奏解热散邪,达气疏郁,化湿消食之功。

【病案举例】

患儿唐某,男,8岁,学生。2017年10月11日初诊。主诉发热1天。1天前患儿受凉后出现发热,热峰38.5℃,偶有清涕,无咳嗽,无咽痛,无呕吐,无泻泄,自服"布洛芬"。素喜食肉、不喜青菜。现发热,鼻塞流清涕,不吐不泄,近2日纳欠佳,大便质正常,两日一行。小便如常。查体:体温38.2℃,唇红、干裂,咽充血,双肺呼吸音粗,未闻及啰音。心率125次/分钟,律齐。腹诊(-)。舌红,舌边尖少苔,舌中根苔黄厚腻,脉滑数。血常规示:白细胞13.86×10^9/L,红细胞5.55×10^{12}/L,中性粒细胞0.759,淋巴细胞0.151,单核细胞0.084,平均红细胞体积82.70fL,平均红细胞血红蛋白含量25.40pg,平均红细胞血红蛋白浓度307.00g/L。中医诊断:感冒,风热食湿证。西医诊断:①急性上呼吸道感染;②咽炎。治法:祛风化湿,解郁清热,消食化痰。处方:蒲公英9g,石菖蒲9g,金银花15g,郁金6g,大青叶15g,板蓝根15g,莱菔子9g,滑石15g,芦根15g,柴胡24g,秦艽9g,青蒿15g,杏仁9g,蝉蜕9g,僵蚕9g,甘草6g。取配方颗粒2剂,每日1剂,分6次温服,每2小时服用1次,每次服药以额头微汗,脊背潮湿,同时有小便为度。嘱注意休息,饮食宜清淡、有节制,忌食辛辣燥热及生冷黏腻,睡前2小时要停止饮食。

2017年10月13日复诊。服药1剂后身热退,现仍鼻塞偶流黄涕,无咳嗽,唇干红无裂。上方去北柴胡、青蒿、秦艽、大青叶、芦根,加辛夷9g,蜂房9g,取3剂计6包,每日2包,水冲分6次服。

按语:由于当今饮食结构的变化,小儿摄入高蛋白、高脂肪食品多,往往体内湿热较重,即使风寒外感也易迅速入里化热。临证时单纯表证少见,常常伴有内湿里热。单用辛凉药多汗出不透,单用辛温药汗出后热不解,且恐有助热化火之虞。本例患儿初诊时有发热、流涕、鼻塞等症,重点是发热。故以蒲金柴蒿方主之。二诊患儿不再发热,仍有鼻塞,偶有黄涕,故去北柴胡、青蒿、秦艽、大青叶等透热之品,加辛夷9g,蜂房9g,以宣通鼻窍。

二、蒲金麻甘柴蒿方治咳嗽风热夹湿证

蒲金麻甘柴蒿方:蜜麻黄6g,石菖蒲10g,郁金6g,蒲公英15g,金银花15g,大青叶20g,北柴胡24g,青蒿15g,秦艽10g,蝉蜕6g,炒僵蚕6g,生石膏15g,炒杏仁6g,炒莱菔子10g,生甘草6g。水煎,分6次以上温服。如若药液不够,就用温水来凑,每次服药以额头微汗同时有小便为度。

咳嗽风热夹湿证:急性发热,或有涕嚏,咳嗽初起,咳声重浊,或有痰色黄或白,唇红,舌红,苔腻色或白或黄或厚,脉滑或浮或数。

咳嗽病位在肺,病因却不止于肺,《素问·咳论》"五脏六腑皆令人咳,非独肺也""聚于胃,关于肺"是对咳嗽中肺胃关系的高度概括。

小儿咳嗽风热夹湿证属现代医学急性支气管炎。外因责之风邪外袭而上受,内因责之乳食积滞,湿自食来而太阴内湿。先有内湿,再感风邪。外因是变化的条件,内因是变化的依据,外因通过内因而起作用。病机为风邪上受,太阴内湿,内外合邪,郁而化热,灼湿成痰,痰湿阻滞而现诸症。

湿从热化,体内的液态营养成分被体内热灼,煎熬浓稠而成"痰",故曰"灼湿成痰"。痰湿阻滞而现诸症。痰阻于肺,从呼吸道排出的就是"有形之痰",发为咳嗽,咳是有声,嗽是有物;在体内流动着的是"无形之痰",致病广泛,表现多端,即所谓"百病多由痰作祟"。治当祛风化湿,解郁清热,消食化痰,宣肺止咳。

蒲金麻甘柴蒿方由《温病全书》菖蒲郁金汤、《温病条辨》麻杏石甘汤、《伤寒瘟疫条辨》升降散合方化裁而来。方中蜜麻黄为君,宣肺止咳,祛风散热,利水祛湿,一药多功;石菖蒲、郁金芳化湿浊、消食开胃,蒲公英、金银花、大青叶清热祛风解毒,共为臣药;北柴胡解郁退热,青蒿化湿透达里热,秦艽外疏风热、内清湿热,蝉蜕、炒僵蚕疏风解郁散结,生石膏清透肺胃郁热,炒杏仁肃肺止咳,炒莱菔子消食化痰、顺气止咳,共为佐药;生甘草解毒利咽,调和诸药为使。全方有祛风化湿,解郁清热,消食化痰,宣肺止咳之功。

【病案举例】

患儿庄某,男,9岁,学生。2018年1月15日初诊。主诉咳嗽3天,发热1天。3天前患儿受凉后出现咳嗽,不频繁,未予处理,1天前出现发热,热峰38.7℃,自服"布洛芬"等。素喜食肉、不喜青菜。现发热,咳嗽频繁,阵咳,痰多,易咯,色稍黄,鼻塞,不吐不泻,纳欠佳,大便正常,1~2天一行。小便如常。查体:体温38.0℃,形体丰满,唇红、干裂,咽充血,双肺呼吸音粗,闻及痰鸣音,心率98次/分钟,律齐。舌红,舌边尖少苔,舌中根苔白厚,脉滑数。血常规示:白细胞10.23×10^9/L,红细胞5.77×10^{12}/L,平均红细胞体积82.30fL,平均红细胞血红蛋白含量25.30pg,平均红细胞血红蛋白浓度307.00g/L。中医诊断:①咳嗽,风热夹湿证;②唇风,气阴不足证。西医诊断:①急性支气管炎;②唇炎。治法:祛风化湿,解郁清热,消食化痰,宣肺止咳。处方:炒僵蚕6g,蝉蜕6g,石菖蒲10g,郁金6g,蜜麻黄6g,生石膏15g,炒苦杏仁6g,生甘草6g,板蓝根20g,大青叶20g,蒲公英15g,金银花15g,青蒿15g,秦艽10g,北柴胡24g,赤芍10g,炒莱菔子10g。取配方颗粒3剂,每日1剂,分6次温服,每2小时服用1次,每次少量频服,以额头上微汗同时有小便为度。嘱患儿注意休息,饮食宜清淡、有节制,忌食辛辣燥热及生冷黏腻。

2018年1月18日复诊。身无寒热,无鼻塞,咳嗽次数减少,唇干红无裂。上方去北柴胡、青蒿、秦艽、大青叶,加板蓝根至30g,嘱继续清淡饮食,坚持均衡饮食,每日进食蔬菜,规律进食时间,减少零食,睡前2小时之内不进食。继服5剂后随访,咳嗽已愈。

按语:本例患儿初诊时,因外感风寒出现咳嗽,望诊患儿形体丰满,舌红、舌边尖少苔,舌中根苔白厚,患儿又述平素喜食肉类、不喜青菜,考虑体内有湿气、有食积。先有内湿,再感风邪,皆为有余实邪。故以蒲金麻甘柴蒿方主之。二诊患儿不再发热,故去北柴胡、青蒿、秦艽、大青叶等透热之品,板蓝根加量至30g,以增强清热解毒之力。

三、蒲金麻甘汤治疗小儿湿热咳嗽

蒲金麻甘汤:石菖蒲 10g,郁金 6g,炙麻黄 6g,杏仁 10g,石膏 30g,甘草 6g,葶苈子 10g,紫苏子 10g,栀子 6g,金银花 15g,连翘 15g,板蓝根 15g,前胡 6g,黄芩 10g,厚朴 6g,清半夏 10g,芦根 15g,取 5 剂。每日 1 剂,水煎温服。嘱每 2 小时服用 1 次,日服 5～6 次,每次少量频服,以额头上出微汗同时有小便为度。

小儿湿热咳嗽:湿热咳嗽属于温病中的湿热病,相当于肠道病毒感染所致的以咳嗽为主要临床表现的呼吸道炎症,以咳嗽、舌红、苔腻为辨证要点。

病因是湿热合邪侵犯人体。王孟英:"热得湿则郁遏而不宣故愈炽,湿得热则蒸腾而上,熏故愈横。两邪相合,为病最多。"《素问·咳论》"五脏六腑皆令人咳,非独肺也",指出咳嗽的病因不仅仅在肺,与其他脏腑亦有联系,"聚于胃,关于肺"在此可以理解为胃肠道首先感受了湿热之邪,而后导致肺脏发病。

发病与时令、地域和体质因素关系密切。气候温热,衣着过厚,环境湿热,乳食积滞,水湿停聚,易滋生湿热之邪。小儿胃强脾弱,胃强则饮食不知自节,脾弱则运化不及水湿易停滞于内;小儿纯阳之体,阳常有余,外感湿邪或内有积滞阻滞,则易从阳化热。

病机为湿热犯肺,肺失宣肃,痰浊内生。薛生白:"太阴内伤,湿饮停聚,客邪再至,内外相引,故病湿热。"《温病条辨》"凡病温者,始于上焦,在手太阴",可以理解为温病初始表现部位主要在肺。湿热犯肺,郁于上焦,导致气机不利,肺失宣肃,痰浊内生,而成湿热咳嗽。王伯岳、江育仁主编的《中医儿科学·咳嗽》中,将湿热咳嗽划归外感咳嗽的范畴。

蒲金麻甘汤是由菖蒲郁金汤合麻杏石甘汤化裁而来,方中君以炙麻黄宣肺止咳,臣以石菖蒲、郁金、清半夏、葶苈子、紫苏子、前胡祛湿化痰,石膏、金银花、板蓝根、连翘、栀子、黄芩、甘草清热解毒,佐以杏仁、厚朴行气化湿,使以芦根清热生津。诸药合用,共奏清热祛湿,宣肃肺气,化痰止咳之功。

【病案举例】

患儿李某,男,5 岁,因"咳嗽 5 天,加重 1 天"于 2013 年 7 月 10 日来诊。现症见咳嗽,晨起阵咳,喉中痰鸣,鼻塞,咽痛,纳呆,头身困倦,午后夜间烦躁,大便不爽。查咽部充血,扁桃体Ⅱ°肿大,听诊双肺呼吸音粗,闻及少许痰鸣音,心率 120 次/分钟,律齐,舌红苔黄厚腻,脉滑数。血常规示:白细胞计数 $5.46 \times 10^9/L$,中性粒细胞 0.586,淋巴细胞 0.285;胸 X 线片示:支气管炎。中医诊断:

咳嗽,湿热蕴肺。治法:清热利湿、化痰止咳。蒲金麻甘汤加减:石菖蒲 10g,郁金 6g,炙麻黄 6g,杏仁 10g,石膏 30g,甘草 6g,葶苈子 10g,紫苏子 10g,栀子 6g,金银花 15g,连翘 15g,板蓝根 15g,前胡 6g,黄芩 10g,厚朴 6g,清半夏 10g,芦根 15g,取 5 剂。每日 1 剂,水煎温服。嘱每 2 小时服用 1 次,日服5~6 次,每次少量频服,以额头上出微汗同时有小便为度。嘱家长注意患儿衣着调护,慎避外邪,饮食要有节制,宜清淡,忌食辛辣燥热及生冷油腻荤腥之品,以免滞肺留邪而致咳嗽缠绵难愈。

按语:菖蒲郁金汤出自《温病全书》,具有清热利湿、化痰开窍功效,主治湿热痰浊,蒙蔽心包,身热不甚,神昏谵语等症。麻杏石甘汤出自《温病条辨》,具有宣肺化饮、清热开喑之效,主治热饮,"喘咳息促,吐稀涎,脉洪数,右大于左,喉哑"。

四、银翘马勃解毒散治疗疱疹性咽峡炎热重于湿证

银翘马勃解毒散:连翘 10g,马勃 10g,射干 10g,滑石 15g,芦根 10g,大青叶 12g,板蓝根 12g,黄芩 6g,金银花 10g,牛蒡子 6g,桔梗 6g,生甘草 10g。每日 1 剂,水煎,每 2 小时服 1 次,日服 5~6 次,或少量频服,以额头上出微汗同时有小便为度,使湿热之邪有出路,实现肺气通畅。

疱疹性咽峡炎热重于湿证:发热,咽部充血,咽弓、软腭可见多个米粒大小灰白色疱疹,周围红晕,舌红,苔中厚,脉滑数。可伴咽痛、流涎、饮食减少,口臭唇红,大便干结,小便黄。

银翘马勃解毒散源于银翘马勃散。清代吴鞠通《温病条辨·卷一·上焦篇·湿温》中记载:"湿温喉阻咽痛,银翘马勃散主之。"方中重用金银花、连翘、大青叶、板蓝根清热解毒;辅以滑石、芦根清热利湿,生甘草解毒利咽,牛蒡子利咽通腑,射干清利咽喉,马勃凉血消肿,黄芩上清肺热、下利湿热;佐以桔梗开泄肺气,肺气得宣,则湿气自化。诸药合用,共奏清热利湿、解毒利咽之功。

【病案举例】

患儿,男,4 岁,2012 年 8 月 8 日初诊。发热 2 天,伴咽痛、流涎、饮食减少,口臭唇红,大便干结,小便黄。查体:体温 38.3℃,咽部充血,咽弓、软腭可见多个米粒大小灰白色疱疹,周围红晕,舌红,苔中厚,脉滑数。血常规:白细胞计数 5.8×10^9/L,淋巴细胞 0.68,中性粒细胞 0.32。中医诊断:湿热喉痹。西医诊断:疱疹性咽峡炎。治法:清热利湿,解毒利咽。予银翘马勃解毒散:连翘

10g,马勃 10g,射干 10g,滑石 15g,芦根 10g,大青叶 12g,板蓝根 12g,黄芩 6g,金银花 10g,牛蒡子 6g,桔梗 6g,甘草 10g。3 剂,水煎服。

二诊时患儿热已退,咽痛减轻,疱疹减少,继服 2 剂痊愈。

按语:湿热伤胃。疱疹性咽峡炎是以发热、咽部疱疹等为主症的一种特殊类型的呼吸道疾病,夏秋季节多发,6 个月至 7 岁的小儿多见,主要由柯萨奇 A 组病毒引起,属湿温病,乃湿热毒邪上冲咽喉所致。患儿内有肺胃蕴热,外感湿热毒邪而发病。正如清代温病学家薛生白所说"太阴内伤,湿饮停聚,客邪再至,内外相引,故病湿热。"治当清热利湿,解毒利咽。

五、甘露消毒前胡方治疗咳嗽湿热阻滞证

甘露消毒前胡方:滑石 18g,茵陈 15g,黄芩 10g,藿香 10g,通草 3g,菖蒲 10g,连翘 10g,白蔻仁 3g,浙贝母 10g,射干 10g,薄荷 10g,青蒿 10g,杏仁 10g,前胡 10g,大青叶 15g,辛夷 6g。水煎,每 2 小时服 1 次,或频服,以微汗尿清为度。

咳嗽湿热阻滞证:咳嗽、发热、咽痛,小便不利、头身重痛、口中黏腻,呕吐、泻泄、纳呆脘闷、舌苔厚腻,脉滑细。

儿童湿热咳嗽相当于肠道病毒感染所致的以咳嗽为主要临床表现的呼吸道炎症。其主因是外感湿热邪气,发病则与脾胃功能状态密切相关。临床表现复杂多样,常常是既有咳嗽、发热、咽痛、呼吸困难等呼吸道症状,又有呕吐、泻泄、纳呆脘闷、舌苔厚腻等消化道症状,还有小便不利、头身重痛、口中黏腻等水液代谢失常症状。

甘露消毒前胡方由甘露消毒丹加减化裁而成。甘露消毒丹为叶天士所创之方,载于《医效秘传》,异名普济解毒丹(《温热经纬·卷五》),具有利湿化浊、清热解毒功效,是治疗湿温时疫的著名方剂。《续名医类案·卷五·疫》:"雍正癸丑,疫气流行,抚吴使者属叶天士制方救之。叶曰:时毒疠气必应司天,癸丑湿土气化运行,后天太阳寒水湿寒合德,挟中运之火流行,气交阳光不治,疫气大行,故凡人之脾胃虚者,乃应其疠气,邪从口鼻皮毛而入,病从湿化者,发热目黄,胸满丹疹泄泻,当察其舌色,或淡白或舌心干焦者,湿犹在气分,甘露消毒丹治之。"芳香化湿,宜用藿香、佩兰、菖蒲、白蔻仁等药;苦温燥湿,宜选厚朴、苍术、陈皮等味;淡渗利湿,宜以薏苡仁、茯苓、通草、滑石、泽泻之属。热重于湿者可选大青叶、板蓝根、金银花、连翘、黄芩、栀子等增强清热之力;痰多喘重者,加杏仁、厚朴、细辛等宣肺降气化痰;夹食便燥者,加炒三仙(山楂、

神曲、麦芽)、紫菀、莱菔子等消食导滞;鼻塞不解者加款冬花、辛夷等宣通肺窍,胸闷加桔梗、枳壳等调畅气机。

【病案举例】

患儿姜某,男,14岁,汉族,立夏后发病。2006年5月12日初诊。反复发热咳嗽13天。13天前出现发热,体温38℃左右,鼻塞,喷嚏,咽痛,咳嗽痰少,已在多家医院就医,诊断为支气管炎,已查血象不高,支原体抗体阴性,用中西药物治疗后身热可暂退,下午仍反复发热至今。现咳嗽晨重,痰多色白质黏,胸闷头重,鼻塞涕浊,咽痒微痛,身热肢懒,食少纳呆,心烦急躁,睡眠不安。体温37.8℃,咽红,双肺散在痰鸣音,心率108次/分钟,律失常,舌质红、苔白腻,脉滑数。心电图报告示正常。中医诊断:咳嗽,湿热阻滞,气机不畅。西医诊断:鼻咽支气管炎。湿邪外袭,阻滞肺脾,气机不畅,水液输布失司,津液反而为湿成痰,故见咳嗽胸闷等;郁而化热,则见身热反复,心烦急躁,舌质红等。治法:利湿化痰、清热解毒、畅气止咳。方拟甘露消毒丹加减:滑石18g,茵陈15g,黄芩10g,藿香10g,通草3g,菖蒲10g,连翘10g,白蔻仁3g,浙贝母10g,射干10g,薄荷10g,青蒿10g,杏仁10g,前胡10g,大青叶15g,辛夷6g。取2剂,水煎服,温服。嘱患儿忌食油腻厚味助湿之品;注意休息,晚上早睡。

复诊:2006年5月14日,已无身热,咽不痛仍微痒,鼻塞、咳嗽减轻,胸闷好转,痰少,大便不干,苔黄腻,脉滑。此乃气机调畅,在表之湿得化,身热已解,在里之湿渐从热化之候。故上方去前胡、薄荷、青蒿、大青叶,加板蓝根20g,以解毒清热。取3剂。

2006年5月17日复诊时,有时鼻塞,咳嗽轻微,知饥食少,苔腻中部稍黄,脉细滑。此为湿热未清,湿邪蒙绕三焦。故用薛氏五叶芦根汤加减:芦根18g,藿香10g,石菖蒲10g,白蔻仁3g,佩兰10g,炙枇杷叶10g,薄荷10g,冬瓜仁10g,辛夷6g。取3剂以巩固疗效。

2006年9月10日,患儿因咽痛、咳嗽2天来诊时,述上次服完中药后即康复了。

按语:患儿夏令发病,湿邪外袭,阻滞肺脾,气机不畅,水液输布失司,津液反而为湿成痰,故见咳嗽胸闷等;郁而化热,则见身热反复,心烦急躁等;病程缠绵,下午反复发热,缘于外邪湿热弥漫三焦,肺气失于宣降,也与人体内生之湿热密切相关,正如《温热经纬·叶香岩三时伏气外感篇》所说:"夏季湿热郁蒸,脾胃气弱,水谷之气不运,湿著内蕴为热……逆行犯肺,必生咳嗽喘促,甚则坐不得卧,俯不得仰。"舌质红,舌苔腻为湿热辨证要点,证属湿热毒邪内蕴,邪在气分、湿热并重,故初诊处方选用甘露消毒丹加减。此例初诊处方重用滑石、茵陈,配通草、青蒿以清热利湿;黄芩、连翘、大青叶合贝母、射干以清热解毒,利咽散结;杏仁、前胡、石菖蒲、白豆蔻、藿香、薄荷、辛夷芳香化湿浊,宣畅气机。清热于湿中,渗湿于热下,俾湿化热清,气机畅利;复诊时在表之湿得化,身热已解,在里之湿渐从热化,故去解表之前胡、薄荷、青蒿、大青叶,加板蓝根以解毒清泄里热;湿热未清,湿邪蒙绕三焦,故用薛氏五叶芦根汤加减芳香醒胃,清涤余邪。

六、甘露消毒蒲金方治疗咳嗽湿浊毒热证

甘露消毒蒲金方:滑石 18g,青蒿 15g,金银花 15g,连翘 15g,大青叶 15g,板蓝根 15g,射干 10g,黄芩 10g,藿香 10g,白蔻仁 3g,石菖蒲 6g,浙贝母 10g,杏仁 6g,郁金 6g,牡丹皮 6g,炒山栀子 6g,竹叶 6g。水煎,每 2 小时服 1 次,或频服,以微汗尿清为度。

咳嗽湿浊毒热证:咳嗽数日,痰鸣咳嗽,身热,头重身倦,咽痛,口渴,神识昏蒙,时清时昧,舌苔黄腻,脉滑而数。

湿热咳嗽成因主要是外感湿热之邪,发病则与脾胃功能状态密切相关。湿热之邪四季均有,但以夏秋较为多见。小儿胃强脾弱,胃强则乳食不知自节,脾弱则运化不及,水湿易停滞于内;形气未充,肺气不足,卫外不固则易受邪侵;体属纯阳,阳常有余,外感时邪或内有积滞湿阻,则易于化热。若内湿外邪相合,多成湿热之证。薛生白云:"太阴内湿,湿饮停聚,客邪再至,内外相引,故病湿热。"由于湿邪重浊黏腻,与热相合,蕴蒸不化,胶着难解,故小儿湿热咳嗽病势缠绵,病程较长,其发展演变比较缓慢,证候也较为复杂,往往脾湿、肺热、痰浊并见。由于湿邪易阻气机,故小儿湿热咳嗽主要表现为邪在气分,有时可兼及卫分,均以气机出入升降失常为主。湿热相合,胶着难解,伤津化热较慢,很少深入营血,且湿热弥漫,易形成邪留三焦之证。

甘露消毒蒲金方由《温热经纬》甘露消毒丹合《温病全书》菖蒲郁金汤化裁而来。方中君以滑石利湿清热;臣以青蒿、金银花、连翘、大青叶、板蓝根、黄芩、射干清热解毒,石菖蒲、浙贝母、杏仁化浊祛痰宣肺,藿香、白蔻仁芳香行气畅中,炒山栀子、竹叶清热祛湿渗下;佐以郁金、牡丹皮凉血行气。诸药合用,共奏

利湿清热、化痰畅气之功。用于小儿湿热咳嗽中期,恰为对证。临证处方时,青蒿、青黛、赤芍、天竺黄等品可随证选入。

【病案举例】

患儿傅某,男,5岁,1995年8月15日初诊。发热咳嗽7天,伴咽痛烦躁,喉中痰鸣,纳呆恶心。用先锋霉素Ⅴ及地塞米松静滴后热可暂退,咳渐剧,喉中痰鸣,咽痛不减,午后夜间仍高热烦躁,纳呆口渴,小便量少。检查:体温38.9℃,咽红,扁桃体Ⅱ°充血较著,双肺有散在大中水泡音,舌质红、苔黄腻,脉滑数。血白细胞总数4.8×10^9/L,分类正常,胸X线示双肺纹理增加、粗乱。中医诊断:咳嗽,湿热蕴毒,痰浊阻肺。西医诊断:咽炎、支气管炎。治法:清利湿热,化痰止咳。处方:石菖蒲6g,郁金6g,炒山栀子6g,连翘15g,竹叶6g,牡丹皮6g,青蒿15g,滑石18g,藿香10g,黄芩10g,金银花15g,浙贝母10g,射干10g,杏仁6g,鲜竹沥30mL。

2剂后热退,痰少,咳轻,咽痛减,苔仍黄微腻,脉滑。上方去青蒿、竹叶、郁金,加枇杷叶9g,白蔻仁3g,改滑石为9g。服3剂,咽已不痛,纳增,咳嗽轻微,无痰,上方出入,调治6天,咳止,纳好,胸透正常,临床治愈。

按语:本例湿热邪气蕴蒸不解,阻滞气机,酿生痰浊,故用《温病全书》菖蒲郁金汤合《温热经纬》甘露消毒丹加减,清泄湿中蕴热,利湿化痰,使气机调畅,诸症自解。

七、神犀变通牛角方治疗湿温营热伤阴证

神犀变通牛角方:金银花18g,水牛角粉15g,黄芩6g,玄参10g,生地黄10g,菖蒲10g,连翘10g,豆豉10g,射干6g,天花粉10g,青蒿10g,板蓝根15g,竹叶6g,紫草6g。取2剂,水煎、分多次温服。

湿温营热伤阴证:温热,暑疫,及湿温化燥等邪入营血,热深毒重,耗液伤营、伤阴、热入心包之证,症见高热烦躁,神昏谵语,目赤,口糜咽腐,痘疹发斑,斑疹色紫,舌色紫绛等。

神犀丹载于《温热经纬·卷五》,为叶天士所创之方,方名冠以"神"字,当知疗效甚速。组成为:"乌犀角尖(磨汁)、石菖蒲、黄芩各六两,真怀生地(冷水洗净,浸透,捣绞汁)、银花各一斤(如有鲜者,捣汁用尤良)、粪清、连翘各十两、板兰根九两(无则用飞净青黛代之)、香豉八两,元参七两,花粉、紫草各四两。各生晒研细(忌用火炒),以犀角、地黄汁、粪清和捣为丸(切勿加蜜,如难丸,可将香豉煮烂),每重三钱。凉开水化服,日二次,小儿减半。如无粪清,可加人中黄四两研入。"治邪入营血,热深毒重证,以清热解毒为主,并用凉血、开窍,以使毒解神清。方歌"神犀丹内用犀芩,玄参菖蒲生地金;银翘豉粉蓝紫草,解毒透热又养阴"。

王孟英曰:"温热暑疫诸病,邪不即解,耗液伤营,逆传内陷,痉厥昏狂,谵语发斑等证,但看病人舌色,干光或紫绛或圆硬或黑苔,皆以此丹救之。若初病即觉神情昏躁而舌赤口干者,是温暑直入营分。酷暑之时,阴虚之体,及新产妇人,患此最多,多须用此,多可挽回。切勿拘泥日数,误投别剂以偾事也。"

神犀丹用治邪入营血,热深毒重证,故以清热解毒为主,并用凉血、开窍,以使毒解神清。犀角为解百毒之要药,现以水牛角代之,故谓之"神犀变通牛角方"。方中水牛角可凉血清心;生地黄清心凉血;玄参、天花粉养阴生津;金银花、连翘、黄芩、射干清热泻火;紫草、板蓝根凉血解毒,石菖蒲芳香化湿开窍,豆豉、青蒿宣泄透邪。诸药合用,共奏清营凉血、化湿透热、解毒开窍之功。

【病案举例】

患儿王某,男,2岁,2006年8月27日初诊。反复发热咳嗽10天。10天前出现发热,体温38℃左右,鼻塞、喷嚏、咽痛、咳嗽痰多,已在多家医院就医,查血象不高,支原体抗体阴性,胸片示支气管肺炎,用中西药物治疗后身热可暂退,下午及夜间仍有反复发热至今。昨夜发热体温39℃,心烦急躁,睡眠不安,咳嗽痰鸣。今晨食少纳呆,现鼻塞涕浊,咽痒微痛,身热肢懒,咳嗽痰鸣,大便偏干。查体:体温37.8℃,咽红,双肺散在痰鸣音,心率138次/分钟,律失常,舌质红、苔黄尖边无苔,脉细数。心电图报告示窦性心动过速。时邪外袭,阻滞肺脾,气机不畅,水液输布失司,津液反而为湿成痰,故见咳嗽等;郁而化热伤阴,则见身热反复,心烦急躁,舌质红,苔黄尖边无苔,脉细数等。西医诊断:支气管肺炎,鼻炎,窦性心动过速。中医诊断:肺炎喘嗽,证属湿热阻滞,气机不畅,郁而化热,入营伤阴。治法:利湿化痰,清热解毒,清营养阴。处方:金银花18g,水牛角粉15g,黄芩6g,玄参10g,生地黄10g,菖蒲10g,连翘10g,黄连3g,浙贝母10g,射干6g,天花粉10g,青蒿10g,杏仁6g,板蓝根15g,竹叶6g,紫草6g。取2剂,水煎,分多次温服。嘱忌食油腻厚味助湿之品。注意休息,晚上早睡。

2006年8月30日二诊,其母述:患儿服药后昏昏欲睡,夜寐多,未再发热。现咽不痛仍微痒,鼻塞、咳嗽减轻,痰少,大便不干,舌质红,苔黄尖边无苔,脉细。"药不瞑眩,其疾不瘳"。此乃湿邪得化,身热已解,在里之湿渐从热化伤阴之候。故上方去水牛角粉、青蒿,加麦冬10g,以解毒清热养阴。取3剂。

2006年9月2日三诊时,有时鼻塞,咳嗽轻微,知饥食少,苔中剥稍黄,脉细。此为湿热未清,湿邪蒙绕三焦,阴伤未复。用薛氏五叶芦根汤加减:芦根18g,藿香10g,石菖蒲10g,炒谷芽10g,佩兰10g,炙枇杷叶10g,薄荷10g,冬瓜仁10g,辛夷6g。取3剂以巩固疗效。

2006年12月8日随访,其母述服上方后症状消失,至今未生病。

按语:此例患儿夏末发病,湿邪外袭,阻滞肺脾,气机不畅,水液输布失司,津液反而为湿成痰,故见咳嗽有痰等;郁而化热,则见身热反复,心烦急躁等;病程缠绵,下午及夜间反复发热,缘于外邪湿热弥漫三焦,肺气失于宣降,也与人体内生之湿热密切相关,正如《温热经纬·叶香岩三时伏气外感篇》所说"夏季湿热郁蒸,脾胃气弱,水谷之气不运,湿著内蕴为热……逆行犯肺,必生咳嗽喘促,甚则坐不得卧,俯不得仰"。痰热耗伤气阴,则见舌质红,苔黄尖边无苔,脉细数等。舌质红,苔黄尖边无苔,脉细数为湿热伤阴的辨证要点,证属湿热毒邪伤阴,故初诊处方选用神犀丹加减。患儿服药后昏昏欲睡,夜寐多,是药已中病,正所谓"药不瞑眩,其疾不瘳"。二诊时在表之湿得化,身热已解,在里之湿渐从热化,故去水牛角粉、青蒿,加麦冬以助养阴;后期湿热未清,湿邪蒙绕三焦,故用薛氏五叶芦根汤加减芳香醒胃,清涤余邪而收功。

八、神犀仙鹤牛膝方治疗紫癜湿毒热瘀证

神犀仙鹤牛膝方:水牛角15g,黄芩10g,玄参15g,石菖蒲10g,生地黄15g,金银花15g,连翘15g,黄连6g,黄柏6g,麸炒苍术10g,仙鹤草15g,牛膝6g,板蓝根15g,淡豆豉12g,炒栀子6g,青果10g,紫草6g,芦根10g。每日1剂,水煎服。或用免煎颗粒,少量频服。

紫癜湿毒热瘀证:双下肢多发性紫癜,大小不一,咽红,扁桃体大伴充血,舌质红,苔黄厚,脉细数。

过敏性紫癜是儿童常见的全身性血管炎性疾病。临床以血液溢于皮肤、黏膜之下,出现瘀点瘀斑,压之不褪色为特征。病变可累及皮肤、胃肠道、肾脏、关节甚至心、脑等多个器官,常伴关节肿痛、腹痛、便血、血尿和蛋白尿。发病机制中以体液免疫异常为主,T淋巴细胞功能改变、细胞因子和炎症介质的参与在发病中起重要作用。

本病属于中医学"肌衄""葡萄疫""血证""发斑"等范畴,证属本虚标实,正气虚是内因,六淫、异气是外因。《小儿卫生总微论方·血溢论》云:"小儿诸溢血者,由热乘于血气也。"《金匮要略》云:"热伤血脉……热之所过,血为之凝滞。"此患儿饮食不节,食之不化而生内湿。外感邪气从阳化热,湿热毒邪入络,耗气伤阴则阴虚,迫血妄行致血瘀是基本病机。"热、湿、瘀"是主要病理因素。治宜清热解毒,化浊滋阴,凉血散瘀。方用神犀仙鹤牛膝方。

神犀仙鹤牛膝方由神犀丹、四妙散、黄连解毒汤加减而来。神犀丹见于《温热经纬》所引叶天士方,可清热解毒,又能凉血散瘀,还兼滋阴。

神犀仙鹤牛膝方君以水牛角清心安神、透邪外达,统帅诸药。辅以金银花、连翘、板蓝根清热解毒,主清气分之毒。黄芩、黄连、黄柏、栀子增强清热解毒之功。紫草性寒,凉血活血,解毒透疹;玄参性苦咸,微寒,能启肾水上潮于天,壮水制火,降火解毒的同时又具滋阴凉营之功,祛邪与扶正并举,合生地黄、玄参共奏凉血散血、解毒化斑之功。佐以石菖蒲芳香化浊开窍,通达内外;豆豉宣泄透邪通关,二药相合,透邪外出。苍术健脾祛湿,青果利咽消食,正本清源;芦根清热利湿养阴,导湿热从小便而出。仙鹤草解毒活血,收敛止血,既能补虚,又能化瘀,标本兼治。使以牛膝引药下行,为使药。共奏清热解毒,化浊滋阴,凉血散瘀之功。

【病案举例】

患儿卜某,男,7岁,2016年4月27日初诊。双下肢紫癜10天。患儿10天前无明显诱因出现双下肢紫癜。现症见双下肢多发性出血样红疹,大小不一,瘙痒不著,无发热,无呕吐、腹痛,无关节痛,纳少,寐尚安,大便质稍稀量不多,每日1~2次。近3周前有"反复上呼吸道感染"史。否认有重大疾病史。对"花粉""鱼虾"等过敏,否认有药物及其他过敏史。

查体:双下肢多发性出血样红疹,大小不一,压之不褪色。咽红,扁桃体Ⅱ°大伴充血,双肺呼吸音粗,心率108次/分钟,腹软,无压痛及反跳痛。舌质红,苔黄厚,脉细数。

辅助检查:2016年4月19日某医院报告显示,血常规白细胞计数10.8×10^9/L,中性粒细胞百分比升高;尿常规正常范围。2016年4月22日报告显示,血常规白细胞计数9.7×10^9/L;淋巴细胞百分比升高;尿常规正常范围。2016年4月26日报告显示,尿常规正常范围。

中医诊断:①过敏性紫癜,湿热入络,阴虚血瘀证;②积滞病,胃热灼阴证。治法:清热解毒,化积滋阴,活血通络。方选神犀丹加减:水牛角15g,黄芩10g,玄参15g,石菖蒲10g,生地黄15g,金银花15g,连翘15g,黄连6g,黄柏6g,麸炒苍术10g,仙鹤草15g,牛膝6g,板蓝根15g,淡豆豉12g,炒栀子6g,青果10g,紫草6g,芦根10g。取免煎颗粒5剂,每日1剂,少量频服。西药处方:氯雷他定(开瑞坦),10mg,每日1次。并嘱患儿按时作息,宜清淡饮食,忌生冷发物。

2016年5月1日二诊:家长转忧为喜,表示感谢。患儿双下肢未见新起皮疹,可见陈旧性散在皮疹、色暗。纳眠好,二便调。舌质红苔黄稍厚,脉沉。上方继服3剂。

病愈是患儿自己神应于内,医生只是起辅助作用,且本病有一定自限性。嘱患儿注意平时饮食起居护理,防止复发。

按语:病愈是患儿自己神应于内,医者不可贪天之功。临床医生说话要向钱乙学习。儿科鼻祖钱乙在回答宋神宗皇帝"黄土汤何以愈疾状"的时候,分三个层面:一是技术层面,从五行生克关系分析治病原理,"以土胜水,木得其平,则风自止";二是肯定先前各位医生的作用,"诸医所治垂愈";三是说自己运气好,"小臣适当其愈"。钱乙既回答了皇帝的问题,又保护了众位太医,皆大欢喜,是医生的万世师表,语言艺术的典范!

九、桑菊射干汤治小儿咽炎性咳嗽风热瘀阻证

桑菊射干汤:桑叶10g,菊花10g,桔梗10g,杏仁10g,前胡10g,炒牛蒡子6g,射干10g,赤芍10g,炙枇杷叶10g,金银花15g,黄芩6g,蝉蜕10g,炙麻黄6g,青果10g,板蓝根20g,生甘草10g。水煎服。

小儿咽炎性咳嗽风热瘀阻证:清嗓,咽痛痒不适,咳嗽痰少,有痰时音嘶,痰出则声亮。咽部充血明显,咽后壁淋巴滤泡增生呈颗粒状,舌红,苔黄或厚,脉滑或数。

咳嗽本是人体自身的一种保护性反射动作,可以阻止异物进入气管、支气管系统,或防止支气管分泌物积聚。咳嗽为小儿呼吸系统疾病中最为主要的症状,导致咳嗽的原因主要有呼吸道疾病(咽、喉、气管、支气管、肺部的炎症,异物,出血,肿瘤,刺激性气体吸入等)、胸膜疾病、心血管疾病(如心肌炎、心律失常)及中枢性因素等。

急性咽炎是咽部黏膜及黏膜下组织的急性炎症,主要表现为咽部疼痛、干

燥灼热、吞咽不利,查体见咽部充血、扁桃体肿大、悬雍垂肿胀、咽后壁淋巴滤泡增生,也可有颌下淋巴结肿大或压痛。

慢性咽炎为咽部黏膜、黏膜下及淋巴组织的弥漫性炎症,病程较长,常因急性咽炎治疗不彻底而反复发作转成慢性,或因慢性鼻炎、鼻窦炎的长期刺激,或长期偏嗜辛辣厚味、饮料等的过度刺激,或食积、便秘等诱因导致发病。患儿咽部可有各种不适的感觉,尤以咽部异物感最明显,吞之不下,咯之不出,或伴有咽痒、灼热、干燥、疼痛等,检查见咽后壁淋巴滤泡增生,呈散在的米粒状或融合成块状,常有分泌物附着,常伴有短促、频繁的咳嗽、清嗓,甚至恶心。

小儿咽炎性咳嗽属于中医学"喉痹""咳嗽"范畴。在治疗过程中,始终注重解毒利咽,咽喉清利,则咳嗽得止;同时还需注意调整脏腑功能,扶助正气,以驱邪毒,畅利咽喉。

桑菊射干汤由桑菊饮化裁而成,方中桑叶、菊花疏散风热;金银花、板蓝根、黄芩清热解毒;牛蒡子、射干、青果、生甘草清利咽喉;赤芍活血;蝉蜕疏风利咽;炙麻黄、桔梗、枇杷叶理气止咳;杏仁、前胡止咳化痰。全方共奏疏风解毒,利咽止咳之功。

【病案举例】

患儿,女,6岁,2008年11月8日初诊。20天前因受凉后咳嗽,先后在多家医院治疗,症状反复,现患儿仍咳嗽痰少,咽痛痒不适,有痰时音嘶,痰出则声亮。查体:咽部充血明显,咽后壁淋巴滤泡增生呈颗粒状,舌红,苔黄中稍厚,脉浮滑,证属风邪郁而化热,瘀阻咽部所致。治法:疏风清热,解毒利咽。方用桑菊射干汤加减:桑叶10g,菊花10g,桔梗10g,杏仁10g,前胡10g,炒牛蒡子6g,射干10g,赤芍10g,炙枇杷叶10g,金银花15g,黄芩6g,蝉蜕10g,炙麻黄6g,青果10g,板蓝根20g,生甘草10g。水煎服,1剂后咳嗽明显减轻,3剂后咳嗽症状消除。复诊时偶有咽部不适感,予利咽合剂、参龙丸善后。

按语:小儿咽炎性咳嗽属于中医学"喉痹""咳嗽"范畴,发病是内因和外因共同作用的结果,内因责之肺、胃、肝,外因责之毒、六淫,在临证过程中应始终注重解毒利咽,咽喉清利,则咳嗽得止;还需要注意调整脏腑功能,扶助正气,以驱邪毒,畅利咽喉。常用方如桑菊射干汤、泻肺止咳合剂、利咽合剂、参龙丸等。还要时时告诫家长要注意患儿的调养与预防。调养方面:①要避免受凉,尽量喝热汤,要随气温变化及时加减衣被;②少去或不去公共场所,避免接触患者,以防止交叉感染;③注意休息,睡眠充足,以提高自身的抗病能力;④饮食物要易于消化且富有营养,应以清淡为主,避免油腻辛辣等刺激之品,同时应少食用甜、酸、辣、咸等味道较重食物及刺激之品;⑤可用金银花、青果、甘草、麦冬等代茶饮。预防方面:①积极预防呼吸道感染,预防过敏,尽量避免接触过敏原;②体育锻炼是最佳选择。

十、蝉衣麻甘汤治疗小儿急性喉支气管炎寒热错杂证

蝉衣麻甘汤:蝉蜕10g,麻黄6g,石膏15g,杏仁6g,桔梗6g,前胡10g,金银花15g,连翘15g,青蒿15g,竹叶6g,荆芥6g,淡豆豉6g,炒神曲15g,牛蒡子6g,甘草6g。每日1剂,水煎,每2小时服1次,日服5~6次,或少量频服。

急性喉支气管炎寒热错杂证:以音嘶、咳嗽、痰稀、色白或黄、喘息,夜间或清晨明显,舌质红苔厚、色白或黄腻、脉滑或数为主要特征。或见咽痛、咽痒,胸闷、发热、口渴、神疲、小便黄、大便干等。

内因是形气未充、积滞化热。小儿形气不足,脏腑稚嫩,自身抵抗力和环境适应能力较差,小儿肺常不足又为娇脏,气虚则肌肤薄弱,藩篱不固,外邪易袭。小儿本为纯阳之体又因其饮食不节,易积食或偏食,伤及胃脾致化热。外因是风寒侵袭卫表,郁遏卫气,肺气失宣,一时津液不化,聚湿成饮郁于喉之声带。冬春之际多风,乍暖还寒,早晚温差较大,更易致病。

病机为内因外因相合,寒饮郁热夹杂,客于肺系而致音嘶、咳嗽、喘息甚至呼吸困难等证候。治以清热化饮,消积利咽为主。

吴鞠通《温病条辨》曰:"喘,咳,息促,吐稀涎,脉洪数,右大于左,喉哑,是为热饮,麻杏甘石汤主之。"此为"金实不鸣",以麻杏石甘汤清宣肺气,火降气顺,则音自开。

钱乙《小儿药证直诀·附方阎氏小儿方论》言:"消毒散,治疮疹未出,或已出未能匀遍。又治一切疮。凉膈祛痰,治疗咽痛。牛蒡子二两,炒;甘草半两,锉,炒;荆芥穗一分。上同为粗末。每服三钱,水一盏半,煎至一盏,温服,不拘时候。"

蝉衣麻甘汤由《温病条辨》麻杏石甘汤合《小儿药证直诀》消毒散加味而成。方中重用蝉蜕为君,既引药入经、能利咽开音,又质轻味薄,有清热宣肺,化痰平喘之功。臣以麻黄辛温祛风,石膏辛甘大寒,麻黄与石膏合用,一辛温一辛寒,宣肺平喘;相辅相成,清热而无寒遏之弊。佐以杏仁降气、合麻黄以复肺之

宣降、配石膏以清肃协同,桔梗、前胡以助麻杏之宣降,金银花、连翘、青蒿、竹叶清热,荆芥解表散寒,豆豉透表除烦,神曲消积,牛蒡子利咽解毒透表。使以甘草化痰止咳,调和诸药。诸药合用,共奏清热化饮、消积化痰、利咽开音之功。

【病案举例】

患儿李某,男,6岁。2017年1月18日初诊。患儿于2天前因受凉后出现咳嗽,嚏涕。1天前出现发热,热峰38.8℃,自服头孢、咳喘灵颗粒,效不佳。就诊时患儿咳嗽,喘息,音嘶,有痰难咳,恶寒身热,就诊时体温37.8℃伴鼻塞流涕,纳欠佳,寐可,二便调。查体:咽红,双肺呼吸音粗,心率120次/分钟。腹软,舌红苔黄厚,脉滑数。辅助检查:血常规示:白细胞12.68×10^{12}/L,红细胞压积0.38,中性粒细胞0.387,淋巴细胞0.424,单核细胞0.164。胸片示支气管炎表现。中医诊断:小儿急性喉支气管炎。辨证寒热错杂,病机为外寒束表,痰热壅肺,食积脾胃,化热伤阴。治法:解表清热,消积化痰,宣肺利咽。蝉衣麻甘汤加减:蝉蜕10g,麻黄6g,杏仁6g,生甘草6g,生石膏15g,桔梗6g,金银花15g,连翘15g,淡竹叶6g,炒莱菔子10g,淡豆豉6g,炒神曲15g,芦根15g,前胡10g。4剂,每日1剂分服。4日后门诊复查,身热已退,偶有咳嗽,音嘶减轻,无鼻塞流涕。查体:咽红,双肺呼吸音粗,心率96次/分钟,腹软,舌红苔黄,脉滑。原方麻黄减为6g,去桔梗、前胡,加沙参15g,4剂,每日1剂分服。未再诊。

按语:小儿喉支气管炎一旦发病,若不及时恰当治疗可能威胁患儿的生命安全,造成严重后果。目前单纯西医治疗小儿急性喉支气管炎多采用抗生素和激素联合治疗,以控制炎症并改善通气为主,但存在病程长,容易使患儿产生药物依赖,恢复期伴有咳嗽、阴虚等不良反应。中医药治疗小儿急性喉支气管炎疗效确切,安全指数较高,不良反应较少。中医从辨证论治的角度,在明确病因的情况下对症下药,既可有效改善患儿预后,又能增强患儿的抗病能力,充分发挥了中医外治法的优势,痛苦较小,疗效确切,患儿及家属易于接受。

十一、麻芩苏仙汤治小儿食积痰热咳嗽

麻芩苏仙汤:炙麻黄6g,杏仁10g,石膏30g,甘草3g,紫苏子10g,葶苈子10g,浙贝母10g,前胡10g,黄芩10g,连翘10g,金银花10g,板蓝根15g,芦根10g,焦山楂10g,神曲10g,麦芽10g。每日1剂,水煎服。

小儿食积痰热咳嗽:主症为咳嗽,咯黄稠痰或有痰不会咯吐,不思乳食,腹部胀满,舌质红苔黄腻,脉滑数或指纹紫滞;次证为发热,口臭,咽红肿痛,嗳气

呕吐,喜伏卧睡眠,手足心热,大便秘结。

小儿"脾常不足",易为乳食所伤。脾主运化而胃主受纳,脾不运化水谷精微则停而为食滞,脾不运化水湿则停而为痰饮,食滞与痰饮为食积咳嗽的内在条件。小儿"脏腑娇嫩,形气未充",卫外不固,六淫之邪易乘虚而入,成为食积咳嗽的外在条件。食痰在内,感邪于外,外邪引动伏于体内之痰饮,上扰于肺,肺失宣降,气机上逆,发而为咳。

治疗应顺应肺脏的生理特性,注重宣降气机,尤其在治痰同时应注意中、上焦气机调畅,气顺则痰消,理脾则痰无由生。

麻芩苏仙汤为麻杏石甘汤、苏葶丸等方化裁而创。方中炙麻黄、杏仁、石膏、甘草辛凉宣泄清肺,黄芩、连翘、金银花、板蓝根以清热解毒,紫苏子、葶苈子、浙贝母、前胡化痰止咳,山楂、神曲、麦芽消食化积,芦根清热生津、除烦止呕。诸药合用,共奏消食化痰、清热解毒、宣肺止咳之效。

【病案举例】

患儿,男,5岁,2011年2月15日初诊。10天前过食油炸食品后出现咳嗽,曾自服头孢类药物及止咳糖浆5天,症状未见明显改善。现咳嗽,夜间明显,咳甚恶心、呕吐,呕吐物为胃内未消化食物及痰涎,咯痰色黄质稠,口臭,咽痛,腹胀,手足心热,食欲缺乏,大便2日未行。平素偏食,喜食肉食及油炸食品,不喜食蔬菜。查体:体温36.7℃,唇红,咽部充血,咽后壁可见滤泡增生,双肺呼吸音粗,可闻及少许散在痰鸣音。舌质红苔黄厚腻,脉滑数。血常规示、白细胞7.8×10^9/L,中性粒细胞0.534,淋巴细胞0.314,单核细胞0.067。胸片检查示双肺纹理增粗。中医诊断:咳嗽。证属食积痰热。治法:消积化痰,清热解毒,宣肺止咳。方用麻芩苏仙汤加减:炙麻黄6g,杏仁10g,石膏30g,甘草3g,紫苏子10g,葶苈子10g,浙贝母10g,前胡10g,黄芩10g,连翘10g,金银花10g,板蓝根15g,芦根10g,焦山楂10g,神曲10g,麦芽10g。水煎服,每日1剂。嘱少食生冷辛辣油腻。服用3剂后口臭、腹胀、纳呆、便秘症状消失,咳嗽次数减少,痰色变淡黄量减少,舌苔变薄黄。继服4剂后诸症除。嘱节制饮食,多食水果和蔬菜。

按语:小儿食积痰热咳嗽以婴幼儿发病居多,常年均可发病。一般先有食积,后遇外感而触发咳嗽。麻芩苏仙汤有消积化痰、清热解毒、宣肺止咳之效,治疗食积痰热咳嗽疗效显著。

十二、清肺辛粉方治疗急性咳嗽痰热伤阴证

清肺辛粉方:蜜麻黄6g,细辛3g,炒杏仁6g,地龙10g,生石膏30g,黄芩10g,天花粉10g,生甘草6g。每日1剂,水煎,每2小时服1次,每日服5~6次,或少量频服。

小儿咳嗽痰热伤阴证:以急性咳嗽、痰稠、舌红、唇干为辨证要点。痰量或多或少,或发热、口渴,或苔黄、脉数。可伴音嘶,头痛,鼻塞流涕,口臭,咽痛。肺部闻及不固定的粗湿啰音。X线胸片可见肺纹理增粗,或肺门阴影增浓。

病因:风邪(病原微生物)上受,客于肺系,郁而化热,灼津为痰,耗伤阴液;"风是气动含尘虫",风邪中包含有病原微生物。小儿纯阳之体,又偏嗜食物,过食油腻食物,饮食不节,食积化火,炼液为痰,耗伤阴液。气温低,感受风寒而肺气郁而不宣。六淫是指风、火、暑、湿、燥、寒这"六气"的运动变化超过了人体的耐受度而成为病因。

病机是外受风寒,内有郁热,痰热伤阴,肺失宣肃。咳是风寒干肺、痰阻气道而肺气抗邪的反应之声,嗽是排痰咯痰之物,痰稠、舌红、唇干是郁热伤津之象。治当祛风散寒,开郁透热,化痰护阴,清肺止咳。

清肺辛粉方源于《伤寒论》麻黄杏仁甘草石膏汤和《温病条辨》麻杏石甘汤加味。方以蜜麻黄为君,细辛、炒杏仁为臣,地龙、石膏、黄芩、天花粉为佐,甘草为使。"药有个性之专长,方有合群之妙用"。方中麻黄配伍之神用:与细辛相得散寒祛邪,与杏仁相合止咳平喘,与地龙相配解痉平喘,与石膏、黄芩相伍宣清肺热,与天花粉相佐清肺生津,与甘草相兼开肺止咳。诸药共奏清肺止咳、化痰护阴之功。

【病案举例】

患儿明某,男,7岁。2016年12月10日初诊。发热咳嗽2天。2天前患儿因受凉出现发热,热峰39℃,服布洛芬口服液后热退。现咳嗽,阵咳,有痰咯不出,咽痛,打鼾,无鼻塞流涕,不吐不泻,纳欠佳,眠一般,大便2天1次,质干,小便黄。查体:咽红,扁桃体Ⅲ°肿大,双侧颌下淋巴结各触及1.0cm×1.0cm肿大,质软,无触痛。双肺呼吸音粗,闻及湿啰音。心率100次/分钟,律齐。腹(-)。舌红,苔偏黄厚,脉细数。唇干裂。血常规示:白细胞11.82×10^9/L。西医诊断:①急性支气管炎。②扁桃体炎。③颌下淋巴结炎。④唇炎。中医诊断:①咳嗽,痰热伤阴证。②乳蛾,热毒证。③痰核,痰热证。④唇炎,胃热灼阴

证。治法:清肺止咳,祛风利咽,化痰护阴。处方:蜜麻黄6g,炒杏仁6g,生石膏30g,细辛3g,黄芩10g,天花粉10g,地龙10g,浙贝母10g,虎杖15g,金银花15g,炒僵蚕10g,射干10g,炒莱菔子9g,生甘草6g。取配方颗粒3剂计6包,每日2包水冲分6次服。并嘱患儿要注意休息,宜清淡饮食,忌生冷、发物。

3天后复诊:现偶咳,有痰易咯,色黄,咽痛减轻,鼻塞流黄白涕,纳可,眠安,大便每日1次,质偏稀,小便调。查体:咽红,扁桃体Ⅱ°肿大,双侧颌下淋巴结各触及0.5cm×0.5cm肿大,质软,无触痛。双肺呼吸音粗,未闻及啰音。心率84次/分钟,律齐。腹(-)。舌红,苔白偏厚,脉细滑。上方去蜜麻黄,加桑叶6g,枇杷叶6g,;生石膏减量至15g,虎杖减量至9g。取5剂计10包,每日2包水冲分6次服。

按语:本例患儿有发热史,咳嗽,有痰,咽痛,舌红,苔偏黄厚,脉细数,辨证属痰热证。患儿初诊时,因外感风寒之邪,客于肺,加之患儿平日饮食不节,过多食用油腻肉食,蔬菜食用不足,饮食不均衡,脾胃运化不及,易于化热,则现诸症。方中加浙贝母以润肺化痰,加炒僵蚕以助地龙平肝解痉,加金银花以清热解毒,祛邪而不伤正;患儿饮食欠佳,大便干,加用炒莱菔子以消食导滞,虎杖以清热通便,肺与大肠相表里,热随排便而出;咽痛加射干以利咽。复诊,患儿偶咳,有痰易咯,色黄,热重,去麻黄加桑叶、枇杷叶以增清热止咳之功;大便稀,予生石膏、虎杖减量。诸药配伍,外之风寒解,内之郁热祛,肺气舒畅,诸症自消。

十三、麻麦蚣部莱菔方治疗哮咳风热食火阴伤证

麻麦蚣部莱菔方:蜜麻黄6g,生石膏24g,蜈蚣1g,夏枯草10g,金银花15g,连翘15g,板蓝根15g,酒黄芩10g,杏仁6g,蜜百部10g,麦冬10g,清半夏10g,石菖蒲10g,炒莱菔子10g,淡竹叶6g,生甘草10g。每日1剂,水煎,每2小时服1次,日服5~6次,或少量频服。

哮咳风热食火阴伤证:反复咳嗽痰少,或咽痒,或胸闷,或哮鸣,或鼻塞流浊黄涕,舌质红,苔厚,脉滑或数。

患儿咽痒、胸闷、咳嗽是小儿肺常不足,肝常有余,感受外邪后,木火刑金,肝气犯肺。反复迁延不愈,是气虚痰滞,体虚毒恋。鼻塞,流浊黄涕,为复感风热。舌红苔厚,乃是积滞胃热灼阴。《内经》认为,五脏六腑之咳皆"聚于胃,关于肺",小儿饮食不知自节,易于食积,故肺胃常相兼为病。且"脾为生痰之源,肺为贮痰之器",小儿脾常不足,失于健运,水液输布失常,则聚而生痰,停贮于

肺,肺失清肃,上逆作咳。

治当疏风宣肺,平肝降逆,解毒护阴,顾护脾胃。麻麦蚣部莱菔方由麻杏石甘汤、银翘散、麦门冬汤、保和丸加蜈蚣等化裁而来。方中用君以麻黄宣肺止咳,辅以石膏辛凉疏清肺热;蜈蚣、夏枯草清肝息风止咳;金银花、连翘、板蓝根、黄芩清肺解毒;杏仁、麦冬、蜜百部护阴润肺止咳;半夏降气化痰;石菖蒲通窍化湿;炒莱菔子化积消痰;竹叶、甘草清热生津,泻火除烦。全方共奏宣肺平肝,解毒护阴,消积化痰,息风止咳之功。

【病案举例】

患儿刘某,女,7岁。2016年1月17日初诊。主诉反复咳嗽1年,鼻塞、流黄涕2周,鼻出血2次。患儿1年前出现反复干咳、清嗓,1个月前出现鼻塞、流黄涕,近2天有鼻出血2次,已用药于多家医院。现鼻塞、流黄涕、咳嗽晨重,痰少,无发热,纳眠如常,大便不稀。查体:咽红,双肺呼吸音粗,未闻及明显干、湿啰音,心率108次/分钟,舌质红,苔中厚,滑脉。血常规示:正常。胸片示:支气管炎。支原体抗体弱阳性。中医诊断:①哮咳(风热证);②积滞(胃热灼阴证);③鼻衄(血热证)。西医诊断:①鼻咽炎;②喘息性支气管炎;③鼻出血;④支原体感染。治法:疏风清热,宣肺止咳,利咽通窍。麻麦蚣部莱菔方主之:蜜麻黄6g,生石膏24g,蜈蚣1g,地龙10g,夏枯草10g,金银花15g,连翘15g,板蓝根15g,酒黄芩10g,杏仁6g,蜜百部10g,麦冬10g,浙贝母10g,清半夏10g,石菖蒲10g,炒莱菔子10g,青果10g,淡竹叶6g,芦根10g,生甘草10g。取免煎颗粒7剂。每日1剂,分4~6次水冲服。

2016年1月24日二诊:药后症状好转。现鼻塞轻,咽痒,偶咳,晨起有痰,纳眠可,二便调。咽红,双肺呼吸音粗,心率108次/分钟。上方去浙贝母、芦根、清半夏、蜜麻黄、杏仁、生石膏、淡竹叶,加沙参15g,酒白芍15g,继服7剂。

2016年1月31日三诊:药后,现无流涕,偶咳,咽痒减轻,自觉眼部灼热感,眼分泌物增多,二便调。咽红,双肺呼吸音粗,心率108次/分钟,口唇有血痂。处方:①上方加菊花10g,生地黄10g,继服5剂。②平胃止嗽方:苍术10g,虎杖15g,姜厚朴10g,麦冬15g,清半夏10g,陈皮6g,白前10g,荆芥6g,桔梗6g,焦神曲10g,蒲公英15g,金银花10g,连翘10g,板蓝根15g,煅浮海石15g,炒芥子6g,桑叶10g,生甘草6g。3剂,水冲服,每日1剂,分4~6次服,继上方服。③黄连油,1支,外用。

2016年6月5日随诊:家长反映,在此期间患儿健康状况良好,未曾发病。

按语:哮证治肝。患儿初诊时内伤与外感悉具,予麻麦蚣部莱菔方一并治之。二诊时患儿肺热渐清,肺阴已伤,而胃热未清,故上方去麻黄、杏仁、浙贝母、半夏、石膏、芦根、竹叶,加沙参、酒白芍清肺养阴,养血生津。三诊时眼部灼热感,眼分泌物增多症状,口唇出现血痂。乃积滞化热,扰动肝火。故加菊花清热明目,生地黄清热凉血,养阴生津。另拟平胃止嗽方继服,以燥湿运脾,行气和胃,巩固疗效。随诊时距三诊已近半年,患儿脾胃功能渐趋正常,形气渐充,机体抗病能力有所提高。可见顾护脾胃的重要性。

十四、选奇藿胆益气方治疗小儿过敏性鼻炎风热痰虚证

选奇藿胆益气方:羌活6g,防风6g,辛夷6g,白芷6g,藿香10g,炙蜂房10g,蝉蜕10g,黄芩10g,金银花15g,蒲公英15g,大青叶15g,半夏10g,胆南星6g,党参10g,黄芪10g,白术10g,炒鸡内金10g,炒山楂10g,炒神曲10g,炒麦芽10g,甘草6g。水煎分3次温服,每日1剂。

小儿过敏性鼻炎风热痰虚证:鼻塞,鼻痒,喷嚏,流清涕或黄浊涕,晨起明显,感受风邪易发作,或两目作痒、肤痒、皮疹,易作咳嗽,喉中有痰,或神疲乏力,舌质淡苔白或腻。

鼻为肺之门户,故外邪侵袭首及鼻窍。小儿时期,脏腑娇嫩,肺常不足,为"纯阳"之体,外邪犯其鼻窍,邪正相搏,肺气不得通调,津液停聚,郁久化热,炼液成痰,肺窍壅塞,致喷嚏流清涕;小儿肺脾不足,脾气虚弱,运化失司,气不布津,痰湿内生,蕴于肺络,导致寒热夹杂,虚实并见,病情缠绵,反复发作。

《寿世保元》选奇汤有防风、羌活、黄芩、甘草、半夏组成,用来治疗眉棱骨痛;《医宗金鉴》奇授藿香丸药物组成有广藿香、猪胆汁,功效清热利湿、芳香通窍,主治胆经郁热所致湿热蕴结型鼻渊。

选奇藿胆益气方由选奇汤、奇授藿香丸、补中益气汤加减化裁而成。方中羌活祛风胜湿为君;辅以藿香、防风祛风化湿,胆南星、半夏化痰,炙蜂房、蝉蜕、辛夷、白芷宣通鼻窍;佐以黄芩、金银花、蒲公英、大青叶清肺解毒,炒山楂、炒神曲、炒麦芽、鸡内金化食消积,党参、黄芪、白术、甘草益气扶正,使以甘草调和诸药。全方共奏祛风宣窍,清热解毒,化痰益气之功。

【病案举例】

患儿吕某,男,10岁2个月,2011年3月26日初诊。患儿15天前受凉后

出现流涕,为少量清涕,伴有鼻塞、喷嚏,晨起明显,咽喉痒,自服氯雷他定。刻下症见流涕或清或浊,鼻塞,偶有喷嚏,清嗓,偶咳,无发热,无明显喘息气急,体倦乏力,纳食欠佳,寐欠安,大便成形,日一行,小便调。查体:眼结膜充血,鼻腔黏膜苍白,咽部充血,扁桃体I°肿大,双肺呼吸音尚清,未闻及干湿性啰音,心率98次/分钟,律齐,腹软,无压痛、反跳痛,舌红苔厚淡黄色,脉滑数。既往哮喘病史6年,冷空气过敏史,否认其他重大疾病及传染病史。西医诊断:过敏性鼻炎,哮喘前期。中医诊断:鼻鼽(风热痰虚)。治法:祛风宣窍,清热解毒,化痰益气。方选奇藿胆益气颗粒加减:羌活6g,防风6g,辛夷6g,白芷6g,藿香10g,炙蜂房10g,蝉蜕10g,黄芩10g,金银花15g,蒲公英15g,大青叶15g,半夏10g,胆南星6g,党参10g,黄芪10g,炒山楂10g,炒神曲10g,炒麦芽10g,甘草6g。取免煎颗粒5剂。每日1剂,水冲分3次温服。

二诊:上方去炒山楂、炒神曲、炒麦芽、白芷,继服3服。

三诊:诸症消失。嘱患儿进行体育锻炼,增强体质,增强机体免疫力;日常饮食要清淡不要吃辛辣的食物及鱼虾等腥味的食物,尽量避免接触过敏原;用手按摩鼻的两侧,热毛巾热敷鼻部,有助于促进血液循环;适寒温,谨防感冒。

按语:此例风热并痰侵鼻,肺脾气虚。《素问·脉解》有鼻鼽的病名。过敏性鼻炎又叫变应性鼻炎,属于中医学"鼻鼽""鼽嚏"范畴。儿童过敏性鼻炎为影响儿童健康的重要疾病之一。全球发病率为10%~25%,且常伴哮喘,或为哮喘的前奏。及时治疗鼻炎,扶正祛邪,可防止哮喘发作。

十五、益肺化饮方治肺咳肺寒与伏饮两寒相感气逆证

益肺化饮方组成:半夏6g,干姜3g,细辛3g,五味子6g,大枣10g,炙甘草3g。用水300mL,煮取100mL,分温3次以上口服,或保留灌肠。配方颗粒,用适量水冲调匀,分温3次以上口服,或保留灌肠。

肺咳肺寒与伏饮两寒相感气逆证:肺咳的证候特点,一是多有受寒饮冷的病因,个人或家族过敏史。二是以干咳为主,夜间或清晨发作较多,可伴有鼻塞、涕嚏、胸闷、气短、喉痒、身痒、皮疹,或痰少稀白、呈泡沫状,或发热、头痛、怕冷、手足凉。三是舌淡,舌苔白,可伴有地图舌、花剥舌。不同的年龄阶段有不同的特点:婴儿以鼻塞、咳嗽为主,幼儿多先涕嚏后咳,学龄儿童多咽喉痒咳。

肺咳,病因是伏饮与肺寒。内因是先天禀赋薄弱,后天肾脾肺虚,三焦气化不及而饮伏于肺,形成"伏饮";外因是气寒、形寒、寒饮伤肺而致"肺寒";伏饮与肺寒可互为因果。病机是外内合邪,肺寒与伏饮两寒相感而气逆。治以益肺化饮法,以"益肺化饮方"为核心,随证治之。

益肺化饮方是《金匮要略·痰饮咳嗽病脉证并治第十二》桂苓五味甘草去桂加姜辛夏汤方去茯苓加大枣而成。方中半夏止咳降逆,燥湿化饮为君;臣以干姜温中祛寒而蠲水邪;细辛内起肾阳以助肺化饮,外达肌表以散风寒;佐以五味子敛肺滋肾,配干姜温而不伤肺阴,配细辛辛散而亦敛肺,合甘草酸甘而护肺阴;大枣补脾益气,调和营卫,助干姜温脾以化水饮;使以甘草,既与姜、辛、夏合用辛甘化阳以温化水饮,又与五味子合用酸甘化阴以防姜、辛、夏温燥伤阴,还与大枣合用甘补中气以调和药性。诸药合用,起肾温脾而复三焦气化以内除伏饮、外散肺寒,助肺主气而熏肤充身泽毛、若雾露之溉,共奏益肺化饮、散寒止咳之功。

【病案举例】

患儿,女,5岁,2011年12月9日初诊。2天前因受凉引起喷嚏、流清涕,干咳,咽喉痒,胸闷,夜间咳嗽重,睡眠不安,纳可,二便调。既往有喘咳史。查体:咽充血不明显,扁桃体Ⅰ°肿大,听诊双肺呼吸音粗,舌淡红苔白腻,脉浮。诊为咳嗽变异性哮喘,证属风寒袭肺,水饮内伏。方用益肺化饮颗粒:干姜0.5g,五味子1g,细辛0.5g,清半夏1g,大枣2g,甘草1g,每日1剂,共计6g,分6次温服,每次1g。一服后咳嗽明显减轻,当夜寐安,3剂后咳嗽症状消除。

复诊时予六君黄芪神曲方:黄芪10g,党参10g,云茯苓10g,白术10g,陈皮6g,焦神曲10g,半夏6g,赤芍10g,防风6g,甘草3g。水煎服,以益肺健脾,行气活血。

告诫患儿要避免受凉,随气温变化及时加减衣被;尽量喝热水热汤,不喝冷饮、酸奶;积极预防感染;尽量避免接触过敏原;进行耐寒锻炼,要循序渐进,耐受为度,持之以恒,以扶正固本,防止反复。

按语:形寒寒饮伤肺。风寒袭肺,水饮内伏两寒相感而气逆,治以益肺化饮法,以"益肺化饮方"治之当夜寐安。诚如高保衡、孙奇、林亿等所著《金匮要略方论序》言:"尝以对方证对者,施之于人,其效若神。"

十六、翘板化饮方治疗毛细支气管炎热饮痰喘证

翘板化饮方:板蓝根15g,连翘10g,清半夏6g,干姜3g,细辛3g,五味子6g,大枣10g,炙甘草3g。水煎服,每日1剂,少量频服,或保留灌肠。

毛细支气管炎热饮痰喘证:暴喘、气急、鼻煽、发热不甚,舌红苔腻,指纹紫,在命关内。可有痰鸣音。

本病的病因,外因是外感温热之邪而出现肺热,内因是肾脾肺阳虚而饮伏于肺。病机是肺热引动伏饮成痰,闭拒气道,搏击痰鸣。翘板化饮方中板蓝根、连翘清热解毒为君;臣以半夏止咳降逆、燥湿化痰,干姜温中祛寒而蠲水邪,细辛内起肾阳以助肺达表以散风寒;佐以五味子敛肺滋肾,大枣补脾益气、调和营卫;使以甘草调和药性。诸药合用,共奏清热化饮、祛痰平喘之效。

【病案举例】

患儿陈某,女,11 个月,2012 年 11 月 16 日初诊。家长述患儿 2 天前因外感风寒出现咳嗽、痰鸣、气急、鼻煽,发热不甚,无吐泻,纳尚可,大便基本成型,小便正常。舌苔微黄腻,指纹紫滞。中医诊断:热饮痰喘证。西医诊断:毛细支气管炎。治法:清热化饮、祛痰平喘。处方:炙甘草 3g,细辛 3g,干姜 3g,五味子 6g,板蓝根 15g,连翘 10g,大枣 10g,炙麻黄 3g,炒神曲 6g,栀子 3g。水煎服,每日 1 剂。

3 天后复诊,家长述患儿咳嗽次数较之前减少,痰量较多,气急、鼻煽有明显改善,舌苔白腻,指纹淡紫,二便调。上方去栀子,加瓜蒌 6g,天竺黄 6g,厚朴 3g。

2 天后复诊述无明显咳嗽痰鸣、气急、鼻煽等症状,舌苔薄白,指纹无明显异常。嘱平时避风寒保暖,注意气温的变化。

按语:此例外感温热伤肺,热饮痰喘。毛细支气管炎是一种婴幼儿常见的下呼吸道感染,属中医学"马脾风"范畴,常见于 2 岁以下的婴幼儿,尤多见于 6 个月以内的小婴儿,多发生在寒冷季节或气温骤降时,主要特点为发作性喘憋。其临床症状主要表现为突起喘憋、咳嗽、气促、呼气性呼吸困难等。本病也被称为流行性喘憋性肺炎,严重时可见三凹征。毛细支气管炎可由不同的病毒所致,呼吸道合胞病毒是最常见的病原。病变主要侵及毛细支气管,黏液分泌增加,有细胞破坏物纤维素堵塞,出现上皮细胞坏死及支气管周围淋巴细胞浸润。炎症可波及肺泡,肺泡壁及肺间质,肺不张、肺气肿较明显。治当清热化饮、祛痰平喘。

十七、射干麻黄柴胡颗粒治疗寒热错杂哮证

射干麻黄柴胡颗粒:射干 6g,蜜麻黄 6g,干姜 3g,细辛 3g,蜜紫菀 10g,蜜款冬花 10g,法半夏 6g,醋五味子 6g,炙甘草 3g,柴胡 6g,黄芩 10g,党参 10g,大青叶 15g,金银花 10g。取中药配方颗粒,1~2 岁 1/3 量,2~3 岁 1/2 量,每日 1 剂,温开水冲服,分 3 次温服,7 天为 1 个疗程。

寒热错杂哮证:哮鸣喘吼,咳嗽,喉中痰鸣,重者可见鼻翼煽动,口唇发绀;可见鼻塞,流清涕,打喷嚏,口渴或不渴,烦躁,大便干。咽红,舌红,苔薄白或薄黄,脉浮紧数或浮滑。

小儿喘息性支气管炎的病因病机为小儿外感六淫邪气,其中以风寒、风热最为常见,邪气侵入肺经,造成肺气不利,宣肃失常,邪气引动内伏之痰饮,痰气交阻于气道,相互搏击,气机升降失常,发为喘咳。本病的发生是外因作用于内因的结果,其中痰饮内伏于肺是本病发生的主要原因,小儿特有的生理特点决定了本病的易发性。小儿脏腑娇嫩,形气未充,而肺脾肾三脏功能不完善尤为突出。肺脾肾三脏又是与人体水液代谢关系最密切的脏腑,其中肺为水之上源,主通调水道,下输膀胱,小儿肺常不足,卫阳不固,易为邪侵,致肺宣肃功能失常,水液代谢紊乱,水津疏布失常,凝液为痰;脾为一身气机之枢纽,主运化水液,小儿脾常不足,水液运化失常,湿聚为痰,贮于肺中,形成伏痰。肾主水,能够调节全身的水液代谢并能推动和调节其他脏腑的气化,小儿肾常不足,不能蒸腾水液为津,反生成痰饮。痰饮内伏于肺,成为喘息性支气管炎的主要内在因素。而外感因素又是本病发作的主要诱因。小儿本身卫阳偏于不足,而又冷暖不知自调,故易感受风寒、风热邪气,外邪引动伏痰,阻于气道,肺失宣肃,发为咳喘。通过临床观察发现,发生喘息性支气管炎的患儿多有特定的体质因素,此类患儿多表现免疫力较正常同龄儿偏低,平时易于外感,自身正气不足较为明显,其感邪也多在正气不足这个基础上发生,即多属正虚外感。又小儿为纯阳之体,气机轻灵通畅,邪气阻遏气机,易于化火化热,故而临床上喘息性支气管炎以寒热错杂证最为常见。由于外有风寒、风热邪气,卫阳失宣,患儿可见发热、打喷嚏、流鼻涕等诸外感症状;由于痰饮内伏,患儿可见到喉中痰鸣,听诊可及哮鸣音;痰阻气道,肺失宣肃,故而出现咳嗽、喘息、鼻煽诸症。治疗上,已发以攻邪为先,宗《金匮要略》"病痰饮者,当以温药和之"之治疗痰饮之大法,以温肺化饮法解决痰饮伏肺的问题,并以调畅气机、散寒清热法解决正虚外感及郁热的问题。

综上所述,确立温肺化饮、调畅气机、散寒清热为本病的治疗大法。

射干麻黄柴胡颗粒对小儿喘息性支气管炎寒热错杂证疗效显著。本方为《金匮要略》射干麻黄汤与《伤寒论》中小柴胡汤合方加减而成,射干麻黄汤是治疗寒饮郁肺的名方。方中射干味苦,性寒,能够清热解毒,利咽喉,消痰开结,为清化痰热之良药,为君药;麻黄味辛,微苦,性温,气味俱轻而能走表,入足太阳膀胱经、手太阴肺经,味辛则能开能透,宣畅气机,温则能散寒,故麻黄能散寒开表闭,为发散风寒,宣肺平喘之要药,为臣药;款冬花、紫菀温润肺气,降逆止咳,为佐药;将方中生姜换为干姜,成为《伤寒论》中治疗咳喘的经典组合干姜、细辛、五味子,以干姜细辛之辛温以散寒化饮,宣发肺气,配以五味子之酸收敛肺气,以辛开酸收法治疗咳喘,共为佐药;更用大枣扶正和中,调和诸药,为使药。全方共奏温肺化饮,止咳平喘的作用。现代研究表明,射干麻黄汤有明显镇咳、祛痰、平喘的作用,能够松弛支气管平滑肌,可对抗乙酰胆碱引起的平滑肌收缩,有明显的抗炎、抗病毒作用,且能提高机体免疫功能,对抗Ⅰ型变态反应的发生。

小柴胡汤为《伤寒论》中少阳病之主方,能够调畅气机,和解少阳。方中柴胡味辛,能宣散半表之邪,疏泄气机之郁滞,给邪以出路,为君药;黄芩味苦性寒,能清半里之郁热,为臣药,两者相合,一散一清,共解半表半里之邪。半夏、生姜健脾和胃,降逆止呕,大枣、人参甘温和中益气,扶正祛邪,四者共为佐药;炙甘草能助人参、大枣扶正祛邪,并能调和诸药,为使药。全方共奏调畅气机,宣通内外,疏通少阳,扶正祛邪的作用。现代药理研究表明,小柴胡汤能够解热,抗感染,抗过敏,并能提高人体的免疫功能。加用大青叶味苦性寒,为清热解毒之要药,可清泻郁热;金银花味甘寒,芳香疏散,给邪热以出路,善散肺经热邪,透热达表。

射干麻黄柴胡颗粒紧扣小儿喘息性支气管炎痰饮内伏、正虚外感及内有郁热的病机特点,以合方之法选用射干麻黄汤与小柴胡汤相合,更用大青叶、金银花,全方共奏温肺化饮、调畅气机、散寒清热之功效。本方与射干麻黄汤相比不仅能温化痰饮,还能解决正虚外感的问题;与小柴胡汤相比,不仅能调畅气机,更能温化痰饮;与定喘汤相比,本方更能温化痰饮,扶正祛邪。临床上方证相合,故而疗效显著。应用颗粒剂,服用更方便,受到家长的一致好评。

十八、仙鹤定喘汤治疗小儿哮喘发作期寒热夹杂证

仙鹤定喘汤:仙鹤草10g,炙麻黄6g,炒白果3g,杏仁10g,款冬花10g,紫苏子 10g，桑白皮 10g，黄芩 10g，甘草 10g，半夏 10g，干姜 3g，细辛 3g，五味子 10g，板蓝根 15g，连翘 15g。水煎服，每日 1 剂。

小儿哮喘发作期寒热夹杂证：反复喘咳，气促，鼻塞清涕，时有喷嚏，舌质红苔黄或厚，脉浮或数。寒热夹杂中的寒多由外受风寒之邪或形寒、寒饮所致，内热多由表寒未解入里化热，或素体内有痰饮郁遏而化热，或平素体内有热邪蕴积，被外邪引动而诱发。内有伏痰、郁热是主要病理基础，感受外邪、形寒、寒饮是主要诱因，痰气交阻于气道、相互搏击，气机升降不利，而发为哮喘。治当宣肺散寒、清热化痰、止咳平喘。

仙鹤定喘汤由定喘汤、益肺化饮方化裁而来。方中炙麻黄辛温，解表散寒，宣肺定喘；白果甘涩，敛肺定喘，止咳祛痰；杏仁利肺气，止咳嗽；款冬花润肺下气，化痰止咳；紫苏子祛痰下气，止咳平喘；紫苏子、杏仁、款冬花针对肺中伏痰，以止咳祛痰、降气平喘，与麻黄相伍，一宣一降以恢复肺之宣降；黄芩、桑白皮性皆苦寒，除郁热而降肺，以清泻肺热、止咳平喘；干姜辛热，温脾以运化水饮，使脾气散精上归于肺，温肺以化寒饮，通调水道，使水液能在体内正常运行；细辛辛温，温肺化饮，外助麻黄、干姜以散风寒，且细辛能起肾之阳气，助表邪外出，肾中阳气为全身阳气之根，肺的宣降以及脾的运化水湿等功能，都需肾中阳气之蒸化，才能维持全身水液代谢的平衡；半夏燥湿化痰，止咳降逆；五味子酸温收敛，止咳平喘，五味子、白果皆收敛肺气，与麻黄、干姜、细辛合用，则散中有收，开中有阖，收散相伍，邪祛而正不伤；板蓝根、连翘加强黄芩清热之力，以解内蕴之郁热，并防诸温热药辛温太热之弊；甘草补脾益气，甘缓以调和诸药，与五味子、白果相配，又可酸甘化阴，防止麻、姜、辛、夏太过温燥；仙鹤草味苦性涩，归肺、肝、脾经，具有止汗、止咳、止血、清热解毒、活血化瘀及化湿散结、补虚强壮之功。诸药合用，共奏宣肺散寒、清热化痰、止咳平喘之效。

【病案举例】

患儿，男，6 岁，2012 年 3 月 20 日初诊。近 1 年反复喘憋 4 次。咳嗽 3 天，喘憋 2 天，曾服止咳糖浆 2 天，症状未见明显改善。现咳嗽，有痰难咯，夜间及晨起咳甚，喘憋，鼻塞流清涕，时有喷嚏，气促，无发热，胃纳欠佳，眠欠安，大便干结，小便黄。查体：咽部充血，双肺呼吸音粗，双肺可闻及哮鸣音，心率 82 次/分钟，律齐。舌质红苔黄厚，脉浮数。血常规示：白细胞 13.49×10^9/L；中性粒细胞 0.431，淋巴细胞 0.358，单核细胞 0.077 2；胸片示：双肺纹理增粗。中医诊断:哮喘,辨证为寒热夹杂。方用仙鹤定喘汤加减:仙鹤草 10g,炒白果 3g,炙麻黄 6g,杏仁 10g,款冬花 10g,紫苏子 10g,黄芩 10g,桑白皮 10g,半夏 10g,干姜 3g,细辛 3g,五味子 10g,板蓝根 15g,连翘 15g,甘草 10g。水煎服,每日 1 剂。少食生冷辛辣。服 3 剂后喘憋、流涕、喷嚏症状消失,咳嗽次数减少、痰量减少,舌苔薄黄。上方继服 2 剂后诸症除。嘱避风寒,适劳逸,节制饮食,多食水果和蔬菜。

按语:《症因脉治·哮病》云:"哮病之因,痰饮留伏,结成窠臼,潜伏于内,偶有七情之犯,饮食之伤,或外有时令之风束其肌表,则哮喘之症作矣。"反复喘憋是气虚,鼻塞清涕,时有喷嚏是外寒,舌质红苔黄属内热。仙鹤草一药多效,具有止咳、清热解毒、活血化瘀、化湿散结、补虚强壮之功,攻邪而有通补之效,多用在病发而又不宜用参类药物之际。

十九、平胃化饮方治疗小儿食哮寒热错杂证

平胃化饮方:半夏 10g,苍术 10g,厚朴 3g,陈皮 5g,紫苏子 10g,焦神曲 10g,炒莱菔子 10g,生姜 3g,细辛 3g,虎杖 15g,蒲公英 15g,连翘 10g,五味子 6g,麦冬 10g,甘草 3g。每日 1 剂,水煎,分多次温服。

小儿食哮寒热错杂证:由饮食不当,上干于肺而引起的哮喘发病,以反复发作性的喘息、气促、胸闷或咳嗽,伴有口气酸馊、脘胀腹满、唇红、苔厚、脉滑为特征。

小儿食哮的病因病机主要有三个方面。

1. 过食生冷,津液凝聚,寒饮伤肺,甚至内伏于肺,形成夙根;饮伏于肺是肺脾肾阳虚所致。小儿肺脏娇嫩,脾常不足,肾常虚。人体水液的正常代谢为肺脾肾三脏所司,肺为水之上源,脾胃乃水谷之海,肾主人身水液,若三脏功能失调,则致水液代谢失常,这是酿成哮喘伏痰留饮的基础。

2. 小儿乳食不知自节,嗜食厚味甘肥、甜腻,或家长喂食过多,致饮食过量伤脾,积痰生热;《医旨绪余·哮》:"有饮食厚味伤脾,不能运化而发者。脾伤则津液不得布散而生痰涎,壅塞经隧,肺气为之不利。"《症因脉治》:"饮食自倍,肠胃乃伤,膏粱厚味,日积于中,太阴填塞,不能运化,下降浊恶之气,反上干清道,则喘呕不免矣。"症见胸满腹痛,盗汗潮热,昼夜发哮,声如拽锯等。

3. 小儿食入致敏物质,进食酸、甜、咸、海鲜鱼虾蟹等发物,再加之小儿禀赋体质特殊,引动内风,造成气道壅塞,而引发哮喘。《素问·咳论》:"久咳不已,则三焦受之。三焦咳状，咳而腹满，不欲饮食，此皆聚于胃，关于肺。"聚于胃，是食物受纳在胃；关于肺，为发病部位在肺；"聚于胃，关于肺"可以理解为饮食不当引发哮喘。

遵循《金匮要略·脏腑经络先后病脉证并治》："诸病在脏欲攻之，当随其所得而攻之"的方法，主张治疗小儿食哮要"攻其所得"，即消除食哮诱因，同时兼顾疏导壅塞之气，消除胶固之痰，应用平胃、化饮、畅气共同达到平喘定哮的目的，提出平胃消食、益肺化饮、平喘定哮的治疗方法。

平胃化饮方选用《简要济众方》平胃散、益肺化饮方及苍虎麦冬甘草汤加紫苏子、连翘、蒲公英、焦神曲、炒莱菔子。方中君以半夏，既能平胃燥湿，又能平喘止咳化痰。臣以苍术辛香苦温燥湿、消积平胃；厚朴芳化苦燥，行气化湿、消积除满、下气平喘；紫苏子降气化痰止咳；陈皮理气和胃、燥湿醒脾；焦神曲、炒莱菔子消食和胃、降气化痰；生姜辛散温通、散寒化饮、下气消食；细辛通达内外，平喘定哮，内起肾阳以益肺化饮、外助生姜以散风寒。佐以五味子酸温收敛、止咳平喘，又可防姜、辛耗散肺气，若单独应用，有碍发散表寒，若与生姜、细辛合用，三味药相配，则一散一收，一开一阖，收中有散，散中有收，收散相伍，相反相成，邪祛而正不伤；虎杖微苦微寒，化痰止咳，且能导滞清肠；蒲公英、连翘清食积之热；麦冬甘微苦微寒，养阴润肺，益胃生津，以防阴伤。使以甘草调药解毒。诸药合用，共奏平胃消食、益肺化饮、平喘定哮之功。

【病案举例】

患儿孟某，男，8岁，2014年2月24日初诊。反复喘憋1年，伴咳嗽5天。5天前饱食汗出受风，出现喘憋、咳嗽、流清涕，自服小儿肺热咳喘颗粒、清开灵颗粒等药物，未见明显好转。现仍喘憋，夜间不能平卧，晨起咳嗽较重，有痰不易咯吐，流清涕，偶有喷嚏，咽痛咽痒，腹满腹胀。查体：体温36.7℃，咽部充血，扁桃体Ⅱ°肿大，双肺闻及散在哮鸣音，心率90次/分钟，腹部无压痛及反跳痛，腹部叩诊可闻及鼓音，舌红苔黄厚腻，脉浮数。血常规示：白细胞13.68×10^9/L，中性粒细胞0.6732，淋巴细胞0.2137。胸片示：双肺纹理增多。中医诊断：哮喘，证属食哮。西医诊断：哮喘发作期。治法：平胃化饮。处方：苍术10g，厚朴3g，陈皮6g，甘草3g，生姜3g，细辛3g，半夏10g，五味子6g，麦冬10g，连翘10g，虎杖15g，紫苏子10g，蒲公英15g，焦神曲10g，炒莱菔子10g。取配方颗粒3剂，每日1剂，用温水冲至50mL，分5次温服，每次10mL，每2小时服用

1次,服后多饮温水或米汤,令微汗出。嘱患儿多食蔬菜,忌生冷辛辣发物。

2014年2月27日二诊:流涕及喷嚏症状消失,咳嗽及喘憋较前明显减轻,寐安,苔黄微厚。上方去紫苏子、陈皮、生姜,继服3剂。

三诊:患儿症状消失。嘱患儿早睡早起,锻炼身体,从小量开始,耐受为度,循序渐进,增强体质。

按语:哮喘根据致病原因和临床表现的不同,可分为冷哮、热哮、痰哮、食哮、肾哮等。食哮是以病因为名,乃"饮食厚味,痰壅气阻所致哮吼之证",首见于《杂病源流犀烛·咳嗽哮喘源流》。目前小儿食哮尤为常见。本例乃食哮寒热错杂证之偏寒者。

二十、平胃定喘方治热哮夹积证

平胃定喘方:清半夏9g,苍术9g,厚朴9g,连翘15g,生姜9g,大枣9g,生甘草9g。每日1剂,水煎,每2小时服1次,日服5~6次,或少量频服。

加减:有表证者可加麻黄、杏仁,痰湿较重者可加紫苏子、白芥子、葶苈子、浙贝母,积滞较重者加莱菔子,喘咳重者加细辛、僵蚕、款冬花,热重者加生石膏、金银花、蒲公英。

热哮夹积证:喘咳气急哮鸣,或咳嗽、气促、胸闷、涕嚏,面赤唇红,咽喉红肿,烦躁不安,手足心热,便干溲赤,舌红,苔黄厚,脉滑数。有哮喘史,或反复上呼吸道感染病史,或个人及家族过敏史。查体:双肺可闻及哮鸣音及湿啰音,可伴有咽红、扁桃体肿大或腺样体肥大,或肥胖或超重。血常规可见白细胞计数升高。

《素问·咳论》:"久咳不已,则三焦受之。三焦咳状,咳而腹满,不欲饮食,此皆聚于胃,关于肺。"热哮夹积证的病因是积滞"聚于胃"而"关于肺",病位在肺,病机是饮食积滞内伤,脾胃失于运化,水湿不运,聚为痰饮并化热,上逆于肺,闭拒气道,搏击有声。

治疗小儿热哮夹积证,当遵循《金匮要略·脏腑经络先后病脉证第一》之旨"夫诸病在脏欲攻之,当随其所得而攻之",从食积入手,消积化湿以肃清源头,行气平喘以散胸中"壅塞之气",祛痰清热以治痰热邪实之标。小儿食积内伤,吐泻之法皆易伤正,故宜平胃。通过行气消食化积,"攻其所得"可肃清热哮宿根所结有形积滞之源头,亦可平胃之气机以助降逆平喘,又不伤小儿正气,一举多得。

平胃定喘方由平胃散、保和丸加减化裁而成。方中君以清半夏祛痰燥湿、降逆定喘;臣以苍术燥湿运脾、平胃消积而肃清痰湿之源头,厚朴行气宽中除满以助开泻壅塞之气机;佐以连翘清热、透邪、消疳积之热,生姜化痰降逆以助平喘,大枣顾护脾胃、培土生金;使以生甘草清热、缓急、调和诸药。全方共奏降逆定喘,祛痰燥湿,消积清热之效。

【病案举例】

患儿宋某,女,7 岁,2017 年 9 月 15 日初诊。反复咳喘 3 天。3 天前因气温变化出现咳嗽,喘粗气急,活动后及夜间卧时加重,喉中痰鸣,已于社区治疗。现仍咳嗽,气急,声嘶,活动后及夜间咳喘加重,喉中痰鸣,鼻塞流涕,咽干喜冷饮,汗出,纳好,便干溲赤。患儿素体肥胖,自述怕蚊虫叮咬,因被叮咬后瘙痒抓挠易起疖肿。查体:体温 36.2℃,体重 40kg。唇红,咽部充血,双肺闻及哮鸣音,心率 104 次/分钟,律齐。四肢及躯干见散在蚊虫叮咬所致皮疹、抓痕及疖肿。舌红苔黄腻,脉滑数。血常规:白细胞 13.87×10^9/L,嗜酸性粒细胞 0.055,中性粒细胞绝对值 8.59×10^9/L。中医诊断:热哮夹积证。治用平胃定喘方加减:清半夏 6g,蜜麻黄 6g,细辛 3g,炒苦杏仁 9g,苍术 9g,姜厚朴 9g,炒莱菔子 9g,炒芥子 6g,浙贝母 9g,生石膏 30g,蝉蜕 9g,地龙 12g,连翘 15g,金银花 15g,蒲公英 15g,板蓝根 30g,黄芩 9g,生甘草 9g。取 3 剂,水煎服,每日 1 剂。嘱少量频服,每 2 小时服用 1 次,日 5 ~ 6 次,饮温水,以头上微汗,饮水后有小便为度。嘱注意休息,避免受凉,控制饮食,忌食生冷发物。

2017 年 9 月 18 日二诊:咳喘减轻,未述有便干。上方去麻黄、杏仁、细辛、紫苏子、炒芥子,加沙参 15g,继服 4 剂。

按语:本例乃食哮寒热错杂证之偏热者。食积化热加之外邪引触,致使哮喘发作。白细胞计数升高说明有感染及食积存在。形体肥胖,蚊虫叮咬易致疖肿,此"膏粱厚味,足生大疔"。宜行气化积消痰以治本,宣肺平喘清热化痰以治标,加麻黄、杏仁宣肺解表平喘,加地龙加强祛风平喘,加细辛、浙贝母、炒芥子加强化痰,加莱菔子加强消积,加金银花、蒲公英、板蓝根、黄芩加强清热,加蝉蜕加强祛风,利咽开音。复诊咳喘及表证减轻,故去解表药,加沙参补肺气以扶正。

二十一、参麦化饮方治儿童过敏性咳嗽阴虚痰饮证

参麦化饮方:麦冬 30g,太子参、山药、黄芪、赤芍、清半夏、大枣各 10g,五味子、防风、甘草各6g,干姜、细辛各3g。水煎服,每日1剂。少量频服,或每2小时服用1次,饮温水,以头上微汗,饮水后有小便为度。

儿童过敏性咳嗽阴虚痰饮证:以反复干咳,少痰,夜间或清晨明显,多在接触过敏原或刺激性气味后发作,动则咳甚,舌红,苔少或花剥,脉细弱为主要特征。可伴有时喷嚏、流涕、咽痒、咽干、神疲乏力,常有个人或家族过敏史。

儿童过敏性咳嗽阴虚痰饮证临床常见。特禀质、伏饮、宿痰、郁热、阴虚是主因。患儿特禀质即先天肾精不足,影响气化。肺脾肾三脏的相互协调是人体水液正常代谢的基础,由肾总司。三脏气化不足,无力蒸化水液,则聚液成"伏饮"。过敏性咳嗽呼吸道局部黏膜存在炎性细胞浸润为特征的慢性炎症即"宿痰"。伏饮、宿痰壅塞气道,日久化热,形成"郁热",即气道的高反应性。"郁热"日久,则耗气伤阴。阴虚指以肺阴虚为主的五脏气阴俱虚。变态反应疾病与阴虚有关,本病证肺阴虚是主要病机。肺为娇脏,气虚则肌肤薄弱,藩篱不固,外邪易袭。"娇肺遭伤不易愈",久之肺气阴愈虚。肺阴虚"子盗母气",伤及脾阴;小儿饮食不知自节,易积食或偏食化热,伤及胃阴脾阴。即《素问·咳论》所云"聚于胃,关于肺。"五脏实为一体,一损俱损,累及五脏而气阴皆虚。六淫、异气、情志、饮食、劳倦是诱因。病机是诱因与主因相合,气逆而发为咳嗽。

继承医圣张仲景《金匮要略》"痰饮咳嗽""咳嗽上气"等篇辨证施治经验,治小儿过敏性咳嗽阴虚痰饮证以益气养阴、蠲饮祛痰、降逆止咳为法,由《金匮要略》麦门冬汤、益肺化饮方、《医林改错》黄芪赤风汤合方化裁成参麦化饮方。

方中君以麦冬滋养阴液;臣以太子参、山药、黄芪、五味子益气敛阴,赤芍清散郁热;佐以半夏祛痰降逆止咳;干姜、细辛、防风益肺化饮通达内外;使以甘草、大枣调药和中。诸药合用,共奏养阴益气、蠲饮祛痰、降逆止咳之功。

【病案举例】

患儿黄某,女,7岁,2015年10月4日初诊。主诉反复咳嗽40天。40天前食冰激凌后开始出现阵咳,夜间咳甚,白天偶咳,痰少,自服阿奇霉素、小儿肺热咳喘颗粒,效不显。现仍偶咳,痰少,接近清晨及晨起明显,动则尤甚,晨起流涕,咽不适,易汗,纳可,眠欠佳,二便可。查体:体温36.1℃。唇红,咽稍充血,双肺呼吸音粗,未闻及明显干湿性啰音,心率95次/分钟,律齐。舌红苔少,脉细数。血常规示:白细胞8.48×10^9/L,中性粒细胞0.464,嗜酸性粒细胞0.07。

胸片示:双肺纹理增多。中医诊断:咳嗽上气,辨证为阴虚痰饮;西医诊断:过敏性咳嗽。方用参麦化饮方加减:麦冬 20g,太子参、山药、清半夏、黄芪、大枣各10g,五味子、生甘草、防风、赤芍各 6g,细辛、干姜各 3g,取 5 剂。水煎温服,每日 1 剂。嘱每 2 小时服用 1 次,每日 6 次,每次少量频服,以头上微汗有小便为度。清淡饮食,忌食生冷发物。

2015 年 10 月 9 日复诊:咳嗽减轻,唇红改善。上方去细辛,加玉竹 10g,易干姜为生姜,嘱避风寒,适劳逸,节饮食。继服 3 剂后,咳嗽愈。

按语:《金匮要略》麦门冬汤由麦冬、半夏、人参、甘草、粳米、大枣组成,是治疗肺胃阴伤,火气上逆的代表方。参麦化饮方是由麦门冬汤易人参为太子参,易粳米为山药,加黄芪、赤芍、防风、细辛、干姜、五味子而成。大量的麦冬与常量的半夏相配伍的比例是本方的要点。

二十二、橘皮竹茹汤治疗急性心肌炎呕吐气逆证

橘皮竹茹汤:甘草 15g,竹茹 6g,陈皮 3g,党参 6g,半夏 3g,鸡内金 6g,生姜3 片,红枣 3 个。水煎,少量频服。

急性心肌炎呕吐气逆证:急性心肌炎有以心律失常、呕吐为主要表现者。

橘皮竹茹汤方出自《金匮要略·呕吐哕下利病脉证并治》,由橘(陈)皮、竹茹、大枣、生姜、甘草、人参 6 味药组成,主治哕逆。生甘草五两是张仲景处方中用甘草的最大量,且仅见于橘皮竹茹汤一方。笔者统计,张仲景处方中使用生甘草 51 方,使用炙甘草 90 方。生甘草在《金匮要略》中有 49 方使用,在《伤寒论》中仅有 2 方使用。炙甘草在《伤寒论》中有 67 方使用,在《金匮要略》中有23 方使用。甘草的常用量是二两,相当于现在的 30g,最大量见于橘皮竹茹汤方,是五两,相当于现在的 75g,最小量见于麻黄升麻汤,是六铢,相当于现在的3.9g。(药物剂量单位的换算依据《医宗金鉴·伤寒心法要诀白话解》)

哕逆应包括呕吐、呃逆、干呕,现在多见于体虚(亚健康状态)、咽炎、胃炎、心肌炎、心律失常等。儿童婴儿期以后的急性呕吐有多种原因,以胃肠疾病、感染、代谢紊乱多见,心源性呕吐也较常见,其他有脑性、精神性呕吐等。

【病案举例】

患儿顾某,女,1 岁 3 个月,小满前发病,2006 年 5 月 17 日初诊。反复呕吐15 天。初期涕咳,身热不著,伴有呕吐,在外院诊为支气管炎,予抗感染药物后涕咳消失,仍有呕吐,吐物量少,无时间规律,与饮食关系不密切,已用维生素

B$_6$、健胃消食片等,呕吐未见减轻。现时有呕吐,吐物多少无规律,食后呕吐量稍多,其他时间呕吐量少,或仅有干呕,饮食较常略少,大便不干,小便如常,睡眠尚安,夜汗不多,身无寒热。查体:神清,精神尚好,发育营养状况良好,双下眼睑近内眦处色青黯,咽(-),双肺(-),心率108次/分钟,律欠整,心音低钝,未闻及杂音,腹(-),舌质淡红,苔中厚稍黄,脉细无力。血常规示:白细胞正常,分类中性粒细胞降低、淋巴细胞增高;心电图示窦性心律失常。西医诊断:心律失常,心肌炎观察;中医诊断:呕吐,证属心气不足,胃失和降。此乃肺卫不固,毒邪侵心,心气不足,胃失和降,气逆而吐。治法:益气宁心,和胃止吐。方拟橘皮竹茹汤加减:生甘草15g,竹茹6g,陈皮3g,党参6g,半夏3g,鸡内金6g,生姜3片,大枣3个,取1剂,水煎服。少量频服。

5月18日二诊:药后未再呕吐,仅有干呕,饮食较常略少,大便不干,小便如常,睡眠尚安。化验报告:心肌酶谱示乳酸脱氢酶增高、羟丁酸脱氢酶增高,其他正常。心脏彩超未见明显异常。此为气逆稍减,气虚仍在,故以上方去半夏,加麦冬6g,连翘6g,黄芪15g,丹参6g,五味子6g,每日1剂。

5月25日三诊:药后未再呕吐及干呕,饮食稍增,大便不干,小便如常,睡眠安然,心率108次/分钟,律欠整,心音有力,未闻及杂音,舌红苔薄白,脉细滑。气逆已除,气虚仍在,上方去竹茹、陈皮、连翘,每日1剂。

6月5日四诊:药后未再呕吐及干呕,饮食如常,大便不干,小便如常,睡眠安然,心率108次/分钟,律欠整,心音有力,未闻及杂音,舌红苔薄白,脉细滑。复查心肌酶谱示正常。心律欠整仍为心气不足,仍予益气养心,仿王清任《医林改错》黄芪赤风汤意,上方去连翘、丹参,加赤芍6g,继用10剂,隔日1剂,以图巩固。半年后复查,无症状及阳性体征,心电图、心肌酶谱、心肌肌钙蛋白、心脏彩超都未见异常,治愈。

按语:橘皮竹茹汤重用生甘草补虚宁心清胃,甘缓止呕,可治心肌炎心律失常呕吐。儿童婴儿期以后的急性呕吐有多种原因,胃肠疾病、感染、代谢紊乱多见,心源性的原因也常见,其他原因如脑性、精神性呕吐等。此例患儿呕吐属心源性的,乃肺卫不固,毒邪侵心,心气不足,胃失和降,气逆而吐,故初诊时以橘皮竹茹汤法益气宁心,和胃止吐,重用生甘草、大枣、党参甘缓补虚宁心,以治呕哕之本;橘皮、竹茹、生姜、半夏理气清胃降逆以止哕逆之标;鸡内金健胃和中。目的是补虚宁心清胃,甘缓止逆,收效后以益气宁心为主,加麦冬、连翘、黄芪、丹参、五味子、赤芍以解毒养阴,益气活血;后期仿王清任《医林改错》黄芪赤风汤意,益气活血以图巩固,终获痊愈。

二十三、葶苈黄芪苦参汤治心悸气虚湿热水气凌心证

葶苈黄芪苦参汤:葶苈子10g,桑白皮10g,生黄芪15g,苦参10g,板蓝根15g,生甘草10g,生姜3片,大枣5枚,3剂。每剂药用水1 000mL浸泡1小时以上,急火煮沸后改慢火煮,去滓留取药液600mL左右,温服、少量频服,一昼夜服尽。

心悸(心肌心包炎)气虚湿热水气凌心证:心慌、乏力,夜寐梦多,恐惧不安,心律欠整,心音低钝,舌红苔黄腻,脉细数。

心肌炎病位在心,病机关键是心气不足,行血乏力,血不利则为水,可见心包积液等水液代谢障碍证候,治疗常以《金匮要略》葶苈大枣泻肺汤合防己黄芪汤加减,同时解毒祛邪治其因,补阴活血养心体,通调五脏保安和。葶苈黄芪苦参汤君以葶苈子泻有形之水湿,桑白皮除无形之水气,治其上焦,泻肺行水而助心行血;辅以生黄芪、生甘草补气除湿,泻火解毒,治其中焦,益气健脾;佐以苦参泻火解毒,燥湿利尿,治其下焦,通利水道,导湿外出;板蓝根清热解毒,使以生姜、大枣调和补益心脾。诸药合用,共奏行水益气、化湿解毒之功。

【病案举例】

患儿吴某,男,6岁,夏至发病,2005年6月21日初诊。主诉心慌乏力7天。7天前发热、涕嚏,咽不适,服药热退后出现心慌、乏力。到某医院就医,血常规示:白细胞计数正常,淋巴细胞增高,心电图示窦性心律失常;心肌酶谱示:羟丁酸脱氢酶、肌酸激酶、肌酸激酶同工酶上升,肺炎支原体抗体阴性;心脏彩超示:心包少量积液,予维生素C、果糖二磷酸钠、利巴韦林、青霉素等治疗3天,仍心慌、乏力、涕嚏,咽不适,并出现咳嗽、痰少,食欲缺乏,大便不干,小便如常,夜寐梦多,恐惧不安,遂来诊。查体:体温正常,神志清,精神不振,面色无华,咽红,双肺呼吸音粗糙,未闻及明显啰音,心率132次/分钟,心律欠整,心音低钝,未闻及明显杂音,腹软,舌红苔黄腻,脉细数。X线胸片示:支气管炎,心脏外形未见明显扩大。西医诊断:①支气管炎;②心肌心包炎。中医诊断:①咳嗽,湿热犯肺;②心悸,水气凌心,心气不足。治法:化湿解毒,行水益气。处方葶苈黄芪苦参汤:葶苈子10g,桑白皮10g,生黄芪15g,苦参10g,板蓝根15g,生甘草10g,生姜3片,大枣5枚,3剂。每剂药用水1 000mL浸泡1小时以上,急

火煮沸后改慢火煮,去滓留取药液 600mL 左右,温服、少量频服,一昼夜服尽。继用维生素 C、果糖二磷酸钠、利巴韦林、青霉素 3 天。嘱注意卧床休息,保证睡眠,饮食清淡,勿过饱。

6 月 25 日二诊:病程已 11 天。家长述药后小便量多,心慌减轻,夜寐安,仍偶有喷嚏,涕浊量少,咽不适,偶有咳嗽、痰少,食欲缺乏,大便不干。查体:神志清,精神好,面色仍少华,咽红,双肺呼吸音粗糙,心率 96 次/分钟,心律欠整,心音低钝,未闻及明显杂音,腹软,舌红苔黄腻,脉细。此为水气渐消,胃气未苏所致。继用化湿解毒,行水益气,兼消食开胃。上方加焦三仙各 10g,3 剂。嘱停用利巴韦林、青霉素、果糖二磷酸钠,继用维生素 C 5 天。

6 月 29 日三诊:病程已 15 天。心慌不明显,纳增,苔黄不腻,心脏彩超示:心包积液已吸收。此为水气已祛,湿热毒邪未清。法当继用化湿解毒,益气清热,兼苦温芳香、化浊开胃。上方去葶苈子、桑白皮、苦参,加鸡内金 10g,黄连 6g,甘松 10g,3 剂。

7 月 3 日四诊:无明显不适,舌苔花剥,脉细。此为热毒未清,耗气伤阴。法当益气养阴,活血解毒,芳化健胃。处方:黄芪 15g,黄连 6g,板蓝根 15g,炙甘草 15g,丹参 6g,五味子 10g,麦冬 15g,太子参 10g,鸡内金 10g,甘松 10g,生姜 3 片,大枣 5 枚,水煎服,每日 1 剂,7 剂。后以此方出入继用。

2005 年 7 月 23 日:复查心电图、心肌酶谱、心肌肌钙蛋白、心脏彩超,均未见异常。2006 年 1 月 23 日复查心电图、心肌酶谱、心肌肌钙蛋白、心脏彩超均未见异常。临床治愈。

按语:此例为湿热毒邪逆传心包。患儿夏令感受湿热时邪,湿热毒邪从口鼻而入,蕴郁于脾胃,正气虚不能灭毒或排毒,湿热毒邪留而不祛,故发病之初,患儿有食欲缺乏等脾胃症状;湿热毒邪犯肺,故有发热、涕嚏、咽不适、咳嗽等肺卫症状;湿热毒邪侵心,鼓动无力,血行不畅,瘀阻于内,则心慌,脉细数,心主血脉的功能失常,失其濡养全身的功能,则出现乏力,面色无华,血不养肝,则见夜寐梦多,恐惧不安等神志方面的改变;肺失宣肃,通调水道失职,心气不足,水气凌心,故见心包积液。治以葶苈黄芪苦参汤行水益气,化湿解毒。水气渐消,胃气未苏,则以焦三仙、鸡内金、甘松等护其脾胃;水湿已祛,热毒未清,则加黄连燥湿坚阴、泻火清毒;热毒伤阴则仿生脉散意,加麦冬、五味子、太子参等解毒清热,益气养阴,加丹参活血养阴。

二十四、炙甘草参芪仙丹方治心悸营血滞涩证

炙甘草参芪仙丹方:炙甘草 15g,桂枝 3g,麦冬 15g,黑芝麻 10g,党参 10g,生地黄 15g,阿胶 10g,黄芪 20g,苦参 10g,板蓝根 20g,丹参 10g,炒白芍 15g,炒山楂 6g,炒麦芽 6g,炒神曲 6g,当归 6g,生白术 10g,砂仁 3g,生姜 3 片,大枣 15 枚。水煎服,每日 1 剂。

心悸营血滞涩证:心动悸,乏力、汗多、纳呆,眼睑色暗,面色萎黄无华,舌质淡红,苔少或黄厚,脉结代。

炙甘草汤是治心律失常心悸的基本方,脉结代为炙甘草汤之脉候,心动悸为炙甘草汤之证候,心动悸在临床上更为重要。炙甘草汤出自《伤寒论》(第 177 条):"伤寒,脉结代,心动悸,炙甘草汤主之。甘草四两(炙),生姜三两(切),人参二两,生地黄一斤,桂枝三两(去皮),阿胶二两,麦门冬半升(去心),麻子仁半升,大枣三十枚(擘)。上九味,以清酒七升,水八升,先煮八味,取三升,去滓;纳胶烊消尽,温服一升,日三服。一名复脉汤。"

炙甘草参芪仙丹方由炙甘草汤加味化裁而成。方中炙甘草为主药,甘温益气,缓急养心,"通经脉、利血气",配伍党参、黄芪气血双补,大枣补脾养心,以资气血生化之源;生地黄滋阴养血,《名医别录》谓地黄"补五脏内伤不足,通血脉,益气力";阿胶、麦冬、黑芝麻、当归、炒白芍、丹参滋心阴,养营血,充血脉,共为臣药;阴无阳则无以化,故佐以桂枝、生姜辛行温通,温心阳,通血脉;生白术、炒山楂、炒麦芽、炒神曲、砂仁健胃运脾,化湿消食;诸厚味滋腻之品得生姜、桂枝、白术、山楂、麦芽、神曲、砂仁则滋而不腻;苦参、板蓝根清解余毒。诸药合用,滋而不腻,温而不燥,使余毒得清,气血充足,阴阳调和,气血流通,脉道通利。全方共收益气养血,滋阴复脉,清解余毒之功。

【病案举例】

患儿王某,男,5 岁,芒种后发病,2006 年 9 月 10 日初诊。主诉乏力心悸 3 个月。3 个月前发热、涕咳、呕吐,在某医院予对症及抗感染治疗后热退,又出现乏力心悸,查心肌酶谱异常,心电图示:频发室性期前收缩,心脏彩超未见异常,经住院治疗 1 个月后好转出院,予普罗帕酮(心律平)及维生素 C、辅酶 Q10、果糖二磷酸钠等治疗至今。现仍有心悸、乏力、汗多、纳呆,寐欠安。查体:神清,精神不振,双下睑色暗,鼻周、唇周色萎黄无华,咽红不著,双肺(－),心率 94 次/分钟,律不整,期前收缩 12 次/分钟,心音低钝,腹软,舌质淡红,苔

中稍黄略厚,脉细无力,时结。诊断为心肌炎,频发室性期前收缩。此乃毒邪侵心,耗伤气阴,心阳不振,营血滞涩所致。治法:益气通阳,滋阴补血,兼清余毒。方拟炙甘草汤加减:炙甘草15g,桂枝3g,麦冬15g,黑芝麻10g,党参10g,生地黄15g,黄芪20g,苦参10g,板蓝根20g,丹参10g,炒白芍15g,炒山楂6g,炒麦芽6g,炒神曲6g,当归6g,生白术10g,生姜3片,大枣15枚。水煎服,每日1剂。取7剂,温服。忌肥甘厚味,注意休息,避免剧烈活动。

2006年9月18日二诊:药后乏力减轻,汗少,纳未增,两眼下睑色暗,鼻周、唇周色萎黄无华,仍有期前收缩。此为肺气渐复,阴血未充,去炒山楂、炒麦芽、炒神曲,加砂仁3g,守方继用。

2006年12月18日三诊:近期未见明显不适,两眼下睑色暗,鼻周、唇周色萎黄无华,仍有期前收缩,因心律平等已用足半年,24小时动态心电图示:室性期前收缩次数未见减少,遂停用心律平等药。因服用中药后未再出现感冒症状,家长要求只用中药治疗。此乃肺气已复,心血未充,去当归,加阿胶10g,隔日1剂。

2007年3月11日四诊:现无明显不适,体重增加,面色转红润,双下睑色不暗,鼻周、唇周色红润,心率84次/分钟,律不整,期前收缩1次/分钟,舌淡红,苔中稍黄厚。此为心血渐充,兼有食积,加炒山楂、炒麦芽、炒神曲各6g,每日1剂,守方继用15剂。

2007年12月18日复查,24小时动态心电图示:总心搏数120 733次,平均心率84次/分钟,无室性期前收缩及室上性期前收缩。结论:窦性心律失常。

按语:此例为毒邪侵心,耗伤气阴,心阳不振,营血滞涩。炙甘草汤是治心律失常的基本方,宜守方百日以上方可见功。成无己《注解伤寒论》谓炙甘草汤"益虚补血气而复脉"比较切合临床实际。炙甘草、桂枝、生地黄是复脉的三味关键药物。

二十五、参芪建宗方治疗小儿心肌损害宗气虚证

参芪建宗方:黄芪10g,人参10g,升麻6g,柴胡6g,丹参10g,当归10g,麦冬10g,醋五味子6g,黄连3g,连翘10g,炙甘草3g。水煎分3次温服。或取中药配方颗粒(1~3岁1/2包,大于3岁1包),水冲服,分早、晚两次温服,15天为1个疗程。

小儿心肌损害宗气虚证:太息,或神疲乏力,心悸,多汗,头痛头晕,食欲缺乏,恶心呕吐,胸闷或痛。舌质淡红,苔白厚或白腻,脉虚无力,或促,或结,或代,或迟缓。

太息是患者自觉胸间憋闷、有压迫感而迫使深吸气,然后以自然呼出为快的一种症状,临床多见于冠心病、病毒性心肌炎、心脏瓣膜病等心血管系统疾病中。通过临床观察发现,诸多患儿常以善太息前来就诊,常表现为呼吸或消化系统感染后继发太息症,或伴有神疲、乏力、纳呆、自汗等症状,且易反复。给予心电图、心肌酶谱、肌钙蛋白、心脏彩超检查,多有心肌酶增高、心电图异常。这类患儿临床不足以诊断心肌炎,可诊断为心肌损害。

参芪建宗颗粒由参芪建宗方化裁而来。方中黄芪为君药,补中气,固表气,且升阳举陷;臣以人参大补元气;炙甘草补脾和中。三药合用,有芪内参外草中央之妙用,可大补一身之气。佐以白术补气健脾,助脾运化,以资气血生化之源,当归补养营血,且"血为气之宅",可使所补之气有所依据,丹参有活血祛瘀、养血安神的作用,陈皮理气和胃,使诸药补而不滞,升麻、柴胡为佐使,升阳举陷,与人参、黄芪配伍,可升提下陷之中气。

【疗效观察】

探讨参芪建宗颗粒治疗小儿心肌损害宗气虚证的治疗作用及临床疗效,为小儿本病本证的医治寻求新方法、新途径。方法:将符合西医心肌损害和中医太息证宗气虚证诊断标准的 60 例患儿,随机分为治疗组(30 例)和对照组(30例),治疗组给予常规治疗,同时给予参芪建宗颗粒,对照组只予常规治疗,并于治疗前后做血清心肌酶谱、血清心肌肌钙蛋白、心电图的检测。两组均以 15天为 1 个疗程,观察两组的临床疗效,随访 1 个月,观察远期疗效。结果:治疗组总有效率为 93.33%,对照组总有效率为 86.67%,在改善患儿症状、体征及心肌酶谱、心电图等方面,治疗组均优于对照组($P < 0.05$)。两组治疗期间均未发生不良反应。结论:参芪建宗颗粒是治疗小儿心肌损害宗气虚证的有效方剂,值得临床推广和应用。

二十六、分水五苓散治疗秋冬季腹泻寒湿证

分水五苓散:车前子 15g,泽泻 10g,茯苓 10g,猪苓 10g,炒白术 10g,桂枝6g。6 个月~1 岁 3 日 1 剂,1~3 岁,36 小时 1 剂,3~4 岁每日 1 剂,水冲服,分早、晚 2 次温服,或少量频服。3 天为 1 个疗程。

秋冬季腹泻寒湿证:大便每日数次或数十次,黄色水样或蛋花汤样便,可伴

有少量黏液,臭气不甚。或食欲缺乏,发热,呕吐,鼻塞流涕,咳嗽,腹痛,口渴,尿量减少。舌质红苔白腻,指纹淡或脉濡。

《伤寒论·辨霍乱病脉证并治》云:"霍乱,头痛发热,身疼痛,热多欲饮水者,五苓散主之。"霍乱主症为突发的呕吐下利,同时可伴有头痛、发热、口渴等证,这就与小儿秋冬季腹泻发病之初的急性腹泻,常伴发热、呕吐、脱水等症状相似。

小儿秋冬季腹泻系感受时行寒湿之邪,致三焦气化不利,津液不能正常输布所致。时行寒湿之邪阻滞中焦,使三焦气化失常,水液代谢失调。寒湿内盛,下注大肠则泄泻,逆于胃中则呕吐,不能下输膀胱则小便不利;时行寒湿之邪阻滞,肺气郁闭,如兼太阳表邪未解,则见"头痛发热、身疼痛"、脉浮等症。上凌心肺则短气而咳,上犯清阳则头眩,不能布津上承则渴欲饮水。因非真正津液不足,故虽烦渴欲饮,但饮水不多;而饮入之水,下无出路,内失输布,反致上逆,故水入即吐。故用"利小便实大便,渗湿健脾,温阳化气,外解寒邪"之法治疗本病较为恰当。

分水五苓散是分水神丹与五苓散合方而成。赵学敏《串雅内外编》分水神丹治水泻。白术一两,车前子五钱,煎汤服之,立效。五苓散来源于东汉末年张仲景所著《伤寒杂病论》,具有利水渗湿、温阳化气、兼解表邪的功效。分水五苓散方中车前子为君,泽泻、茯苓、猪苓为臣,白术为佐,桂枝为使。重用车前子为君,取其甘寒滑利,性专降泻,通利水道。配以泽泻二苓,导水下行,通利小便而实大便,效捷功著。臣以猪苓、茯苓、泽泻,三药淡渗利湿,利小便以实大便,且利水而不伤正。泽泻取其甘淡性寒,利水渗湿泄热,最喜泄水道,直达膀胱,专能通行小便,化决渎之气,透达三焦蓄热停水,利水渗湿以实大便;茯苓、猪苓二者性味相同,茯苓甘淡,是利水除湿之要药,尚有益脾作用;猪苓甘淡,主利水道,虽无补益作用,但其泄水之力,较茯苓更捷;二药配伍淡渗利湿,使利水渗湿之功效更著,且利水而不伤正。佐以白术,与车前子两药相伍,寒温并用,补泻兼施,各有专能,用治水泻,奏效如神。白术为治脾虚湿盛之要药,取其甘温补中、苦燥除湿,补脾燥湿利水,助脾气以转输,使水津能四布。白术配茯苓,实脾制水。使以桂枝,取其辛温通阳,外散太阳经之寒邪以解表,内助膀胱之气化以行水;桂枝配茯苓,通阳化气而利水,且有"泄木安土"之意。诸药合用,共奏利水止泻、渗湿健脾、温阳化气、外解寒邪之功。

综观全方,针对小儿秋冬季腹泻系感受时行寒湿之邪,致三焦气化不利,津液不能正常输布所致,故用"利小便实大便,渗湿健脾,温阳化气,外解寒邪"之法治疗,发挥利水渗湿、化气布津功效。

分水五苓散组方特点有三:一是重用车前子为君,配以泽泻二苓,导水下行,通利小便而实大便,效捷功著;二是车前子、泽泻、猪苓、茯苓配桂枝,化气利水,分消水气;三是白术、茯苓配桂枝,化气布津,实脾制水。

二十七、乌梅白术分水方治久泻虚实夹杂寒热错杂证

乌梅白术分水方:乌梅3g,花椒3g,干姜3g,炮附子3g,黄连3g,黄柏3g,白头翁6g,秦皮3g,当归3g,细辛2g,桂枝3g,人参3g,炒白术10g,茯苓10g,葛根10g,车前子10g。每日1剂,水煎,或取免煎颗粒,分4~6次温服。

久泻虚实夹杂寒热错杂证:长期腹泻,大便日数次、干稀不调或有白冻,或饥不欲食,或心烦呕吐,或渴喜热饮,或腹痛时作,或四肢末端发凉,舌红,苔厚、或白或黄,脉沉或微。

乌梅丸治阳虚而火郁之虚实夹杂证,胃热肠寒或胃寒肠热之寒热错杂证,于《伤寒论》《金匮要略》中凡二见。乌梅丸乃《伤寒论》厥阴篇之主方。厥阴病之表现,纷纭繁杂。郁火上冲,可头晕、头痛、目痛、耳鸣、口渴易饥、心中热痛;经络不通而胁肋胀痛、胸痛、腹痛、肢痛、四末冷凉;木不疏土而气上撞心、脘痞不食、呕吐、嗳气;肝为罢极之本,肝气虚则懈怠、困倦、萎靡不振;血虚肝亢则拘挛转筋、阴缩、抽痛;阳弱不升则下利;寒热错杂则厥热胜复或往来寒热;等等不一。《伤寒论·辨厥阴病脉证并治第十二》:"伤寒,脉微而厥,至七八日肤冷,其人躁,无暂安时者,此为脏厥,非蛔厥也。蛔厥者,其人当吐蛔。令病者静而复时烦者,此为脏寒。蛔上入其膈,故烦,须臾复止;得食而呕又烦者,蛔闻食臭出,其人常自吐蛔。蛔厥者,乌梅丸主之。又主久利。"

乌梅丸中桂、辛、椒、姜、附等温煦肝阳,以助升发;连、柏清其阳郁之热,寒热并用,燮理阴阳;人参补肝之气,当归补肝之体,乌梅敛肝之真气,不仅可驱蛔、治利,因恰合厥阴证之病机,应用极广。《方解别录·序》云:"寒热并进,攻补兼投,正是无上神妙之处。后世医家未解其所以然,反谓繁杂而不足取法。"

乌梅白术分水方由乌梅丸、白术散、分水神丹等数方组成。方中君以乌梅酸敛阴津,和胃解渴,涩肠止泻。辅以蜀椒、干姜乃大建中汤之主药,大建中阳;肝肾乃相生关系,子寒未有母不寒者,母虚则补其母,故方含四逆、附子乃四逆汤之主药,补肾回阳;连、柏、参、姜,寓泻心汤之意,调其寒热而复中州斡旋之功,升降之职;白头翁升散肠胃郁火、秦皮收敛走散之精气,有白头翁汤之意。因肝阳虚,阳运痹阻而肢厥,故佐以当归、桂枝、细辛,为归四逆汤主药,和血行气,通痹除厥;白术散的主药炒白术、茯苓健脾祛湿,葛根升阳止泻。使以分水神丹主药车前子清利水湿。乌梅白术分水方集数方之功于一身,敛阴津、扶气阳、调寒热、散郁火、通血痹,使阴阳和平,胃肠调和,共奏其效。

【病案举例】

患儿张某,男,3岁,2014年4月6日初诊。反复稀便2年。自出生后反复大便次数增多至今,就诊于多家儿童医院、西医医院和中医医院,口服蒙脱石散、中药"四神丸"等治疗时症状能稍缓解,停用即反复。

现大便日行7～8次,质稀,无黏液脓血,无泡沫。能食易吐,时有腹胀,小便如常,夜寐欠安,易哭吵闹。形瘦,唇红,舌质红,苔白中黄厚,指纹紫红,在风关。大便常规示:可见脂肪滴。西医诊断:消化不良。中医诊断:久泻,虚实夹杂、寒热错杂。治法:寒热并用,攻补兼施。予乌梅白术分水方加减:乌梅3g,当归3g,细辛2g,花椒3g,肉桂1g,干姜3g,党参3g,炒白术10g,茯苓10g,白头翁6g,秦皮3g,黄连3g,黄柏3g,葛根10g,车前子10g。取免煎颗粒,3剂。每日1剂,水冲调,分6次温服。

2014年4月10日其母来取药,告知服药后患儿大便次数减少,大便次数减少至日行3～4次。予上方加黑顺片3g,上调药量至白头翁10g,车前子15g。取3剂。

2个月后其母专程来济,非常感动地说药后大便渐至正常,未再复发。

按语:久泻治肝。患儿反复稀便2年可谓久泻,便稀无泡沫有脂肪滴是阳气不升,哭吵易吐是郁火上冲,能食形瘦是火热灼津,腹胀苔厚是木不疏土,证属厥阴。初诊时恐过用热药耗阴,故用乌梅白术分水方去人参、附子、桂枝,加党参、肉桂,用后大便仍日行3～4次,故其母再来取药时加用黑顺片(炮附子)以扶阳,增加车前子用量以利湿,加大白头翁用量以散郁火,使方证相应,阴阳和平,胃肠调和,收效满意。

二十八、苍虎麦冬甘草汤治疗积滞化热伤阴证

苍虎麦冬甘草汤:苍术10g,虎杖10g,麦冬10g,甘草6g。水煎服,每日1剂。

积滞化热伤阴证:食欲缺乏,纳食不香,手足心热,睡眠欠安,大便干,舌红,苔厚或剥黄。

方歌曰:"苍虎麦冬甘草汤,平胃清肠养阴方,积滞化热伤阴证,舌红苔厚或剥黄。"小儿时期脾常不足,饮食不知自调,家长过于溺爱,纵其所好,恣意偏食、零食,胃肠积滞内停,郁而化热伤阴,故用苍虎麦冬甘草汤平胃清肠养阴。方中苍术消积平胃为君,取平胃之功;虎杖导滞清肠为臣,乃承气之意;麦冬养阴除烦为佐,取增液之用;甘草清热解毒为使,调和诸药。诸药相合,共奏平胃化积、清肠养阴之功。

【病案举例】

患儿王某,男,4岁,2009年5月23日初诊。患儿近1周无明显诱因出现食欲缺乏,纳食不香,手足心热,腹胀如鼓,睡眠欠安,无发热、呕吐、腹泻,大便干,小便调。查体:体温36.5℃,咽稍红,扁桃体Ⅰ°肿大,听诊双肺呼吸音清,未闻及干湿性啰音;心率112次/分钟,律整,心音有力,各瓣膜听诊区未闻及杂音;脐周叩呈鼓音;舌红,苔白厚腻,脉浮。中医诊断:食积,证属食火伤阴。西医诊断:消化不良。治法:平胃消积,清肠养阴。方选苍虎麦冬甘草汤加味:苍术10g,虎杖10g,麦冬10g,甘草6g,藿香10g,炒山楂10g,炒神曲10g,炒麦芽10g,陈皮12g,生姜3片,大枣5个。水煎服,每日1剂。且嘱患儿家长控制患儿饮食,以免过食伤脾胃。6剂。

患儿食欲渐增。儿童节家长带患儿游玩,饮食不慎,晚上患儿出现低热,腹痛不适,恶心欲吐,自服清开灵颗粒等。6月3日复诊:腹胀,腹部时有疼痛不适,无呕吐腹泻,纳呆,眠欠安,大便稍稀,小便调。查体:体温36.6℃,咽稍红,脐周叩呈鼓音。处方:苍术10g,麦冬10g,甘草10g,炒神曲10g,炒麦芽10g,炒山楂10g,陈皮12g,连翘10g,板蓝根20g,木香10g,生姜3片,大枣3个。5剂,水煎服,每日1剂。嘱家长控制患儿饮食,多喝热汤以助肠道运化之力的恢复,药后基本痊愈。

按语:胃肠积滞,化热伤阴。宜苍虎麦冬甘草汤平胃清肠养阴。方中苍术辛苦性温,燥湿健脾,祛风湿;虎杖苦寒,有清热解毒、活血定痛、利湿解暑、导滞清肠、化痰止咳作用;麦冬甘微苦寒,润肺养阴,益胃生津,清心除烦;加藿香理气醒脾;炒三仙消食化积;陈皮助理气运脾;连翘清积郁之热;木香行气止痛。

二十九、平胃健脾散治疗胃强脾弱湿阻证

平胃健脾散:苍术10g,厚朴6g,山药10g,党参10g,炒谷芽10g,茯苓10g,白扁豆10g,炒薏苡仁10g,车前子10g,鸡内金10g。每日1剂,水煎分3~6次温服。

胃强脾弱湿阻证:以形弱,乏力,眼周色淡黯,舌质淡红,苔白或腻,脉濡为辨证要点。或伴不思饮食,口淡不渴,或有恶心呕吐、嗳气呃逆、胃脘胀痛、大便溏泻、困倦嗜睡,或能食体胖、胸腹胀满,或偏食形瘦,舌苔花剥。

小儿脾常不足,胃常有余,饮食不知自节,恣食、偏食,或贪凉饮冷,或饮水过多,导致胃肠积滞内停,日久伤脾之阳气而运化不及,水湿内存,故现诸症。

平胃健脾散由平胃散合参苓白术散化裁而成。"平胃"乃削平胃中食滞,祛除胃中湿邪之义,《医宗金鉴》曰:"一切伤食脾胃病,痞胀呕哕不能食,吞酸恶心并噫气,平胃苍朴草陈皮。"参苓白术散有健脾渗湿,益气保肺之功。方歌曰:"参苓白术扁豆陈,山药甘莲砂薏仁,桔梗上浮兼保肺,枣汤调服益脾神。"

平胃健脾散用苍术苦辛温,燥湿健脾,消积平胃为君;厚朴苦温芳香,行气散满为臣;山药、党参平补脾胃之气,谷芽升脾之阳,茯苓、白扁豆、薏苡仁、车前子渗湿通阳为佐;鸡内金消积滞,健脾胃为使。诸药相合而有燥湿消积,行气化湿,通阳补气之效,共奏平胃健脾之功。

【病案举例】

患儿周某,男,4岁,2017年5月14日初诊。主诉鼻塞1年,加重伴打鼾半个月。患儿1年前无明显诱因出现鼻塞,流涕,鼻痒,眼痒,伴有咳嗽,时轻时重,近半个月来诸症加重,外院有报告示腺样体肥大,予氯雷他定,鼻部喷剂等治疗,现仍有鼻塞、鼻干,夜间打鼾,睡眠不安、易惊,晨起喷嚏,遇冷加重,纳少,大便质稀,日一行,小便清长。查体:右脸颊处有一黄豆粒大小的白斑,咽红,扁桃体Ⅰ°肿大,双肺呼吸音粗,未及明显干湿性啰音,颌下淋巴结可触及,大者约1.0cm×1.0cm,心率120次/分钟,律齐,心音有力,舌质淡红,苔白厚腻,脉濡数。西医诊断:①鼻炎;②反复呼吸道感染;③腺样体肥大、扁桃体炎、淋巴结炎。中医诊断:①积滞;②白斑,胃强脾弱湿阻。治法:平胃健脾,行气化湿。处方:苍术10g,厚朴6g,茯苓10g,白扁豆10g,炒薏苡仁10g,山药10g,鸡内金10g,炒谷芽10g,车前子10g,白鲜皮10g,地肤子10g,牡丹皮10g。每日1剂,水冲分多次温服,取14剂,并配合黄连油捈鼻腔以保护鼻黏膜,继用氯雷他定

抗变态反应。

2017 年 6 月 4 日二诊:药后患儿鼻塞较前好转,夜间打鼾减轻,流浊涕,眼痒,未诉鼻痒不适,遇冷空气打喷嚏,纳可,眠欠安,夜易惊,张口呼吸,二便调。查体:咽红,扁桃体Ⅰ°肿大,双肺呼吸音粗,未及明显干湿性啰音,心率:102 次/分钟,律齐,心音有力,舌质淡红,苔薄白腻,脉濡。处方:苍术 9g,厚朴 6g,茯苓 9g,白扁豆 9g,炒薏苡仁 12g,山药 9g,鸡内金 6g,炒谷芽 9g,车前子 9g,白鲜皮 9g,地肤子 9g,牡丹皮 9g,辛夷 9g。取 14 剂。药后症状消失。

2017 年 8 月 23 日三诊、2017 年 9 月 3 日四诊、2017 年 11 月 3 日五诊,都予上方加减 7 剂后症状消失。2018 年 1 月 28 日随访,家长述孩子未再出现症状,睡眠好、饮食好,二便调,身高、体重都有增长。

按语:小儿伤食、伤冷之症较为常见,其时"损谷则愈"。厌食恶食,情致因素居多,移情易性尤为重要。积滞为患,治宜通腑为主,虚实夹杂者,兼顾为宜。脾胃虚时"有胃则生",补虚扶正为要。学《伤寒论》有"实人伤寒发其汗,虚人伤寒建其中"之论;《幼科发挥》有"调理脾胃者,医中之王道也;节戒饮食者,却病之良方也"之训;蒲辅周有"以御外邪,防伤食为要"之言;今有"脾胃一调百病安"之说。此患儿病程较长,反复呼吸道感染,伴有面部白斑,纳呆,属于正气不足,肺脾气虚,胃失和降,易感外邪。故治疗用平胃健脾散加白鲜皮、地肤子、牡丹皮清热燥湿、祛风凉血以消皮疹,辛夷祛风通窍以除涕嚏。诸药合用和中健脾,祛风化湿,扶正为主,佐以祛邪,正气充足,故能与邪气抗争、驱邪外出而收功。

三十、消瘰止痛颗粒治疗肠系膜淋巴结炎湿热蕴结证

消瘰止痛颗粒:生牡蛎 30g,浙贝母 10g,夏枯草 10g,连翘 10g,黄连 6g,醋延胡索 10g,木香 6g,砂仁 3g,炒白芍 10g,生姜 3g,大枣 10g,炙甘草 3g。取中药配方颗粒,每日 1 剂,水冲 100mL 分 3 次以上温服。

肠系膜淋巴结炎湿热蕴结证:反复脐周腹痛,或发热,或恶心,或呕吐,或便秘,或腹泻,或烦渴引饮,或小便短赤,或大便秘结,或溏滞不爽,咽红,舌红苔黄腻,脉滑或数。彩超检查证实右下腹或脐周有单个或多个肿大淋巴结。

肠系膜淋巴结炎因其病位在腹部,有淋巴结肿大,故相当于中医学的"腹痛""瘰疬"范畴。小儿肠系膜淋巴结炎内因责之小儿形气未充、肺脾肾虚、卫外不固、易于感触毒邪,诱因责之贪食生冷、肥甘、油腻之品及少食蔬菜、易聚湿

生痰,外因责之毒邪侵袭,发病是诸多因素综合作用的结果。临床表现多为腹痛、呕吐等胃肠道疾病症状。

因其病位在脾胃而脾胃多湿;小儿体属纯阳,感邪后易于化热,故以湿热蕴结证较为常见。病机是毒壅气滞,湿热交阻,不通则痛。治以解毒燥湿,清热散结。消瘰止痛颗粒是以消瘰丸、芍药甘草汤和香连丸加减化裁而成。方中君以生牡蛎,咸平微寒,化痰、软坚、散结;臣以浙贝母,苦寒,清热、化痰、散结,夏枯草、连翘、黄连清热燥湿、泻火解毒、消肿散结;佐以延胡索、木香、砂仁、炒白芍活血行气止痛,使以生姜、大枣、甘草,不仅能强健脾胃,运化药力,以达病所,更能有效防止病情反复发作。全方共奏散结燥湿,清热解毒,行气止痛,强健脾胃之功。

【病案举例】

患儿,男,5 岁,2008 年 5 月 16 日初诊。发病前有上呼吸道感染病史,5 天前在晚饭 2 小时后出现腹痛,5 ~ 6 分钟缓解;此后在活动、晨起时疼痛多次。今日 10:00 又腹痛,疼痛较重,难以忍受,遂由家长陪同来医院就诊。查体:脐周腹痛伴腹胀;咽红,心肺未见异常;腹软,未扪及包块,脐部有轻微压痛,脐周叩呈鼓音;舌红、苔黄微腻,脉滑数。血常规示正常,腹部彩色多普勒超声见多发肿大淋巴结。西医诊断:肠系膜淋巴结炎;中医诊断:湿热蕴结,毒壅气滞。治法:解毒散结,化湿清热,行气止痛。方用消瘰丸合香连丸加减:玄参 5g,浙贝母 5g,牡蛎 5g,夏枯草 5g,半夏 10g,黄连 6g,延胡索 10g,木香 6g,炒白芍 15g,炙甘草 15g,生姜 3 片,大枣 3 枚。水煎服,每日 1 剂。

5 月 19 日二诊:患儿服药后疼痛明显减轻,晨起时已无腹痛,活动后时有腹痛;舌略红,舌根有少许黄腻苔,脉缓。证属湿热病后,气阴两伤。治以益气养阴,佐以祛湿散结。方以四君子汤加减:党参 10g,茯苓 15g,山药 10g,麦冬 10g,炒白芍 10g,炙甘草 10g,木香 3g,浙贝母 5g,牡蛎 5g,生姜 3 片,大枣 3 枚。水煎服,每日 1 剂。

4 剂后腹痛症状消失,腹部彩色多普勒超声检查未见异常肿大淋巴结,患儿痊愈。后随访 4 个月,未见复发。

按语:脾胃湿热蕴结,毒壅气滞,湿热交阻,不通则痛。该患儿有典型的上呼吸道感染病史,感染后致病因子随淋巴管进入局部淋巴结,最后停留在回盲部淋巴结,引起肠系膜淋巴结炎。患儿舌红、苔黄微腻,脉滑数,为湿热之象。

故治疗当以化湿清热为主,佐以解毒散结、行气。二诊时从患儿舌、脉分析,证属湿热病后,气阴两伤。治疗上加党参 10g,茯苓 15g,山药 10g,麦冬 10g,益气养阴,从整体上进行调理,以利于本病康复。

三十一、地黄麻仁苍虎方治便秘肠燥胃热证

地黄麻仁苍虎方:熟地黄 30g,生地黄 30g,麦冬 15g,火麻仁 12g,炒苦杏仁 6g,白芍 15g,虎杖 15g,麸炒苍术 9g,大黄 6g,麸炒枳实 6g,姜厚朴 6g,生甘草 6g。取颗粒剂,每次用 1/6 剂,以蜜调和口服,得下,止后服;不效渐加,间隔 2 小时后再服,取其缓缓润下之义。最大量为每日 1 剂,以保持每日大便 1 次为度。

便秘肠燥胃热证:大便干,数日一行,排出粪便坚硬,排便时可有左腹部或下腹痉挛性疼痛与下坠感,腹胀,食欲减退,或小便频数,或有头晕、头痛、疲乏,或伴唇干燥裂,指甲周围皮肤干裂,舌红,苔黄少津,或花剥,脉细滑。

地黄麻仁苍虎方由麻子仁丸、增液汤、苍虎麦冬汤合方化裁而成。方中以地黄为君,大滋阴液;臣以麦冬、火麻仁、杏仁、白芍益阴增液、通脾络、缓急止痛以润肠通便,使腑气通,津液行;虎杖、苍术、大黄、枳实、厚朴以行气消胀、轻下热结,除胃肠燥热为佐;使以甘草调和诸药、蜂蜜润燥滑肠;共奏滋阴增液、行气消胀、除热通便之功。

【病案举例】

患儿孙某,男,7 岁,2017 年 11 月 8 日初诊。主诉便秘 1 年。平素偏嗜肉食,不喜蔬菜,自上学后出现大便干硬难解,数日一行如羊粪,伴腹胀、腹痛。曾在河南、山东多家省级三甲医院就诊,疑为"先天性巨结肠"拟手术治疗,辗转来诊。现大便 5 天未解,腹胀,纳呆,伴涕浊、清嗓。查体:唇干裂起痂,咽红,有淋巴滤泡增生,心肺(-),脐周叩呈鼓音,左下腹扪及乙状结肠、轻度压痛,舌红,中部舌苔黄厚干燥少津,根尖部舌苔花剥,脉细滑。中医诊断:①便秘,肠燥胃热证;②积滞,胃热伤阴证。西医诊断:巨结肠、唇炎、鼻咽炎。处方:熟地黄 30g,生地黄 30g,麦冬 15g,火麻仁 12g,炒苦杏仁 6g,白芍 15g,虎杖 15g,麸炒苍术 9g,大黄 6g,麸炒枳实 6g,姜厚朴 6g,生甘草 6g。取中药免煎颗粒 7 剂,嘱每次用 1/6 剂,以蜜调和口服,得下,止后服;不效渐加,间隔 2 小时后再服。最大量为每日 1 剂,以保持每日大便 1 次为度。并予以安慰和鼓励,以减轻患儿及其亲属的不安和恐惧;嘱多饮温开水以湿滑肠道,多吃富含纤维素的食物,如蔬

菜、水果等,腹部热敷、适当活动以促进肠蠕动,协助通便。

2017 年 11 月 20 日二诊:述药后大便仍偏干,2～3 日 1 次,近日学习较累,有头晕、多梦、疲乏。查体:唇无干裂,眼睑色稍黯,舌红苔少中部仍厚,脉细滑。证属阴液渐复,神气不足,故加生龙齿 15g,北沙参 15g,茯神 15g,茯苓 15g,石菖蒲 9g,炙远志 6g,取中药免煎颗粒 7 剂,并强调早睡早起,军事化管理,每日须吃 250～750g 的蔬菜。

2017 年 12 月 7 日随访:述便秘、头晕等症状早已消失,现每日大便 1 次而无不适。

按语:此例患儿入学前未发生便秘,也未查出巨结肠,故器质性先天性巨结肠的可能性不大;应是入学后生活节奏变化、精神紧张打乱了正常的排便习惯,偏食、进食量少、缺乏蔬菜、饮水不足对结肠运动的刺激减少等因素造成功能性便秘,引发结肠充盈而形成巨结肠。故初诊时予滋阴增液、行气消胀、除热通便之地黄麻仁苍虎方,配合生活习惯调整、军事化管理等措施;二诊时强调早睡早起,军事化管理,每日须多食蔬菜而收功。

三十二、茅根赭石汤治疗鼻出血肝胃郁热灼络证

茅根赭石汤:白茅根 15g,赭石 15g,藕节 9g,蒲黄 6g,黄芩 9g,黄连 6g,蒲公英 15g,金银花 15g,酒大黄 3g,枳壳 3g,生地黄 9g,当归 9g,白芍 9g,党参 9g,麦冬 9g,甘草 3g。水煎服,每日 1 剂。

鼻出血肝胃郁热灼络证:鼻出血,烦躁急怒,胃纳好,舌质红,苔黄或厚,脉滑。

鼻出血属中医学"鼻衄"范畴。明代缪希雍《先醒斋医学广笔记·吐血》提出的治吐血三要法"宜补血不宜伐肝、宜行血不宜止血、宜降气不宜降火"也适用于鼻衄。明代张介宾《景岳全书·血证》:"凡治血证须知其要,而血动之由唯火唯气耳。故察火者,但察其有火无火;察气者,但察其气虚气实。知此四者,而得其所以,则治血之法无余义矣。"

茅根赭石汤由大黄黄连泻心汤合四物汤加减化裁而来。方中君以白茅根,味甘性寒,入血分而凉血止血,尚能清热利小便,透邪生津。辅以蒲黄、藕节止血不留瘀;赭石,为铁矿石类重镇之品,苦寒,入心肝血分,有凉血止血之效,又善降气、降火,尤适宜于气火上逆,迫血妄行之出血证。《医学衷中参西录》:"治吐衄之证,当以降胃为主,而降胃之药,实以赭石为最效。"金银花清热解

毒;蒲公英清肝胃之火;黄芩善清肺火及上焦实热,黄连善清胃火;枳壳、大黄行气通便,"釜底抽薪"。佐以当归、白芍、麦冬、生地黄、党参,补血滋阴补气尚兼清热。使以甘草调和诸药。全方共奏清热泻火,凉血止血兼补血之功。

【病案举例】

患儿宋某,女,6 岁,2016 年 6 月 17 日初诊。主诉反复鼻出血 3 年,又时有鼻出血 3 天。3 年前无明显原因出现反复鼻出血,春秋多发,先后就诊于多家医院,服药物后仍时有反复。3 天前又鼻出血,量多,有血块,偶吐血,已在多家医院就医,行鼻腔填塞止血。现烦躁急怒时仍鼻出血,有血块,偶吐血,日数次,纳好,寐安,大便隔日一行,腹痛偶作。查体:形丰,咽红,唇红,左侧鼻腔有填塞物,可见少量血迹,双肺呼吸音粗,心率 108 次/分钟,腹软,无压痛及反跳痛。舌质红,苔中黄厚,脉滑。辅助检查:血小板、出凝血时间、凝血各项均未见异常。中医诊断:①鼻出血,血热证;②积滞病,胃热灼阴证。处方:白茅根 15g,赭石 15g,藕节 9g,蒲黄 6g,黄芩 9g,黄连 6g,蒲公英 15g,金银花 15g,酒大黄 3g,枳壳 3g,生地黄 9g,当归 9g,白芍 9g,党参 9g,麦冬 9g,甘草 3g。取 3 剂。水煎服,每日 1 剂。措施:①注意休息,军事化管理;②清淡饮食,忌食生冷发物;③鼻腔棉球填塞。

2016 年 6 月 20 日二诊:药后鼻出血量减、次数少,纳好,大便略稀、每日 1～2 次。查体:咽红,双肺呼吸音粗,心率 108 次/分钟,舌质红,苔根部厚,脉滑。上方去党参、大黄、枳壳,加沙参 15g,莱菔子 10g,继服 5 剂。

2016 年 6 月 27 日三诊:鼻未再出血,纳好,寐安,大便每日 1 次。查体:咽稍红,双肺呼吸音粗,心率 96 次/分钟,舌质红,苔根部稍厚,脉滑。上方易莱菔子为青果,继服 7 剂。嘱军事化管理长期有效。

按语:此例患儿一诊时鼻出血是因血热而溢出鼻络;纳好,大便隔日一行,腹痛偶作,形丰,口唇红,咽红,舌苔黄厚,是积滞胃热的辨证要点。反复鼻出血 3 年,病程长,火热耗伤阴血而虚实夹杂。虽烦躁急怒,治宜降气补血不宜伐肝,以免伤及阴分而血虚;血热不能单纯止血,宜清心火除血热以免妄行;气有余则为火,降气可降火,不能骤然降火,以防苦寒折中。二诊时,火热已减,故去大黄、枳壳,加莱菔子行气助运,易党参为沙参补益气阴。三诊时,未再鼻出血,仍有胃热,故易莱菔子为性平和之青果,解毒消食利咽以巩固治疗。小儿生病与家长的观念、孩子的日常生活习惯密切相关,所以嘱家长要对孩子实行军事化管理,知行合一,培养孩子良好的生活作息习惯。

三十三、普济消毒银花饮治疗扁桃体炎脓毒证

普济消毒银花饮:黄芩 10g,黄连 6g,金银花 15g,连翘 15g,板蓝根 30g,玄参 15g,牛蒡子 10g,桔梗 6g,马勃 6g,升麻 6g,柴胡 10g,僵蚕 10g,薄荷 10g,陈皮 6g,甘草 10g。水煎服,每日 1 剂。

扁桃体炎脓毒证:急性化脓性扁桃体炎是腭扁桃体的急性非特异性炎症,常伴有一定程度的咽黏膜及咽淋巴组织的急性炎症,属中国医学"乳蛾""喉蛾""蛾风"范畴。常可有局部并发症和全身并发病,如中耳炎、咽旁脓肿等。

咽喉为肺胃所属,风热毒邪循口鼻入侵,咽喉首当其冲。正如《疡科心得集·辨喉蛾喉痛论》所说"夫风温客热,首先犯肺,化火循经,上逆入络,结聚咽喉,肿如蚕蛾,故名乳蛾。"邪热传里,肺胃热盛,如《济生方·咽喉门》说"多食炙煿,过饮热酒,致胸膈壅滞,热毒之气不得宣泄,咽喉为之病焉",终致喉核肿大或有腐物脓液。

普济消毒饮出自《东垣试效方》,具有疏风散邪、清热解毒的功效。升麻、柴胡、僵蚕、薄荷外可疏风散邪,黄芩、黄连、板蓝根、连翘内可清热解毒,桔梗、马勃、甘草上可清火散肿,牛蒡子、玄参、大黄、陈皮下可通利肺气,人参中可扶正补虚,视上下内外中何处为重,即重用此处药味药量,"其方之妙,妙在以凉膈散为主,而加入清气之马勃、僵蚕、银花,得轻可去实之妙;再加玄参、牛蒡子、板蓝根,败毒而利肺气,补肾水以上济邪火……去黄芩、黄连者,病初邪未至中焦,不得先用里药",普济消毒饮加减,应遵吴鞠通"轻可去实……初起一、二日,再去芩、连,三、四日加之佳"之嘱。金银花、浙贝母、夏枯草、牡蛎等可随证配入,治疗儿童扁桃体炎(乳蛾)等病症,每每获得佳效。

【病案举例】

患儿毛某,男,9 岁,夏至前发病,2006 年 6 月 18 日初诊。发热咽痛 2 天。2 天前无明显诱因出现咽痛,吞咽困难,高热,口渴引饮,口臭,便秘尿黄等,曾在当地医院肌注青霉素、口服退热片等,现仍发热,体温波动在 38 ~ 40℃,剧烈咽痛,吞咽困难,口渴引饮,口臭,胃纳不佳,大便干燥,3 日未行,尿黄,无咳嗽、呕吐等。近 2 年间断性发热伴咽痛,每个月 2 ~ 4 次,间隔 7 ~ 15 天就发热伴咽痛,每次在当地医院都诊断为化脓性扁桃体炎,用青霉素或先锋霉素加地塞米松静滴治疗 2 ~ 3 天后就热退、咽痛消失,但扁桃体红肿仍在,此次因听说激素

不良反应大而未用。查体:体温 39.5℃,发热面容,精神较差,咽红,双侧扁桃体Ⅱ°肿大,充血显著,有多处脓点,颌下淋巴结肿大如花生米大,压痛明显,舌质红,苔微黄中部腻,脉浮滑数。血常规:白细胞 18×10^9/L,中性粒细胞0.82,淋巴细胞0.18。中医诊断:①乳蛾食火上攻,脓毒蕴结;②痰核,痰热蕴结;③发热,阳亢。西医诊断:①化脓性扁桃体炎;②颌下淋巴结炎;③激素(地塞米松)依赖症。

此为嗜食膏粱厚味炙煿,致使胃中积热,连用地塞米松激素退热导致身体阳亢,复感外邪,风热邪毒客于喉核,肺胃积热上攻,与风热邪毒搏结于喉核,耗气伤血,热盛成脓。治法:疏风散邪,清胃解毒,利咽消脓。方拟普济消毒饮加减治之:①黄芩10g,黄连6g,金银花15g,连翘15g,板蓝根30g,玄参15g,牛蒡子10g,桔梗6g,马勃6g,升麻6g,柴胡10g,僵蚕10g,薄荷10g,陈皮6g,甘草10g。3剂,水煎服,每日1剂。②羚羊角粉0.5g,冲服,每日3次,扁桃体局部用金喉健喷雾,每日3次。③托恩(含布洛芬的制剂)6mL prn。可继用青霉素,但不要用激素。

服药时的注意事项:煎成500mL,分5次服完,或少量频服。饮食起居调摄:一是注意休息,晚上让孩子早睡,睡足觉;二是注意节食,宜清淡饮食,喝足水,多吃蔬菜水果,忌食荤腥辛辣厚味(如鱼虾、鸡肉、烧烤、辣椒、饮料、冷饮等);三是随天气变化增减衣服。

服药过程中患儿发热反复,夜间达40℃,用羚羊角粉及托恩(含布洛芬的制剂)后可退热,2小时后又反复发热,其家长着急,频频电话问询,每每嘱其仔细观察,及时对症处理,耐心坚持。

二诊:3天后来诊,发热退,精神好。察其扁桃体脓点消失,扁桃体由Ⅱ°肿大消为Ⅰ°,此乃温热蕴毒已解,胃肠余滞未清,再以清化湿热兼导积滞,饮食当慎。上方去薄荷、升麻、柴胡,加浙贝母10g,夏枯草10g,焦三仙各10g。6剂之后,诸恙皆安,大便正常,舌苔中部稍黄略厚,胃肠余滞未清,继服6剂,慎饮食,仍忌荤腥。嘱其平时用金银花3g,青果3g,菊花3g,生甘草3g,开水冲饮。2006年10月26日因发热来诊,家长述自上次服完药后,3个多月未生病,前所未有。

按语:此例患儿嗜食膏粱厚味炙煿,致使胃中积热;近2年间断性发热伴咽痛,每个月2~4次,间隔7~15天就发热伴咽痛,每次在当地医院都诊断为化脓性扁桃体炎,用青霉素或先锋霉素加地塞米松静滴治疗2~3天后,就热退咽痛消失,连用地塞米松激素退热导致身体阳亢;复感外邪,风热邪毒客于喉核。肺胃积热上攻,与风热邪毒搏结于喉核,耗气伤血,热盛成脓,故见诸症。

反复发热与反复用地塞米松有关。因为地塞米松属激素类药,有较好的中枢退热作用和强大的免疫抑制等作用,一般用地塞米松后数小时内即可退热,并能维持24小时左右,这是有利的一面;地塞米松的免疫抑制作用会降低自身的抗病能力,导致病情反复发作,这是有害的一面。所以,使用地塞米松等激素类药物时要权衡利害,不要轻易使用,更不能图退热快而把激素类药物当作退热药物滥用。

选用羚羊角粉、中药汤剂治疗,虽然退热慢一点,但复发的次数明显减少,间隔的时间大为延长。

三十四、地黄引火解毒汤治疗激素依赖扁桃体炎阴虚火燔证

地黄引火解毒汤:熟地黄30~90g,金银花30g,蒲公英10g,黄连6g,知母6g,盐黄柏10g,马勃3g,麦冬30g,五味子6g,玄参30g,巴戟天10g,淫羊藿10g,茯苓15g,车前子10g,甘草10g。每日1剂,水煎,每2小时服1次。

激素依赖扁桃体炎阴虚火燔证:扁桃体炎反复发作,每次发作时西医予静滴抗生素、地塞米松等治疗2~3天热退,发作周期越来越短,间隔1个月甚至1周发作1次。发热或咽痛,查体见扁桃体肿大,或有脓点,舌质红,苔黄或厚或剥。

此证属乳蛾之阴蛾范畴,患儿因反复应用肾上腺皮质激素已形成肾上腺皮质激素依赖,自身激素分泌不足,治疗需促进自身肾上腺激素分泌功能。尤在泾《金匮翼》"肾脏阴虚,阳无所附,而游行于上",《石室秘录》"阴蛾之证,乃肾水亏乏,火不藏于下乃飞越于上,……唯补阴虚,用引火归原之法而痛顿失也"。

地黄引火解毒汤由陈士铎《辨证奇闻》卷三引火汤(熟地三两、巴戟天一两、麦冬一两、北味一钱、茯苓五钱)加味而成。

方中重用熟地黄补肾水为君,熟地黄乃"精血形质中第一品纯厚之药",具有"大补血衰,滋培肾水,填骨髓,益真阴"的功效;辅以金银花、蒲公英、黄连、知母、盐黄柏解毒消脓,马勃凉血消肿;佐以麦冬、五味子滋肺,金水相资,水足制火;玄参滋阴降火,利咽喉,《丹溪心法》说"喉痹……阴虚火炎上必用玄参";

引以巴戟天、淫羊藿、甘草之温,取其引火归原,又可补肾水,则水火既济,水下趋而火随之;茯苓、车前子前导,则水火同趋,共安肾宫。诸药合用,共奏滋阴利咽、引火归原、解毒消蛾之功。

本方关键在于用大量的熟地黄补足肾水为主,辅以解毒消脓,佐以清热,使以引火归原,用小量补阳的药物引火下行。《伤寒论》载"猪肤汤"主治少阴咽痛,有滋肾润燥降火的作用。饮食调理可食猪皮冻、猪蹄等。

【病案举例】

患儿陈某,男,7岁,2013年2月22日初诊。反复化脓性扁桃体炎3年。患儿近3年化脓性扁桃体炎反复发作,由1年发病1次逐渐缩短为6个月发作1次,1个季度发作1次,1个月发作1次,现在1周发作1次。每次发作时因伴发热西医予静滴抗生素、地塞米松等治疗2~3天热势即退,患儿病情反复发作,周期越来越短,家属不敢继续至西医院输液治疗,求助中医。现患儿发热,体温39℃,咽痛,无鼻塞流涕,无咳嗽咯痰,胃纳欠佳,二便调,眠可,舌质红,苔薄黄,脉浮数。查体:咽部充血,双侧扁桃体Ⅲ°肿大,可见黄色脓点,查血常规:白细胞$15.64×10^9$/L,中性粒细胞0.75,淋巴细胞0.235。西医诊断:反复化脓性扁桃体炎;中医诊断:阴虚火燔。治法:滋阴利咽,引火归原,解毒消蛾。处方:熟地黄10g,肉苁蓉10g,五味子6g,茯苓10g,淫羊藿10g,麦冬10g,加入我院儿科自制剂退热合剂(清热解毒祛湿之效)80mL口服,每日3次,共3剂。头孢克肟咀嚼片150mg,口服,每日3次。羚羊角粉0.5g,口服,每日3次。

2013年2月25日二诊:患儿热退,无明显咽痛,无咳嗽咯痰,查体:咽部充血,双侧扁桃体Ⅲ°肿大,未见脓点。处方:我院儿科自制剂利咽合剂(清热解毒利咽之效)40mL口服,每日3次,加中药免煎颗粒淫羊藿10g,野菊花10g,麦冬10g,蒲公英10g,茯苓10g,紫花地丁15g,五味子6g,金银花10g,肉苁蓉10g,熟地黄10g,甘草3g,天葵子10g,玄参10g,共5剂告愈。

2013年3月3日因"发热、咽痛2天"就诊,查体:咽部充血,双侧扁桃体Ⅲ°肿大,可见黄色脓点。处方:利咽合剂、乳蛾合剂(均为我院儿科自制剂)各40mL口服,每日3次,加熟地黄10g,淫羊藿10g,肉苁蓉10g,以补肾阳,玄参6g,紫花地丁15g,蒲公英10g,天葵子10g,栀子10g,野菊花10g,清热解毒排脓之品,焦神曲10g,健脾助运。2013年3月10日复诊,药后3天热退,咽痛减轻,查体:咽部充血减轻,双侧扁桃体Ⅲ°肿大,渗出减少,守方继服7剂告愈。

2013 年 4 月 4 日因"发热、咽痛 1 天"就诊,查体:咽部充血,双侧扁桃体Ⅲ°肿大,可见黄色脓点。处方:利咽合剂、乳蛾合剂各 40mL 口服,每日 3 次,加用砂仁 3g,知母 6g,蒲公英 15g,五味子 6g,茯苓 10g,泽泻 10g,盐黄柏 10g,熟地黄 30g,连翘 15g,黄连 6g,仙鹤草 10g,巴戟天 10g,车前子 10g,金银花 30g,甘草 10g,麦冬 15g,共 7 剂。药后 3 剂热退。

2013 年 4 月 28 日再次因"发热、咽痛 1 天"就诊,查体:咽部充血,双侧扁桃体Ⅲ°肿大,可见黄色脓点。处方:退热合剂、乳蛾合剂(均为我院儿科自制剂)各 40mL 口服,每日 3 次,加用黄芩 10g,连翘 10g,马勃 3g,射干 10g,板蓝根 15g,玄参 10g,牡丹皮 10g,地黄 10g,肉苁蓉 10g,山茱萸 10g,麦冬 6g,仙鹤草 15g,巴戟天 10g,山茱萸 6g,茯苓 10g,焦神曲 10g,车前子 15g,甘草 3g,共 3 剂后热退。

2013 年 5 月 5 日因"发热咽痛 1 天"就诊,查体:咽部充血,双侧扁桃体Ⅲ°肿大,可见黄色脓点。处方:利咽合剂、乳蛾合剂各 40mL 口服,每日 3 次,加用仙鹤草 15g,淫羊藿 10g,巴戟天 10g,山茱萸 6g,黄芩 10g,连翘 10g,牡丹皮 6g,板蓝根 15g,淡竹叶 10g,麦冬 10g,焦神曲 10g,射干 6g,藏青果 10g,茯苓 10g,共 6 剂,药后病愈。随访至今,未再发病。

按语:阴火治肾,引火归原。此例患儿化脓性扁桃体炎急性期热盛肉腐,酌加清热解毒利咽之品,标本同治,效果显著。治疗近 3 个月后患儿发病间隔时间逐渐延长,未再复发。治疗激素依赖性化脓性扁桃体炎的原则,要正确处理好人(宿主)、病原体(细菌等)、药物(中药、化学合成的抗感染药物等)的多角关系,争取最佳治疗,提高疗效,避免不良反应。

三十五、引火地黄汤治疗青春期潮热龙雷之火证

引火地黄汤:熟地黄 24g,酒萸肉 12g,山药 12g,麦冬 15g,泽泻 9g,牡丹皮 9g,茯苓 9g,金银花 15g,连翘 15g,玄参 15g,淫羊藿 6g,巴戟天 6g。每日 1 剂,水煎服。

青春期潮热龙雷之火证:青春期(女 8 ~ 18 岁、男 10 ~ 20 岁)出现的发热,顷刻生变,快如闪电,可轰然身热,面红如醉,突然骤退,或伴腰膝酸软、畏寒肢冷、不渴尿多,或伴倦怠纳呆,渴不欲饮,舌质红,或嫩,或胖有齿印;舌苔薄或剥或无苔,脉象浮大无力或虚数。

青春期(女 8 ~ 18 岁、男 10 ~ 20 岁)出现的潮热称为青春期潮热,以无明显

原因、不定时突然发热,或不定时热势加重,没有规律的发热为特征。青春期潮热以往多诊断为不明原因的发热。诊断时应注意排除感染、肿瘤等病因。因与围绝经期潮热相类似故称,属虚阳浮越证,是一错综复杂的综合征,特点是外热内寒、上热下寒。龙雷之火,指肾肝之火,亦即相火。龙火指肾火。雷火指肝火。诊断要点:①由于龙雷之火上越而不归其位,故表现出一系列火性炎上的症状,如发热顷刻生变,快如闪电,可轰然身热,面红如醉,突然骤退,心烦易怒,口舌生疮,咽喉肿痛等。②虚阳上浮证乃因火气上冲,缘于肾阳受损,可有下寒,如腰膝酸软、畏寒肢冷、不渴尿多等。③脾胃为气机升降之枢轴,脾失运化则水湿内存、可见肥胖,倦怠纳呆,渴不欲饮或渴喜热饮,大便稀溏等;胃失受纳则化源不足、可见形体消瘦、厌食、恶食、恶心、呕吐等。④舌象,舌质红,或嫩,或胖有齿印;舌苔薄或剥或无苔。⑤脉象,寸部脉浮大无力或虚数,尺部脉沉细而涩或小紧。

明代李中梓《医宗必读·乙癸同源论》对"乙癸同源,肾肝同治"有相当精辟的阐释:"盖火分君相。君火者,居乎上而主静;相火者,处乎下而主动。君火唯一,心主是也;相火有二,乃肾与肝。肾应北方壬癸,于卦为坎,于象为龙,龙潜海底,龙起而火随之;肝应东方甲乙,于卦为震,于象为雷,雷藏泽中,雷起而火随之。泽也,海也,莫非水也,莫非下也,故曰乙癸同源。东方之木,无虚不可补,补肾即所以补肝;北方之水,无实不可泻,泻肝即所以泻肾。至于春升,龙不现则雷无声,及其秋降,雷未收则龙不藏,但使龙归海底,必无迅发之雷,但使雷藏泽中,必无飞腾之龙,故曰肾肝同治。"

引火地黄汤由《辨证奇闻》卷三引火汤合《小儿药证直诀》六味地黄丸加减化裁而成。火不归原之本是肾中阴阳虚损,其标是龙雷之火上浮。治当滋补肾水真阴以涵敛真阳,引火归原。

方中重用熟地黄为君,滋阴补肾、填精益髓。臣以山茱萸滋补肝肾,乙癸同治,并能秘涩精气;山药甘平双补脾肾,补后天以充先天;用麦冬生肺金之阴,补肺金以生肾水,正如"盖肾水虽涸,而肺金终得胃气以生之,肺金有气,必下生肾水,肾虽干枯,终有露气,夜润肾经,终有生机"。佐以泽泻利湿泄浊,防熟地黄滋腻恋邪,用牡丹皮清泻相火,并制约山茱萸之温燥,茯苓泄肾浊并助山药充养后天之本,三补三泄用以滋补肾之阴精,使肾中相火涵于肾中,导龙入海。龙雷之火上浮之虚阳浮越有上热之症,故用金银花、连翘以清热解毒,并加玄参以泻肾中浮游之火。根据叶天士的理论"引火归原,因肾水不足,虚火上亢,用滋阴降火之法,少加热药为向导,引之下降,使无拒格之患"。使以淫羊藿、巴戟天用滋补肾阳,导虚火下行,阴阳并补,滋阴于温阳之内,巴戟天性温而不热,可补其火而又不烁其水,既益元阳,又复填阴水,用在阴虚阳亢证中,有近效而速功之妙。

【病案举例】

患儿王某,女,13岁,2017年4月16日初诊。主诉反复发热3个月。3个月前无明显诱因出现发热,热峰39℃,一天内体温波动幅度达3℃,体温不定时突然升高,可随生活学习环境的变化而突然变化,例如在居住地时体温升高,离开居住地体温马上恢复正常;患儿在家时体温正常上课时体温升高,可自行热退,偶头晕,无头痛,无鼻塞,无咳嗽,无恶心呕吐,无腹痛。于2017年2月12日就诊某医院门诊查结核抗体未见异常;2017年2月19日就诊于某市儿童医院查血常规、红细胞沉降率、肺炎支原体、心肌酶谱、胸部CT、心脏彩超、肝胆胰脾肾彩超均未见异常;2017年3月1日就诊于郑州某医院查肺功能,乙酰胆碱激发试验阳性,FEV1下降28.37%,重度气道高反应性常规通气示,通气功能基本正常;于2017年3月28日北京某医院查CRP、咽拭子培养、甲功、抗核抗体、心肌酶谱、红细胞沉降率、EB病毒、血培养、骨穿、血细胞形态分类均未见异常。曾给予西药退热,静滴更昔洛韦、热毒宁、阿奇霉素治疗。今晨体温正常,就诊时突然发热,体温38.7℃,无明显不适,纳呆,眠安,小便正常,大便2日一行。月经已来潮,经期不定或先或后,量亦或多或少。查体:体温38.7℃,额头、面部有痤疮散在,双侧颈部淋巴结肿大,大者1cm×1cm,活动度良好、无粘连、无压痛,咽略充血,双侧扁桃体Ⅱ°肿大,未见脓性分泌物,双肺呼吸音清,未闻及痰鸣音及水泡音,心率102次/分,律齐,舌红苔黄厚花剥,脉弦细数。

诊断:①青春期潮热,阴虚阳亢证;②痤疮,热毒证;③扁桃体炎,风热证;④淋巴结炎,热毒证;⑤月经不规则,气血失调证。治法:滋阴解毒,引火归原,疏风清热。方选引火地黄汤加减:熟地黄24g,酒萸肉12g,山药12g,茯苓9g,牡丹皮9g,泽泻9g,金银花15g,连翘15g,玄参15g,麦冬15g,砂仁6g,淫羊藿6g,巴戟天6g。取7剂。水煎温服,每日1剂。嘱每2小时服用1次,每日6次,每次少量频服,以头上微汗有小便为度。宜清淡饮食,忌食生冷发物。服用7剂后上述症状消失,电话随访至今未出现发热症状,其家长留言感谢。

按语:本例青春期潮热乃肾之阴虚阳亢所致。患儿正值青春期生长发育之际,真水未旺,肾精易亏损。肾为先天之本,藏真阴而寓真阳。若真阴足而涵真阳,则真阳潜藏于肾中,守位而不上僭以发挥其温煦推动作用,即"龙潜海底,雷寄泽中";若肾阴亏损,不足以涵阳,则真阳失敛,离位浮越上僭,虚阳浮越成为"龙雷之火",游行于外就会出现发热,上奔就会出现咽喉红肿等。治当滋补肾水真阴以涵敛真阳,引火归原。引火归原,就是将离位浮越上僭之火,引之向下归于肾中。

三十六、滋水清肝酸枣方治青春期潮热肝郁虚火扰心证

滋水清肝酸枣方:熟地黄24g,酒萸肉12g,山药12g,茯苓10g,牡丹皮10g,泽泻10g,柴胡6g,薄荷6g,炒栀子6g,苍术10g,当归6g,白芍15g,酸枣仁15g。每日1剂,水煎分2次以上温服。或取颗粒剂,温水冲调,分2次以上口服。

青春期潮热肝郁虚火扰心证:青春期(女8~18岁、男10~20岁)出现的发热,顷刻生变,快如闪电,可轰然身热,面红如醉,突然骤退,伴心烦易怒,睡眠不安,或渴喜热饮、口舌生疮、咽喉肿痛,舌质红,或嫩,舌苔黄厚,或薄,或剥,或无苔,脉象弦数。

肾阴亏虚,肝郁气滞可出现虚火扰心,心烦易怒,睡眠不安等,肾阴虚而有阴虚火旺,故多见舌红苔黄或少苔之舌象。治宜滋水涵木、解郁清热、安神除烦,用滋水清肝酸枣方治疗卓有效验。

"滋水清肝酸枣方"由六味地黄汤合丹栀逍遥散加酸枣仁化裁而成。源自滋肾清肝饮、滋水清肝饮。高鼓峰《医宗己任编·四明心法·二十五方主证》:"疏肝益肾汤,凡胃脘痛,大便秘结者,肝血虚也,此方主之,逍遥散所不能愈者,此方妙。柴胡、白芍、熟地、山药、萸肉、丹皮、茯苓、泽泻。加归身、枣仁、山栀,名滋肾清肝饮。"高鼓峰擅长补肾调肝,发挥了赵献可、薛己对六味地黄汤滋阴养肾之学说,"熟于赵氏之论而独悟其微",对肝血虚而化热者又合丹栀逍遥散以疏肝解郁清热,而名滋肾清肝饮,为滋水涵木、解郁清热之良方。吴仪洛《成方切用》以"肾"属"水"而改方名为"滋水清肝饮",适用于以肾虚肝郁为主之证。

滋水清肝酸枣方是针对肾阴亏虚、肝郁气滞化热、虚火扰心之证,取六味地黄丸养阴,柴胡、薄荷疏肝解郁,山栀降火除烦,苍术运脾燥湿,当归、白芍、酸枣仁养血柔肝。《本草从新》谓酸枣仁:"甘酸而润,生用酸平,专补肝胆",《金匮

要略》酸枣仁汤用酸枣仁补肝宁心以制阴虚阳亢之证。临证见肾阴亏虚而肝郁化热扰心者,用本方治疗多获奇效。

【病案举例】

患儿吕某,男,12岁。2017年11月15日初诊。反复发热14个月。14个月前患儿无明显诱因出现发热,体温高达39.8℃,偶头痛,乏力,无咳嗽,无鼻塞,无咳嗽,曾予泰福林、更昔洛韦、热毒宁、阿奇霉素等治疗。

2016年10月30日某医院报告:血常规白细胞5.48×10^9/L,中性粒细胞0.362;细胞形态学:异型淋巴细胞0.05。CRP:10.20mg/L。EB病毒:EBV－IgG阳性、EBV－NA－IgG阳性。肝功能、肾功能、电解质、红细胞沉降率、降钙素原、巨细胞病毒、呼吸道病毒组合、布氏杆菌、心电图未见明显异常。

2016年12月16日北京某医院报告:血常规＋红细胞沉降率＋CRP未见异常。人疱疹病毒未见明显异常。肺炎支原体阴性。结核感染T细胞检测未见异常。EB病毒,EBV－IgG阳性,EBV－NA－IgG阳性。尿常规未见明显异常。生化(肝功肾功电解质)未见明显异常。凝血六项未见明显异常。脑脊液常规CL:129.6mmol/L(升高)。骨髓细胞检查未见异常。心电图示:窦性心律失常,窦性心动过速,ST略下移。超声心动图报告:心内结构未见明显异常。冠状动脉彩超:冠状动脉内径正常。肝胆胰脾肾＋肠系膜淋巴结彩超:肝肋下1.3cm,脾实质回声增粗减低,余腹部实质脏器未见明显异常。胸部CT平扫未见明显异常。

2017年10月19日山东某医院报告:EB病毒,EBV－IgG阳性,EBV－NA－IgG阳性。血常规＋红细胞沉降率＋CRP、肺炎支原体、抗核抗体、EB病毒DNA定量、类风湿未见明显异常改变。胸片示支气管炎。

现仍发热,热峰39.6℃,头痛,乏力,纳呆,眠差,多梦,小便正常,大便每日2次,不干不稀。既往史:否认有重大疾病史。过敏史:否认有药物食物过敏史。体格检查:体温39.6℃。患儿男性学龄期儿童,发育正常,营养良好,自主体位,查体合作。全身皮肤及黏膜无黄染,未见皮疹,未见皮下出血。双侧颈部淋巴结未触及肿大。头颅五官无畸形,眼睑无浮肿,巩膜无黄染,双侧瞳孔等大等圆,对光反射灵敏,耳郭无畸形,外耳道通畅,无分泌物,鼻外观无畸形,无鼻翼煽动,鼻腔通畅,无分泌物,口唇无发绀,伸舌居中,咽略充血,双侧扁桃体Ⅰ°肿大,未见脓性分泌物,悬雍垂居中、软腭对称。颈软,无抵抗感,双侧颈静脉无怒张,气管居中,未见三凹征,甲状腺无肿大、未闻及血管杂音。胸廓对称无畸形,双肺呼吸音清,未闻及痰鸣音及水泡音。心界不大,心率156次/分钟,律整,心音有力,各瓣膜区未闻及病理性杂音。腹部平坦,无腹壁静脉曲张,未见胃肠型及蠕动波,腹软,无压痛及反跳痛,无腹肌紧张。肝脏未触及,肝颈静脉回流征阴性,脾脏未触及,未触及腹部肿块,麦氏点无压痛及反跳痛,肝肾无叩击痛,移动性浊音(-)。脊柱生理弯曲存在,四肢无畸形,双下肢无水肿。生理反射存在,病理反射未引出。脑膜刺激征阴性。舌红,苔黄厚,脉细数。

诊断:发热,阴虚阳亢;呼吸道感染,体虚毒恋;咽炎,热毒;EB病毒感染,气虚毒恋;积滞病,胃热灼阴证。中药予地黄先天解毒方加减:熟地黄24g,酒萸肉12g,山药12g,茯苓9g,牡丹皮9g,泽泻9g,柴胡24g,青蒿15g,淫羊藿6g,巴戟天6g,金银花15g,连翘15g,紫花地丁15g,玄参15g,北沙参15g,砂仁6g,麦冬15g。取5剂。注意休息;清淡饮食,忌生冷发物。嘱明日复查血常规+CRP、肝功能、红细胞沉降率、心肌酶谱。

2017年11月16日二诊:仍有发热,热峰39.4℃,乏力,无头痛、头晕,无腹泻,纳好,眠安,大便不成形,每日3次,小便调。查体:体温37.4℃,咽红,扁桃体Ⅱ°肿大,双肺呼吸音粗,心率75次/分钟,舌红,苔黄厚,脉弦滑。嘱中药继服。

2017年11月19日三诊:自述发热,自测体温达39.5℃,恶寒,伴乏力、前额痛、头晕、睡眠欠佳,易做噩梦,纳可,大便不稀、每日2~3次,小便正常。查体:咽红,双侧扁桃体Ⅰ°肿大,双肺呼吸音粗,心率86次/分钟,律齐,体温正常,舌红,苔黄厚,脉弦不数。其家长诉患儿抗拒上学,近期情绪不稳定。问及患儿门诊体温为何与自测体温差距大,患儿说已经不发热了,就是恐怕跟不上学习进度,不想到校就读,谎称发热。遂对患儿进行心理疏导,劝其立即复学。注意休息,宜清淡饮食,忌生冷发物,再用中药辅助治疗,予滋水清肝酸枣方:薄荷6g,苍术10g,茯苓10g,当归6g,白芍15g,柴胡6g,牡丹皮10g,泽泻10g,山药12g,酒萸肉12g,熟地黄24g,酸枣仁15g,炒栀子6g。取14剂,温水冲调,分2次服。

2017年12月1日四诊:述上次就诊后即复学,能适应学习进度,也未再发热,无头痛头晕,心情大好,胃纳甚佳。现口臭,大便稀,不成形,每日3~4次,眠欠安,易做梦。查体:咽微红,扁桃体Ⅰ°肥大,双肺呼吸音清,心率96次/分钟,舌红,苔白略厚,脉滑。处方:当归6g,白芍15g,柴胡6g,茯苓10g,炒白术

10g,山药 12g,酸枣仁 15g,炒薏苡仁 15g,砂仁 3g,盐车前子 15g,熟地黄 24g,酒萸肉 12g,泽泻 12g,牡丹皮 10g。嘱中药继服 14 剂就可停药,并嘱减饭加菜早睡觉,军事化管理长期有效。

按语:本例青春期潮热乃肾阴亏虚、肝郁气滞化热、虚火扰心。不仅要治病,更要育人。用滋水清肝酸枣方药物治疗以滋水涵木、解郁清热、安神除烦,并进行心理疏导、指明方向、鼓励表扬、家长与老师密切配合等多措并举,是治疗成功的关键。

三十七、地黄磁石芎辛方治疗头痛肾虚肝亢寒邪伤络证

地黄磁石芎辛方:熟地黄 24g,酒萸肉 12g,山药 12g,茯苓 9g,牡丹皮 9g,泽泻 9g,制巴戟天 9g,炙淫羊藿 9g,川芎 3g,细辛 3g,麦冬 9g,玄参 9g,生磁石 9g。水煎服,每日 1 剂。

头痛肾虚肝亢寒邪伤络证:劳累或睡眠不足后头痛,困倦,乏力,神疲,但欲寐,不欲饮食,舌红或淡红,或有地图舌、裂纹舌,苔少,脉弦细。

头为诸阳之首,其位最高。五脏精华之血,六腑清阳之气,皆上注于头。若肾阴素虚,精血不足,附加劳累晚睡耗气,不能上营于脑,髓海不充,脉络失养,筋脉拘急;肾阴不足,肝失濡养,肝阳易于上亢,扰乱清空;风寒之邪伤于络脉,营血失和。三因合一,发为头痛。

地黄磁石芎辛方由唐容川《医学见能》加味地黄汤化裁而成。原方为:熟地四钱、山茱萸三钱、茯苓三钱、丹皮三钱、山药三钱、泽泻三钱、安桂一钱、牛膝二钱、附子三钱、川芎一钱、细辛五分、麦冬三钱、玄参三钱、磁石研三钱,即金匮肾气丸加川芎、细辛、玄参、麦冬、磁石。治肾经虚火动,头晕飘摇,两颧发赤。地黄磁石芎辛方为上方去官桂、牛膝、附子,加巴戟天、淫羊藿而成。官桂辛热纯阳,益阳消阴,附子大辛大热,故去之,易以补肾助阳而药性平和之巴戟天、淫羊藿。川芎为头痛要药,活血行气,祛风止痛;细辛通达内外,祛风散寒止痛;麦冬、玄参养阴生津;磁石滋水平肝潜阳。全方共奏滋阴潜阳,通络止痛之效。

【病案举例】

患儿邓某,男,13 岁,2016 年 6 月 19 日初诊。头痛伴稀便 2 天。患儿 2 天前劳累晚睡并受凉后出现头痛,伴大便偏稀。现症见头部跳痛,时作时止,伴大便偏稀,色清质薄。既往有肾病血尿史。查体:心肺(-);咽部未见明显充血,双侧扁桃体未见明显肿大;舌红,苔少,中有裂纹。血常规:白细胞计数 5.76 ×

10^9/L,红细胞计数 3.66×10^{12}/L↓,血红蛋白 115.00g/L↓,红细胞压积 0.337↓,中性粒细胞0.426↓,淋巴细胞0.431↑,单核细胞0.109↑。中医诊断:①头痛(阴虚阳亢);②泄泻(寒湿内阻);③裂纹舌(气阴不足);④贫血(血虚)。西医诊断:①神经性头痛;②肠炎;③舌炎;④贫血。治法:滋阴潜阳,温中止痛。方拟地黄磁石芎辛方合理中汤加减:熟地黄 24g,酒萸肉 12g,茯苓 10g,牡丹皮 10g,山药 12g,泽泻 10g,制巴戟天 10g,炙淫羊藿 10g,川芎 3g,细辛 3g,麦冬 10g,玄参 10g,生磁石 30g,白茅根 15g,人参 6g,麸炒白术 10g,干姜 6g,炙甘草 10g。取免煎颗粒,7 剂,水冲服,每日 1 剂。

随访:药后诸症消失。

按语:此患儿既往有肾病血尿史,出现血尿是由于肾阴受损,相火内动,灼伤阴络。舌红苔少,中部有裂纹,可见此患儿素体阴虚。近日劳累晚睡,劳则气耗。气血俱虚,不能上营于脑,髓海不充,脉络失养,筋脉拘急。肾阴血不足,肝失濡养,肝阳易于上亢,扰乱清空。风寒之邪伤于络脉,营血失和。三因合一,发为头痛。时当暑季,湿邪为患。又寒邪直中肠腑,寒气客于小肠,小肠不得成聚。寒湿互结,发为腹泻。

头痛发病乃多因一果:既有肾阴亏虚,肝阳上亢之内伤因素;又有感受风寒之邪之外感因素。其中肝阳上亢,寒邪伤络为标,肾阴素虚为本。当标本兼治,用地黄磁石芎辛方合理中汤温中散寒,健脾益气,另加白茅根凉血止血,清热利尿。全方共奏滋阴潜阳,温中止痛之效。

三十八、龟甲地黄安神方治疗抽搐血虚肝旺证

龟甲地黄安神方:醋龟甲 10g,石决明 15g,生龙齿 15g,熟地黄 24g,白芍 30g,阿胶 6g,炙甘草 15g,人参 3g,麦冬 15g,五味子 6g,茯神 15g,石菖蒲 10g,远志 6g。每日 1 剂,水煎分 4～6 次温服。

抽搐血虚肝旺证:反复抽搐、眨眼、清嗓、撮鼻、努嘴,烦躁,易急,睡眠不安,舌质红,苔黄或花剥,脉数或细。

抽搐总因风动,治肝为主。外风邪扰为主,内风正虚为要。邪毒所伤,害必归阴,五脏所伤,穷必及肾。抽搐反复者,多为正虚邪实,水不涵木、肝阳上亢,阴血不足、虚风内作。治当补泻兼施,标本同治。

龟甲地黄安神方由三甲复脉汤、生脉散、安神定志丸化裁而成。方中君以醋龟甲育阴潜阳,辅以石决明、生龙齿镇肝安神,熟地黄、白芍、阿胶、炙甘草滋

阴养血,佐以人参、麦冬、五味子益气敛阴,使以茯神、石菖蒲、远志祛痰开窍安神。共奏育阴潜阳,镇肝安神,滋阴养血,祛痰开窍,息风止搐之功。

【病案举例】

患儿耿某,男,6岁,2014年8月31日初诊。反复眨眼、清嗓、抽搐3个月。病初发热、咳嗽、咽痛,在当地医院诊为"呼吸道感染,心肌酶谱异常",经治疗后热退,出现清嗓阵咳痰少、反复眨眼、面肌抽搐,辗转多家医院治疗至今。患儿有偶尔夜间遗尿史。现反复眨眼、面肌抽搐,清嗓痰少,烦躁易急,睡眠不安,偶有遗尿,大便干。查体:咽红,扁桃体Ⅱ°肿大,双肺呼吸音粗,心率108次/分钟,腹无阳性体征,唇红、舌质红,苔根部厚黄、尖边中部花剥,脉细数。中医诊断:①抽搐,血虚肝旺;②扁桃体炎,热毒;③心血不足;④肾气不固。西医诊断:①心肌酶谱异常;②遗尿。治法:镇肝止搐,养血安神,固肾益智。予龟甲地黄安神方加减:醋龟甲10g,石决明15g,生龙齿15g,钩藤15g,首乌藤15g,菊花10g,熟地黄10g,炒酸枣仁15g,人参3g,麦冬15g,五味子6g,茯苓15g,茯神15g,柏子仁10g,盐益智仁10g,覆盆子10g,胆南星6g,石菖蒲10g,制远志6g。取免煎颗粒7剂,每日1剂,分4～6次温水冲服。

2014年9月7日二诊:服药后抽搐次数明显减少,偶有眨眼、清嗓,大便仍干,夜间遗尿,睡眠欠安,舌红,苔少,脉细。患儿说药虽管用但难喝,其家长希望患儿能尽快痊愈,遂调整剂量,加炙甘草。处方:醋龟甲10g,石决明30g,生龙齿30g,钩藤15g,首乌藤15g,菊花10g,熟地黄24g,炒酸枣仁30g,炙甘草15g,人参3g,麦冬15g,五味子6g,茯苓30g,茯神30g,柏子仁10g,盐益智仁10g,覆盆子15g,胆南星6g,石菖蒲10g,制远志6g。取免煎颗粒14剂,每日1剂,分4～6次温水冲服。

2015年1月后,患儿家长回馈信息,说第二次药吃到第5剂就无抽搐眨眼等症状,尿床次数少;药全服完,至今未再遗尿。

按语:抽搐治肝为要。此例为温邪上受,逆传侵心,耗伤阴血,血不养肝,内风上扰,水不涵木、虚风内动,故现抽搐等症。清嗓有痰、睡眠不安是痰浊阻滞,夜间遗尿是肾气不固。治予龟甲地黄安神方加减以镇肝止搐,养血安神,固肾益智。二诊时加炙甘草,是《温病条辨》三甲复脉汤意。三甲复脉汤滋阴潜镇,治温邪深入下焦,热深厥甚,心中憺憺大动,甚或心胸疼痛,脉象细促者。以三甲复脉汤加减治疗抽搐、精神习惯性抽动亦获佳效。

理论探究

《伤寒论类方》编次特点

　　《伤寒论类方》为清代著名医学家徐灵胎所著。徐氏名大椿,又名大业,字灵胎,晚号洄溪,生于康熙三十二年(1693),卒于乾隆三十六年(1771),江苏吴江(今江苏省苏州市)人。《清史稿》称其"生有异禀,长身广颡,聪强过人。为诸生,勿屑,去而穷经。探研易理,好读黄老及阴符家言。凡星经、地志、九宫、音律、技击、勾卒、赢越之法,靡不通究,尤邃于医"。《伤寒论类方》为徐氏研究《伤寒论》的代表作,又称《伤寒类方》。初刻于清代乾隆二十四年己卯(1759),为徐氏自刊。后人又多次翻刻,行世的版本不少,据《中医图书联合目录》载,1949年前的版本有19种之多。1984年江苏科技出版社出版铅印本,1988年人民卫生出版社出版铅印本等。徐氏以方立论,认为《伤寒论》"非仲景依经立方之书,乃救误之书……因误治之后,变证错杂,必无循经现证之理。当时著书,亦不过随证立方,本无一定之次序也",故不分经类证;因"方之治病有定,而病之变迁无定,知其一定之治,随其病之千变万化而应用不爽",故以类方方法研究《伤寒论》,阐发经旨,追寻仲景著书本义。根据方剂的组方原则、用药规律和加减法度,并参酌病机及其临床体会,将《伤寒论》113方(《伤寒论》载方115首,其中缺禹余粮丸及土瓜根方,故实存113方)分为12类,分别类归于桂枝汤等11个主方项下,余者列为杂法方类,故书名曰《伤寒论类方》。兹就其编次特点探析如下。

　　一、序列主方显大法

　　《伤寒论类方》共12类,除杂法方类外,每类各有1个主方,计11个主方。分析其方证,可见病位病性,析其方药,可见治法。庆云阁《医学摘粹·伤寒十六证类方》云："余读徐氏《伤寒类方》，见其从流溯源，芟除一切葛藤，颇觉精简可取。但彼就方分类，而表里寒热虚实并未分焉。"表里寒热虚实未分之言，实欠妥当。徐氏对类方的排列，正是先分清主方证病位的表里上下、病性的寒热虚实阴阳，而后确定类方次序的，同时，主方还体现了相应的治疗大法。

如桂枝汤证，主要证候是头痛发热，汗出恶风，脉浮弱；病机为风邪外袭，卫气有邪，致营卫不和；病位在表；病性属阳热，桂枝汤解肌祛邪，调和营卫，是解肌之主方。麻黄汤证，主要证候是头身腰骨节疼痛，无汗恶风，喘而胸满，脉浮紧；病机为寒邪外束，营卫俱伤，肺气不疏；病位在表，且兼及上焦肺；病性属阳热实，麻黄汤发汗解表，宣肺平喘，为发汗之主方。葛根汤证，主要证候是项背强几几，无汗恶风，自下利；病机为寒邪外束，经输不利，是太阳将入阳明之证；病位在表且兼及胃肠；病性属阳热实，葛根汤解表而散经输之邪，为解肌发汗止利之主方。小柴胡汤证，主要证候是往来寒热，胸胁苦满，呕不欲食，脉弦；病机为正衰邪入，正邪分争；病位在半表半里及胸胁；病性为邪盛正衰，虚实错杂，小柴胡汤和解表里，扶正祛邪，为和解之主方。栀子豉汤证，主要证候是虚烦不得眠，身不得宁，心不得安，胸中窒，结痛；病机为发汗吐下后，余邪未尽致阳气扰动；病位在上焦肺胃之间；病性属虚实夹杂，以虚热为主，栀子豉汤清越上焦之邪，为吐法之主方（栀子豉汤是否为吐剂，是历来有争议的问题。徐氏认为是吐剂，但临床服本方吐者实为罕见。徐氏认为："古方栀子皆生用，故入口即吐。后人作汤，以栀子炒黑，不复作吐，全失用栀子之意。然服之于虚烦证亦有验，想其清肺除烦之性故在也。终当从古法生用为妙。"张锡驹说："《本草》并不言栀子能吐，此因瓜蒂散内用香豉二合而误传之也。"）大承气汤证，主要证候是潮热，不恶寒，谵语，不大便或大便难，腹满痛；病机为燥热内结，腑气不通；病位在里（胃肠部位）；病性属实热，大承气汤攻下燥屎，通腑泄热，为下法之主方。生姜泻心汤证，主要证候是心下痞硬，干噫食臭，肠鸣下利；病机为汗后邪未尽，留饮在胃肠；病在里；病性属虚实夹杂，寒热互见，生姜泻心汤攻补兼施，寒温并用，为散痞之主方。白虎汤证，主要证候是脉浮滑，厥，腹满身重，口不仁，面垢，谵语，遗尿，自汗出；病机是里热炽盛；病位在阳明之经，属里；病性属热极，白虎汤为大清气热之主方。五苓散证，主要证候是小便不利，发热消渴，脉浮数；病机为发汗吐下后，留饮在里，三焦不利；病位在三焦；病性属正虚邪实，五苓散疏利三焦，为逐水之主方。四逆汤证，主要证候是脉浮而迟，表热里寒,下利清谷;病机为阴寒在里,阴盛格阳于外;病性是真寒假热;病位在下焦,四逆汤祛除寒气,恢复真阳,为回阳救逆之主方。理中汤证,主要证候是恶寒吐利而口不渴,头痛发热身疼痛;病机为寒热之气不和,脾阳虚衰;病位在中焦;病性属虚寒,理中汤温中散寒,补气健脾,为温阳守中之主方。

以此为据,将主方证的病位病性进行比较,按由表入里,由上而下,由热变寒,由实转虚,由阳至阴的顺序,将主方依次排列。由于主方是每一类方的代表方(基础方),故主方之次序亦即其类方的次序。依次是:桂枝汤类一,麻黄汤类二,葛根汤类三,柴胡汤类四,栀子豉汤类五,承气汤类六,泻心汤类七,白虎汤类八,五苓散类九,四逆汤类十,理中汤类十一。同时,11个主方也体现了相应病位病性方面的治法,依次是解肌、发汗、发汗解肌、和解、吐、下、散痞、清热、逐水、回阳救逆、温阳守中。如此排列,反映了伤寒病变的一般规律和相应的治疗大法,即徐氏所称之"伤寒正治法"。

一般认为,四逆汤证较理中汤证为重,徐氏也说:"四逆、理中皆温热之剂,而四逆一类总不离干姜,以通阳也,治宜下焦;理中一类总不离白术,以守中也,治宜中焦"。按上述排列原则,理中汤应排在四逆汤之前,但为什么在后呢?这是因为"人身象天地,天之阳藏于地之中者,谓之元阳,元阳之外护者,谓之浮阳。浮阳则与时升降,若人身之阳气,则藏于肾中而四布于周身。唯元阳则固守于中而不离其位……始终不动……若元阳一动,则元气漓矣",元气漓则亡。徐氏如此排列,实际上是强调后天脾胃之气在病变转归中的重要作用。由于脾胃之气的盛衰决定着元阳以至元气的存亡,故治疗上顾护后天之本,保全脾胃之气,至关重要。后人在翻刻时,于理中汤类十一下注云:"熟读在胸,救人无算。与时医所论阴阳迥不相同。"(引自《伤寒论类方》)

徐氏未能将仲景113方一一归纳于11类方之中,故将不便归类的22方及其方证皆列为杂法方类。在12类方之后,又附六经脉证、别证变证,并附刺法,以反映仲景《伤寒论》证治全貌。

二、方以类从示变通

明代施沛著《祖剂》一书,收主方70余首,附方700余首,总计800余方,将用药相近的方剂以类相从,归纳在一起,是方剂学发展史上一部首创的类方参考书。徐氏《伤寒论类方》则是类方研究《伤寒论》的第一部专著。

所谓类方研究,就是将与主方用药相近的方剂先行归类,再就同类方剂进行比较,从配伍、用量的差异及主治证候的变化来研究《伤寒论》辨证施治法则和处方用药规律的一种研究方法。在《伤寒论类方》中,徐氏"每类先定主方,即以同类诸方附焉",除杂法方类外,每类次第为:先主方,后同类各方。首列主方,将其药物组成、服药禁忌等详加介绍,使有所遵循,随列《伤寒论》有关条文,并重点注释,以阐明主方的应用范围及方证的病理。主方之后,又将其加减衍变的同类各方一一附列,进行比较,以同中求异,体现仲景辨证施治、随证立方的用药法度。

如桂枝汤类一,主方桂枝汤,药用桂枝三两,芍药三两,甘草二两,生姜三两,大枣十二枚,以水七升,微火煮取三升,适寒温,服一升,并啜热粥一升余以助药力,共奏调和营卫、解肌祛邪之功。适用于邪在卫表,营卫不和之太阳中风表虚证,主要证候是太阳病,头痛发热,汗出恶风,脉阳浮而阴弱。同为太阳病,卫气有邪,营卫不和,若邪气渐深,兼见项背强几几者,宜兼疏经络,故加葛根四两,"唯加葛根以治项背强,则以解肌起阴气为重,和营卫次之,故桂芍各减一两",而成桂枝加葛根汤;若微邪在皮肤中,欲自出不得,而热多寒少,面有热色,身痒者,宜小发其汗,加麻黄、杏仁而小其剂,成桂枝麻黄各半汤;若表闭轻,形如疟,日再发者,则桂枝麻黄各半汤中桂枝方略重,麻黄方略轻,成桂枝二麻黄一汤以治之;若邪轻,热在气分,见发热恶寒,热多寒少,脉微弱者,宜清疏营卫,加麻黄、石膏小其剂,成桂枝二越婢一汤;伤寒二三日,心中悸而烦者,为中虚感邪,则宜补心脾之气以扶正达邪,故倍芍药加胶饴,成小建中汤。

徐氏指出:《伤寒论》为救误之书。太阳病误治之后,"邪气犹在阳分,故仍用桂枝发表,若……其邪已下陷,变病不一,当随宜施治"。误治后,邪气犹在卫表者,仍用桂枝汤加减以解外:如误汗伤阳,汗漏不止,恶风,小便难,四肢微急,难以屈伸者,宜兼止汗回阳,加附子一枚而成桂枝加附子汤;误下中虚,脉促胸满者,不宜更用凉药,故去芍药,成桂枝去芍药汤;更兼有微恶寒者,是阳亦虚,故再加附子以扶阳,成桂枝去芍药加附子汤;误下邪陷入肺,微喘者,宜加厚朴杏仁以平喘,成桂枝加厚朴杏仁汤;体虚过汗,汗后身疼痛,脉沉迟者,是气虚已甚,宜加芍药生姜各一两,人参三两,成桂枝新加汤;误下后邪入太阴,腹满时痛者,宜倍芍药而成桂枝加芍药汤;若误下后邪结太阴,腹大实痛者,宜倍芍药加大黄一两,成桂枝加大黄汤;误汗误下后,亡津液有停饮,见头项强痛,发热无汗,心下满微痛,小便不利者,去桂枝加茯苓白术以健脾利小便,成桂枝去桂加茯苓白术汤。

太阳病误治后，邪已下陷，无表证者，则辨证施治。由于发汗太过，或吐下太甚，均可伤及人体阳气，使卫气不固，邪气下陷，由表入里，病位已不在表，病性则以阳虚为主，由桂枝汤衍化之方，随之变为温阳之剂，治法也由调和营卫，变为温里扶阳。如误用烧针，且复感新寒，作奔豚者，桂枝汤原方加桂二两，"重加桂枝，不特御寒，且制肾气，又药味重，且能达下。凡奔豚证，此方可增减用之"，名桂枝加桂汤；如误汗伤心阳，其人叉手自冒心，心下悸，欲得按者，宜温心阳，桂枝汤去芍药生姜大枣，仅用桂枝四两（较桂枝汤用量多一两）、甘草二两，名桂枝甘草汤；发汗太过，上焦干涸，肾水上救，出现脐下悸，欲作奔豚者，桂枝汤去芍药生姜，加茯苓半斤、桂枝一两以温阳利水，平冲降逆，成茯苓桂枝甘草大枣汤；以火遍汗，亡阳，惊狂不安，宜扶阳镇心安神，桂枝去芍药加蜀漆三两，牡蛎五两，龙骨四两，成桂枝去芍药加蜀漆龙骨牡蛎救逆汤；误火误下误烧针，出现腰以下重而痹，胸中烦躁不宁者，宜扶阳安神，镇其阴气，散其火邪，故桂枝仅用一两，并用甘草、牡蛎、龙骨各二两，成桂枝甘草龙骨牡蛎汤。"龙牡所以镇肾阳，桂枝所以安心阳，因无他证，故亦不见他药。桂枝特少者，不使龙牡以下趋；甘草倍桂枝者，并益中气而和三物也。"

仲景方药，伤寒用之，杂证亦可用之，关键在于辨证施治。如桂枝加厚朴杏仁汤证有二条：喘家作桂枝汤，加厚朴杏仁佳。太阳病，下之微喘者，表未解也，桂枝加厚朴杏仁汤主之。徐氏注曰："前条乃本然之喘，此乃误下之喘，因殊而法一。"

由上观之，桂枝汤类方的加减衍变，体现了以桂枝汤为主方，随证加减变化的用药法度，包括了对太阳病营卫不和、卫气有邪之病证，误治后邪气未陷病证，误治后邪气已陷病证及部分杂证的治疗方法。证变则治变，治变则方药变。主方证与类方证之间病位、病性的差异，是主方与类方之间药味药量增减变化的内在依据。其余类方，亦是如此。在《伤寒论类方》中，主方与类方之间的加减衍变，有如下规律：对主方进行药味加减，如桂枝加附子汤、桂枝去芍药汤；对主方进行药量加减，如桂枝加桂汤、桂枝加芍药汤；对主方进行药味、药量加减、化裁，如桂枝甘草汤、柴胡加芒硝汤；由两个主方合用，如柴胡桂枝汤、桂枝麻黄各半汤。

三、以方类证释精义

以方类证,是按《伤寒论》所载113方整理条文,归纳证型,寻求方与证的对应关系,从而研究其组方及辨证施治规律的方法。唐代孙思邈《千金翼方》可谓是最早运用这一研究方法者。书中用"方证同条、比类相附"的方法将《伤寒论》方证撰成两卷,但仅在太阳篇以方类证,并以方带法分为用桂枝汤法、用麻黄汤法、用青龙汤法、用柴胡汤法、用承气汤法、用陷胸汤法等六法,余者则为以经分证和杂疗法。宋代朱肱《活人书》卷第十二至十五,以《伤寒论》113方为主,分别汇集仲景有关条文,使病证方药密切配合,可谓是以方类证的典范。徐氏宗此方法,并对方之精思妙用,证之病变机制进行阐发注释。其注文阐述精当,分析入微,在关键处多有点睛之笔。

在《伤寒论类方》中,每方之次第为:首列方名,次方药,次煎服法,次原文适应证。注文则以夹注、按语的形式出现。如小柴胡汤,首列方名,次列药物组成及煎服法,并简要注明组方意义及煎服法的道理。夹注曰:"此汤除大枣共二十八两,较今称亦五两六钱零,虽分三服,亦为重剂。盖少阳介于两阳之间,须兼顾三经,故药不宜轻。去渣再煎者,此方乃和解之剂,再煎则药性和合,能使经气相融,不复往来出入。古圣不但用药之(至)妙,其煎法俱有精义。"次列加减法,并注明病情药性。如注"若咳者去人参大枣生姜,加五味子半升、干姜二两"曰:"古方治嗽,五味干姜必同用,一以散寒邪,一以敛正气,从无单用五味治嗽之法,后人不知用必有害,况伤热、劳怯、火呛,与此处寒饮犯肺之证又大不相同,乃独用五味,收敛风火痰涎,深入肺脏,永难救疗矣!"次汇集仲景应用小柴胡汤的有关条文,注明其辨证要点、病变机制、应用原则。如注"往来寒热"曰:"太阳之寒热,寒时亦热,热时亦寒。往来者,寒已而热,热已而寒也。"注其病机曰:"所以往来寒热及不欲食,下痛上呕之故,皆因正衰邪入,脏腑相牵所致,则立方之意,可推而知矣。"应用小柴胡汤,仲景指出"但见一证便是"。徐氏按曰:"少阳之外为太阳,里为阳明,而少阳居其间,故少阳之证,有兼太阳者,有兼阳明者,内中见少阳一证,即可用小柴胡汤,必能两顾得效,仲景所以独重此方也。"仲景指出"凡柴胡汤证而下之,若柴胡证不罢者,复与柴胡汤。"徐氏推而广之,注曰:"凡误治而本证未罢,仍用本证之方,他经尽同,不独柴胡证也。"徐氏认为:"小柴胡与桂枝二方,用处极多,能深求其义,则变化心生矣。"所以,"伤寒差以后,更发热者",是复证,"乃正气不充,余邪未尽,留于半表半里之间,故亦用小柴胡";妇人热入血室之后,"将尚未行完的部分经血结于子宫之内,子宫的部位在躯壳之里,肠胃之外,亦即太阳之里,阳明之外,属于半表半里。热结子宫,欲向外宣泄而枢机不利,故形成往来寒热,这属于小柴胡汤证,故主以小柴胡汤枢转血室之热,使血室不热,则寒热自愈"。

如此以方类证,把《伤寒论》原文按方证重新组合,汇集在相应的方剂下,使病证方药密切结合,比较完整地反映出 113 方方证的辨证要点、病变机制以及方剂的组方意义、应用原则和随证加减的方法,不仅条理清楚,易于检索,并且使《伤寒论》一方治两证者,或一方而前后互见者,可以前后对勘,融会贯通,善于体现仲景方药的妙用,也便于临床应用。

四、结语

《伤寒论类方》是以类方方法研究《伤寒论》的代表作,《四库全书总目提要》称其"使方以类从,证随方列,使人可按证以求方,而不必循经以求证。虽于古人著书本意未必果符,而于聚讼纷哗之中,亦芟除葛藤之一术也"。在编次上,序列主方,通过比较,反映出伤寒病变在病位上由表入里、从上而下,在病性上由热变寒、由实转虚、由阳至阴的一般规律和相应的治疗大法;方以类从,使同类方证进行比较,揭示了仲景辨证论治、随证立方的组方用药法度;以方类证,使病证方药密切配合,体现了仲景方药的妙用。徐氏类方方法广为后世医家所宗,左季云《伤寒论类方汇参》、任应秋《伤寒论证治类诠》、江苏中医药研究所(樊天徒)《伤寒论方解》、张志民《伤寒论方运用法》、刘渡舟《新编伤寒论类方》等类方治《伤寒论》之作问世,使《伤寒论》的类方研究形成了一大流派,《伤寒论》的类方研究迄今不衰。

论类方辨证

《伤寒论》奠定了辨证论治的基础,是我国第一部理法方药比较完备的医学专著。以徐灵胎为代表的研究《伤寒论》的历代医家,在长期的研究过程中,形成了类方辨证这一新的辨证论治理论体系。迄今为止,这一问题鲜有专论。鉴于此,本文对类方辨证理论体系的形成及其对发展中医理论和指导临床实践的意义做一初步探讨。

一、类方辨证理论体系的形成

考察类方辨证理论体系的形成,可分为三个阶段:初级是以方类证,寻求方与证的关系,从而确立方证,这是形成类方辨证理论体系的基础;第二级是方以类从,归纳出用药及主治证候的共同点,从而确立主方,这是类方辨证理论体系的骨干;第三级是序列主方,对主方汤证进行分析,确立其病位病性,并经过抽象思维,确立辨证大纲,这是类方辨证理论体系的纲领。

1. 以方类证 以方类证是按《伤寒论》所载 113 方整理条文,归纳证型,寻求方与证的对应关系,从而研究其组方及辨证施治规律的方法。中医学经过历代医家的临证实践,创造积累了数以万计的方剂。任何方剂都是在辨证基础上组成的,辨证是组方的基础,方剂是辨证的体现,只有辨证清楚,才能用药准确。因此,凡用方剂治疗,就有"方剂辨证"——以方药的组合效能及适应证选定某一特定症候群的分类辨识方法,亦即寻求方证对应关系的思辨方法。唐代孙思邈可谓是最早运用以方类证方法者。《千金翼方》中用"方证同条,比类相附"的方法将《伤寒论》方证分撰为两卷,但载方甚少,对后世影响不大。成无己《伤寒明理论·方药论》亦可视为运用这一研究方法的著作,亦只载方 21 首,仅有方解而未列方证条文。宋代朱肱《活人书》第 12~15 卷"汇治法于方后",按《伤寒论》113 方编次条文,把原文按方证重新组合,汇集在相应的方剂下,使病证方药密切结合,比较完整地反映出 113 个方证的辨证要点、病变机制及方剂的组方意义、应用原则和随证加减。不仅条理清楚,易于检索,并且使《伤寒论》一方治两证者,或一方而前后互见者,可以前后对勘,融会贯通,善于体现仲景方药的妙用,也便于临床运用。这种方法为清代徐灵胎所赏识,《伤寒论类方》实即在此基础上进一步分门别类、注释阐发而成的。因此,朱肱完成这一研究方法体例,确立了《伤寒论》113 方的方证,使方剂的运用指征规范化,第一次由"感性的具体"上升到"科学的抽象",对《伤寒论》的类方研究和类方辨证理论体系的形成起到了奠基作用。

2. 方以类从 方以类从,就是在以方类证的基础上,将用药相近的方剂先行归类,再就同类方剂进行比较,从配伍、用量的差异及主治证候的变化来研究《伤寒论》辨证施治法则和处方用药规律的一种研究方法。

既然 113 个方证都是对伤寒病变过程和治疗方法的抽象和概括,那么,它们之间就必然存在着内在联系。对这些方证进行分类和排队、概括与抽象,使之条理化、系统化,便进入第二级抽象过程。

事物的运动形式,尽管它的属性、现象和过程各不相同,但在本质上总是有它的一致性,总是相互联系的。通过比较、分类、归纳的方法,从个性中找出共性来,才能认识到多种事物具有共性的东西。除杂法方类外,每一类方的各个方剂所凭依的症状虽有差异,但病位、病性具有一致性;每一类方的各个方剂用药组成虽有差异,但用药具有共同性。能体现病位、病性的一致性与用药的共同性相结合的便是主方证(基础方证)。如桂枝汤类方证,病位、病性的共性是营卫不和,卫气有邪。桂枝汤类方包括了对太阳病营卫不和、卫气有邪之病证,误治后邪气未陷病证,误治后邪气已陷病证及部分杂证的治疗方法,体现了以桂枝、白芍调和营卫、解肌祛邪为中心,随证加减变化的用药法度。证变则治变,治变则方药变。主方证与类方证之间病位、病性的差异,是主方与类方之间药味变化的内在依据。事物的矛盾运动的形式是不断变化的,当反映各汤类主证的主要矛盾已发生了根本改变或下降为次要矛盾时,类方的性质也随之改变。如太阳病由于发汗太过或吐下太甚,均可伤及人体阳气,使卫气不固,邪气下陷,由表入里,病位已不在表、病性以阳虚为主时,治法也由调和营卫变为温里扶阳,由桂枝汤衍化之方随之变为温阳之剂。其他类方亦是如此。

徐灵胎使方以类从,从个性中归纳出共性,完成了以方类证和按药类方的过程,把病位病性的一致性与用药的共同性结合在一起,确立了 11 个主方证,建立起类方辨证理论体系的骨干,完成了类方辨证理论体系的第二期工程。

3. 序列主方　伤寒病变繁杂,临床表现各异,但总是机体对外邪的反应。就其内在病理变化来说,具有一定的规律性。既然 11 主方证都各自代表着伤寒病变中的某些共性,那么这些共性就必然存在着内在的联系。分析 11 个主方证的病位,可分为表里上下,归纳其病性,可概括为寒热虚实阴阳;分析 11 个主方的功效,则可见其治法。如桂枝汤证,病位在表,病性属阳热,桂枝汤是解肌之主方。麻黄汤证,病位在表且兼及上焦肺,病性属阳热实,麻黄汤为发汗之主方。葛根汤证,病位在表且兼及胃肠,病性属阳热实,葛根汤为解肌发汗止利之主方。小柴胡汤证,病位在半表半里及胸胁,病性为邪盛正衰、虚实错杂,小柴胡汤为和解之主方。栀子豉汤证,病位在上焦肺胃之间,病性属虚实错杂,以虚热为主,栀子豉汤为吐法之主方。大承气汤证,病位在里(胃肠),病性属实热,大承气汤为下法之主方。生姜泻心汤证,病位在里,病性属虚实夹杂、寒热互见,生姜泻心汤为散痞之主方。白虎汤证,病位在阳明之经,属里,病性属热极,白虎汤为大清气热之主方。五苓散证,病位在三焦,病性属正虚邪实,五苓散为逐水之主方。四逆汤证,病位在下焦,病性是真寒假热,四逆汤为回阳救逆之主方。理中汤证,病位在中焦,病性属虚寒,理中汤为温阳守中之主方。

这样将主方证的病位病性进行比较,集多种辨证方法(脏腑辨证、三焦辨证、八纲辨证等)为一体,再进行抽象思维,按由表入里、由上而下、由热变寒、由实转虚、由阳至阴的顺序,确立了辨证大纲,并据此将主方依次排列。由于主方体现了相应病位病性方面的治疗大法,所以序列主方不仅确立了辨证大纲,并且同时确立了治疗大法。徐灵胎对11个主方及类方的排列虽未加一字的注释,但通过分析,我们可以看出11类方体现了伤寒病变的内在联系,反映了伤寒病变的一般规律,并据此确立了辨证大纲及治疗大法,从而完成了类方辨证理论体系的认识历程。

综上所述,所谓类方辨证,就是在类方研究《伤寒论》过程中形成的一套新的辨证论治理论体系。它分3个层次,从初级到高级依次是:以方类证寻求方与证的对应关系,方以类从归纳出用药及主治证候的共性,序列主方确立辨证大纲。类方辨证的思维程序是:首先将所见病证在主方证中找出对应,然后在同类方证中进行辨析,找出恰当对应的方剂,或根据病情进行化裁调整,使之成为最佳对应状态。遵循这套理论和方法,我们就能顺利地完成对所见病证的辨识过程,并迅速提出有效的治疗措施(主要是方药)。

二、类方辨证的意义

类方辨证理论体系的形成,突破了六经的束缚,直接触及《伤寒论》的实质内容,切合临床实际,对理论和临床均有现实意义。

在《伤寒论》的研究中,关于六经的争论由来已久,对六经的认识,历代众说纷纭。其根本原因就是未能从认识规律上去考查。若从认识规律上去认识,遵循类方辨证理论体系,以类方辨证为基本方法,不仅可以完全冲破六经的束缚,而且能深悟经旨,一通百通。

类方辨证的一般形式是将病情在类方证中寻求对应。这种方法是一种分层次、逐步深入的辨析方法。在熟练掌握之后,往往表现为临床上的"顿悟":当经过对病情的了解后,立即会联想到属于某方证而直接选用其方,或以其方加减运用。正因为这样,类方辨证在临床上具有简捷迅速的特点,尤宜于急重证患者。

现行的中医各种辨证方法侧重于从疾病的病因、病理、病性、症状、病势、阶段、分型等方面辨识疾病过程,旨在探求病体的症结所在;而类方辨证所探求者除此之外,还在于探求方药的效能所主及方证的契合关系等。辨证论治一般理解为相互关联的两个部分,然细究之,实系同一过程的两个层次。辨证是对病证的病因、病位、病性、病机的分析和归纳,而论治则是辨识方药集合与症状集合相应关系的又一次思辨过程,是通过对症状的分析辨识,以明确究竟属哪一方剂的适应证,从而因证施治,准确用药。从辨证层次上分析,不管采用现行的何种辨证方法,都仅限于对"证"的辨析,只是辨证论治的第一层次。类方辨证既是以方的适应范围选定相应证候的分辨方法,又是以证的表现形式寻求其方的辨识过程,是辨证与论治的紧密结合。因此,在一定意义上说,类方辨证可以概括整个辨证论治的内容。

重视中药汤剂的煮服法

汤者荡也,治大病用之。

汤药慢煮灌满肠——从桂枝汤方后注谈起——气象因素为主,寒性疫疠。

饮剂急煎时轻扬——从银翘散方后注谈起——生物因素为主,热性疫疠。

一、汤药慢煮灌满肠——从桂枝汤方后注谈起

中药汤剂,以温服者居多。治寒证用祛寒药宜于温服。《伤寒论》的煮服法有着非常重要的实用价值。

桂枝汤方后注:"……以水七升,微火煮取三升,去滓,适寒温,服一升。服已,须臾啜热稀粥一升余,以助药力。温覆令一时许,遍身漐漐微似有汗者益佳,不可令如水流漓,病必不除。若一服汗出病差,停后服,不必尽剂。若不汗,更服依前法。又不汗,后服小促其间,半日许令三服尽。若病重者,一日一夜服,周时观之。服一剂尽,病证犹在者,更作服,若不汗出,乃服至二三剂。禁生冷、黏滑、肉面、五辛、酒酪、臭恶等物。"

煮服法可归纳为以下六点。

1. **微火慢煮**　使药力尽出,性味俱厚,方可奏效。

2. **药后啜粥**　服药须臾,啜热稀粥:一是借粥热鼓舞卫气,以助辛性发汗药的发散之力;二则借粥气益脾胃而充汗源,以助汗出表和,祛邪而不伤正。

3.温覆微汗　服药啜粥之后,覆被保温;取遍身微似有汗为营卫调和,邪气外透的标志。切禁大汗淋漓。因汗多伤正,若药后大汗淋漓,不但邪气不祛,反生伤阳泄阴的弊端。

4.见效停药　如一服汗出病愈,即应停服。中病即止,以免过剂伤正。

5.不效继服　汉代的一升相当于现代的200mL,每服200mL药液,加上啜热稀粥200mL以上,共进液体在400mL以上;如一服无汗,继进两服,又不汗,后服可缩短给药时间,半日内把三服服完,共进液体在1 200mL以上;病重者昼夜给药,可连服二至三剂,一日一夜服进液体在2 400～3 600mL以上,这就是"汤药灌满肠,液体量要足"。

外感病,初次处方以三日量为限,若"太阳病三日,已发汗……仍不解者,此为坏病……观其脉证,知犯何逆,随证治之"。

6.药后禁忌　服药期间,忌食生冷、黏滑、肉面等不易消化及有刺激性食物,以防恋邪伤正。俗话说:吃药不忌口,坏了医生的手;服药不忌嘴,跑断患者的腿。

二、饮剂急煎时轻扬——从银翘散方后注谈起

汤剂用冷服法的,古人称这类药物为饮。热证所服之寒药,就宜冷服,少量频服,如《温病条辨》讲的普济消毒饮时时轻扬法。

银翘散方后注:"上杵为散,每服六钱(18克),鲜苇根汤煎,香气大出,即取服,勿过煮。肺药取轻清,过煮则味厚而入中焦矣。病重者,约二时(4小时)一服,日三服,夜一服。轻者三时一服,日二服,夜一服。病不解者,作再服。盖肺位最上最高,药过重,则过病所,少用又有病重药轻之患,故从普济消毒饮时时轻扬法。今人亦间有用辛凉法者,多不见效,盖病大药轻之故。"

普济消毒饮去升麻柴胡黄芩黄连方后注:"共为粗末,每服六钱,重者八钱,鲜苇根汤煎,去渣服,约二时一服,重者一时许一服。"

1.武火急煎,香气大出,即取服,勿过煮。

2.吴鞠通用鲜芦根汤煎煮银翘散,就是要以汤水热力助药力开表气,又以汤水补充汗源。以粥汤等益汗源表现得最为突出的当为温病治疗战汗。战汗为温病邪恋气分不解,而正气奋起祛邪外出的表现。在汗后邪气未退而正气不衰时,叶天士提出"法宜益胃",即"灌溉汤水",如米汤、白水、五汁饮(麦冬汁、荸荠汁、梨汁、藕汁、鲜苇根汁)等物,以疏解气机,使邪气松达,邪与汗并,得以通泄,又可补养胃气,濡养阴液,以助汗源,"望其再战"祛邪。

3.治疗温病表证在使用银翘散、藿朴夏苓汤后,见微微汗出,说明气机通畅,营卫气血调和,才是邪随汗出,湿开热透的标志。

4."温病忌汗,汗之不唯不解,反生他患。盖病在手经,徒伤足太阳无益。病自口鼻吸受而生,徒发其表亦无益也。且汗为心液,心阳受伤,必有神明内乱,谵语颠狂,内闭外脱之变,再,误汗虽曰伤阳,汗乃五液之一,未始不伤阴也。《伤寒论》曰:'尺脉微者为里虚,禁汗',其义可见。其曰伤阳者,特举其伤之重者而言之耳。温病最善伤阴,用药又复伤阴,岂非为贼立帜乎?此古来用伤寒法治温病之大错也。"

5.病情较重的患者可缩短服药间隔时间,增加服药次数,服用银翘散,约二时(4 小时)一服,日三服,夜一服。

6.服用普济消毒饮去升麻柴胡黄芩黄连方,重者一时许(2 小时)一服;既无病重药轻之弊,又无药重反犯中焦脾胃之嫌。

伏九贴防治儿童肺系疾病述要

一、冬病夏防三伏贴

冬病是指一些在冬季常发或在冬季明显加重的慢性疾病。包括急慢性支气管炎、过敏性鼻炎、鼻窦炎、哮喘、慢性咳嗽及反复呼吸道感染等疾病。

冬病夏防是中国传统医学的一个重要特色,就是利用夏季气温高,机体阳气充沛的有利时机,调整人体的阴阳平衡,使一些宿疾得以恢复。

为什么治疗倡导并实施"冬病夏防"?这是因为从小暑至立秋的一段时间是全年之中气温最高,阳气最旺盛的时候,民间称之为伏夏。冬病夏防法源于《素问·四气调神大论》中提出的"春夏养阳"治疗法则。根据中医阴阳四时消长变化论,人体阳气春夏多生发而旺盛,秋冬多收敛而衰弱。这是人与自然相应的结果,是受自然界春夏阳热影响而产生的。

中医学认为,人体生存在自然界环境之中,自然界的季节变换,气候变化均对人体的内环境有影响,即"天人合一"学说。

即使人体处于病理状态下,亦时时受到自然界变化的影响,人体活动处于长期与自然相应而形成的阳气变化年节律的调控中,故阳虚者,尽管四季均为不足,但因受夏季自然界阳气隆盛的影响与促动,和人体阳气在夏季处于年节律变化的峰值,虚阳有欲动而趋于好转之态势,体内凝寒之气也因此有易除易解可能,乘其势而治之,往往可收到事半功倍之佳效。

我国处于地球北半部温带地区,当进入冬季后日照时间逐渐变短,天气逐渐变冷,用阴阳学说的话来说,就是阳气逐渐下降,阴气逐渐上升,这时人体随着外界气候的变化,体内阳气亦下降,而那些平素阳气不足,体内留有宿痰的病人,这时体内的阳气就更显不足,宿痰乘虚上犯于肺,阻塞呼吸道,引起咳喘病的发作或复发。所以咳喘病在冬季增多或症状加重。而到了夏季,日照时间逐渐增加,天气变暖,体内阳气也逐渐上升,这时就会抑制痰邪下伏,潜伏于体内,所以一到夏季,咳喘患者的症状就会减轻或症状消失。但这时发病根源却未能消除。

到了三伏天,太阳直射在地球北回归线上,我国这时日照时间最长,天气到了最热的时候,体内阳气最盛,毛孔也开张,大量排汗泻热。

中医学认为,肺与皮毛相表里,如果这时选用助阳开窍、祛湿化痰的药物,通过穴位贴敷的方法,使药物由体表到经络,由经络入脏腑,药物直接作用到宿痰(病根)潜伏之处,将其驱除,或由汗解,或从呼吸道,或从肠道排出体外,就可达到"冬病夏防",根除病源的目的。

三伏天贴药更是中医最传统、最独特有效的一种疗法。三伏天是根据天干和地支配合运用的甲子纪日法推算的,即夏至后的第三个庚日为初伏(也叫入伏)。夏至后的第四个庚日为中伏,立秋后的第一个庚日末伏。古医书记载,伏日必是庚日,庚日属金,与肺相配,而上面提到的冬病大都属肺气虚弱,根据天人相应原理,三伏天是一年中人体阳气最旺的时节,是补阳的好时节。三伏天贴药是一年中防治冬病的最佳时期,往往能收到事半功倍的效果。

二、冬病冬治三九贴

"三九贴敷"是在三九天,用中药每隔九天在相应穴位贴敷一次,共贴三次。此疗法时间性强,疗效好,无打针吃药之苦,儿童成人均可。目前进行贴敷的人群呈上升态势,"冬病冬治"的原理和贴敷的疗效得到了社会各界和广大群众认同。

伏九贴是穴位治疗作用、中药治疗作用和治疗时机的结合,是"天人相应"

理论的实践运用。在夏季三伏天已经贴敷过的患者更需要三九贴敷。三九、三伏交替贴敷,阴阳互补,有序循环,共同纳入防治"冬病"的治疗系统。

三九天是施行"冬病冬治穴位贴敷"的最佳时机。"三九"是一年中最冷的时候,此时阴寒之气最盛,阳气敛藏而最弱。冬至这一天,地面日照时间最短,天气进入最冷的时节,但从这一天起,日照时间一天比一天变长,阳气逐渐上升,所以说"冬至一阳生"。

人体内阴阳的变化会随着自然界的变化而变化。冬至后,体内阳气也渐渐上升,如选用正确的治疗方法也易将病驱除体外,可以起到事半功倍的效果。

三九期间,选用温经通脉的中药,在特定穴位进行贴敷,通过药物对穴位的温热刺激,从而激发人体潜能、调节阴阳、扶正固本、抵抗外邪、防治疾病。

三、伏九贴常用药物、穴位和注意事项

1. 常用中药　有白芥子、延胡索、甘遂、细辛、肉桂等,研细,调成糊状,做成直径约 1 厘米的药饼,用胶布固定在穴位上。

2. 穴位　穴位可选择天突、膻中、肺俞、膏肓、肾俞等。

药物选择可参考清代张璐《张氏医通》的白芥子涂法:方用白芥子净末一两,延胡索一两,甘遂、细辛各半两,共为细末,麝香半钱,杵匀,姜汁调涂肺俞、膏肓、百劳等穴,涂后麻瞀疼痛,切勿便去,候三炷香足,方可去之。十日后涂一次,如此三次,病根去矣。

白芥子涂法方解:方中白芥子利气豁痰,温肺散寒,有明显的解痉平喘作用;细辛、生姜温肺化饮而宣肺,其中细辛提取物,有抗过敏抗变态反应的作用;延胡索通行血气有利肺气;甘遂苦寒攻逐水饮利大肠,宣通肺气;麝香辛温走窜以促进药物吸收。所用药物多属辛温香燥之品以祛除肺中寒饮伏邪,以温经通络,调阴阳,和气血、行气散结、解痉平喘达到调整脏腑功能作用。

北京广安门医院将白芥子涂法原方改为:炙白芥子 30g,延胡索 30g,甘遂 15g,细辛 15g,研为细末,以姜汁调匀,贴敷双肺俞、双心俞、双膈俞穴,每次 4 ~ 6 小时。连贴 3 年。3 年为 1 个疗程,疗程与疗效成正比。贴敷年限愈长,次数愈多,效果也愈好。

西医学研究证明:患气管炎、哮喘、反复呼吸道感染的患者,大多数呼吸道免疫球蛋白——分泌型 IgA 水平低下,容易发生病毒和细菌感染,引起发病。

辽宁省中医药研究院院长郭振武教授等通过临床观察和实验研究证明,采用穴位贴敷的方法,可以刺激体内免疫系统,明显提高呼吸道免疫球蛋白水平,可提高患者的抗病能力,减少呼吸道感染的机会,使气管炎、哮喘的复发率减少,逐渐达到治愈的目的。

3."伏九贴"注意事项

(1)适应证:对寒还是热要辨清,正确选择药物,不能搞乱、搞错。对初次贴敷患者应仔细询问是否有过敏病史或家族过敏史。

(2)贴药时间一般是4~6小时,若穴位皮肤灼热难忍,敷药后20分钟可将药物除去。

(3)敷药后,皮肤起疱者,属正常现象,水疱忌搔破皮肤防止感染,少量水疱可自行吸收,大水疱可用消毒针头刺破引流。贴敷后局部如有丘疹、水疱者,须保护好贴敷面,防止继发感染。一旦有感染发生,须对症处理。

(4)敷药前,宜洗温水澡。

(5)敷药后,禁食辛辣、鱼腥及易引起过敏的食物。

(6)感冒发热或肺部感染发热不宜敷药。

(7)"伏九贴"护理:①每年贴敷开始,护理工作量繁重,患儿多,陪伴多,易忙乱,要做好家长、小儿的工作,注意观察病情。②三伏天气酷热,治疗室要通风,必要时要采取降温措施,防止中暑发生。③三九天气严寒,治疗室要采取保温措施。④每次贴敷后,都应检查贴敷部位是否有异常反应,如红肿、皮疹等,一旦发现异常应立即停止治疗,并及时处理损伤部位。⑤治疗结束后都要记录治疗药物、穴位、次数、主诉、症状及不良反应,并指定下次贴敷时间。

方证理论与类方辨证的三点认识

一、方证相应——理性认知

方证相应,是指外来的中药处方与接诊个体内在的本质相符,施治后人之神应于中,内应外合,共奏其功。

"内"是人体内,"外"是人体外,内与外的边界为天人之际,是皮、甲、黏膜。内与外的通道是玄。玄而又玄,众妙之门。

"方",仅指中药处方。

"证"是对接诊个体本质的概括性判断。包括病因、病位、病程、禀赋体质、气化状态、因果关系、机制原理、变化趋势等。

"辨证"是指医师对接诊个体进行调查（望、闻、问、切、物理、化学等方法）后，经过鉴别辨认，得出的接诊个体本质的概括性判断，而确定证名的过程。

"论治"是讨论治疗方案的过程。如据证立法，依法统方，以方对证，凭药治证。

"方证"是方剂适应证的简称。如《伤寒论》某方的适应证，即称之为某方证。

法者不定之方，方者一定之法。证和方剂间存在着一定对应关系，方证相对就是一条捷径。重视辨方证，对发展中医有着重大意义。

"方证相对"即有是证用是方。不论是脏腑辨证、经络辨证，还是八纲、六经、卫气营血、三焦辨证，最终都要落实在方证上。

"施治"是治疗方案的具体实施过程。

"应"是治疗方案的具体实施过程中接诊个体的反应。

"疗效"看神机。有神机而内应、应于中、里应则有效，"方证相对、神机内应，效验必彰"；有神机而不应，神不使则无效；无神机、神机化灭则不治。

二、类方辨证——思辨过程

所谓类方辨证，就是在类方研究《伤寒论》过程中形成的一套新的辨证论治理论体系。

类方辨证的思维程序是：首先将所见病证在主方证中找出对应，然后在同类方证中进行辨析，找出恰当对应的方剂，或根据病情进行化裁调整，使之成为最佳对应状态。遵循这套理论和方法，我们就能顺利地完成对所见病证的辨识，并迅速提出有效的治疗措施（主要是方药）。

类方辨证理论体系的形成可分三个阶段。以方类证是基础：寻求方与证的关系，从而确立方证。方以类从是骨干：归纳出用药及主治证候的共同点，从而确立主方。序列主方是纲领：对主方汤证进行分析，确立其病位病性，并经过抽象思维，确立辨证大纲。

1. 以方类证　是按《伤寒论》所载 113 方整理条文，归纳证型，寻求方与证的对应关系，从而研究其组方及辨证施治规律的方法。

中医学经过历代医家的临证实践，创造积累了数以万计的方剂。辨证是组方的基础，方剂是辨证的体现，只有辨证清楚，才能用药准确。因此，凡用方剂治疗,就有"方剂辨证"——以方药的组合效能及适应证候选定某一特定证候群的分类辨识方法,亦即寻求方证对应关系的思辨方法。

唐代孙思邈《千金翼方》中用"方证同条,比类相附"的方法将《伤寒论》方证分撰为两卷,可谓是最早运用以方类证方法者。但载方甚少,对后世影响不大。金代成无己《伤寒明理论·方药论》亦可视为运用这一研究方法的著作,亦只载方21首,仅有方解而未列方证条文。

宋代朱肱《活人书》第12~15卷"汇治法于方后",按《伤寒论》113方编次条文,把原文按方证重新组合,汇集在相应的方剂下,使病证方药密切结合,比较完整地反映出113个方证的辨证要点、病变机制及方剂的组方意义、应用原则和随证加减。不仅条理清楚,易于检索,并且使《伤寒论》一方治两证者,或一方而前后互见者,可以前后对勘,融会贯通,善于体现仲景方药的妙用,也便于临床运用。

因此,朱肱完成以方类证研究方法体例,确立了《伤寒论》113方的方证,使方剂的运用指征规范化,第一次由"感性的具体"上升到"科学的抽象",对《伤寒论》的类方研究和类方辨证理论体系的形成起到了奠基作用。

2. 方以类从 明代施沛《祖剂》收主方70余首,附方700余首,总计800余方,将用药相近的方剂以类相从,是方剂学发展史上一部首创的类方参考书。清代徐灵胎《伤寒论类方》是类方研究《伤寒论》的第一部专著。在以方类证的基础上,使方以类从,将用药相近的方剂先行归类,再就同类方剂进行比较,从配伍、用量的差异及主治证候的变化来研究《伤寒论》辨证施治法则和处方用药规律。

能体现病位、病性的一致性与用药的共同性相结合的便是主方证(基础方证)。如桂枝汤类方证,病位、病性的共性是营卫不和,卫气有邪。桂枝汤类方包括了对太阳病营卫不和、卫气有邪之病证,误治后邪气未陷病证,误治后邪气已陷病证及部分杂证的治疗方法,体现了以桂枝、白芍调和营卫、解肌祛邪为中心,随证加减变化的用药法度。

证变则治变,治变则方药变。主方证与类方证之间病位、病性的差异,是主方与类方之间药味变化的内在依据。事物的矛盾运动的形式是不断变化的,当反映各汤类主证的主要矛盾已发生了根本改变或下降为次要矛盾时,类方的性质也随之改变。如太阳病由于发汗太过或吐下太甚,均可伤及人体阳气,使卫气不固,邪气下陷,由表入里,病位已不在表、病性以阳虚为主时,治法也由调和营卫变为温里扶阳,由桂枝汤衍化之方随之变为温阳之剂。其他类方亦是如此。

徐灵胎从个性中归纳出共性,完成了以方类证和按药类方的过程,把病位病性的一致性与用药的共同性结合在一起,确立了 11 个主方证,使方以类从,建立起类方辨证理论体系的骨干,完成了类方辨证理论体系的第二期工程。

3. 序列主方 伤寒病变繁杂,临床表现各异,但总是机体对外邪的反应,病机具有一定的规律性。徐灵胎对《伤寒论类方》11 个主方及类方的排列虽未加一字的注释,但可"于无字处读书",分析其编次特点,我认为序列主方反映了伤寒病变的一般规律和治疗大法,方以类从揭示了仲景辨证论治、随证立方的组方用药法度,以方类证体现了仲景方药的妙用。

既然 11 主方证都各自代表着伤寒病变中的某些共性,那么这些共性就必然存在着内在的联系。分析 11 个主方证的病位,可分为表里上下,归纳其病性,可概括为寒热虚实阴阳;分析 11 个主方的功效,则可见其治法。

如桂枝汤证,病位在表,病性属阳热,桂枝汤是解肌之主方。麻黄汤证,病位在表且兼及上焦肺,病性属阳热实,麻黄汤为发汗之主方。葛根汤证,病位在表且兼及胃肠,病性属阳热实,葛根汤为解肌发汗止利之主方。小柴胡汤证,病位在半表半里及胸胁,病性为邪盛正衰、虚实错杂,小柴胡汤为和解之主方。栀子豉汤证,病位在上焦肺胃之间,病性属虚实错杂,以虚热为主,栀子豉汤为吐法之主方。大承气汤证,病位在里(胃肠),病性属实热,大承气汤为下法之主方。生姜泻心汤证,病位在里,病性属虚实夹杂、寒热互见,生姜泻心汤为散痞之主方。白虎汤证,病位在阳明之经,属里,病性属热极,白虎汤为大清气热之主方。五苓散证,病位在三焦,病性属正虚邪实,五苓散为逐水之主方。四逆汤证,病位在下焦,病性是真寒假热,四逆汤为回阳救逆之主方。理中汤证,病位在中焦,病性属虚寒,理中汤为温阳守中之主方。

将主方证的病位病性进行比较,集多种辨证方法(脏腑辨证、三焦辨证、八纲辨证等)为一体,再进行抽象思维,按由表入里、由上而下、由热变寒、由实转虚、由阳至阴的顺序,确立了辨证大纲,并据此将主方依次排列。

由于主方体现了相应病位病性方面的治疗大法,所以序列主方不仅确立了辨证大纲,并且同时确立了治疗大法。主方也体现了相应病位病性方面的治法,即徐氏所称之"伤寒正治法",依次是解肌、发汗、发汗解肌、和解、吐、下、散痞、清热、逐水、回阳救逆、温阳守中。

徐灵胎对《伤寒论类方》11个主方及类方的排列体现了伤寒病变的内在联系,反映了伤寒病变的一般规律,并据此确立了辨证大纲及治疗大法,从而完成了类方辨证理论体系的认识历程。

类方辨证的一般形式是将病情在类方证中寻求对应。这种方法是一种分层次、逐步深入的辨析方法。在熟练掌握(大数据、云计算)之后,往往表现为临床上的"顿悟"或"直觉":当经过对病情的了解后,立即会联想到属于某方证而直接选用其方,或以其方加减运用。正因为这样,类方辨证在临床上具有简捷迅速的特点,尤宜于急重证患者。

类方辨证理论体系的形成,突破了六经的束缚,直接触及《伤寒论》的实质内容,切合临床实际,对理论和临床均有现实意义。

三、方证相对——注重实效

现行的各种中医辨证方法侧重于从疾病的病因、病理、病性、症状、病势、阶段、分型等方面辨识疾病过程,旨在探求病体的症结所在;而类方辨证所探求者除此之外,还在于探求方药的效能所主及方证的契合关系等。

从辨证层次上分析,不管采用现行的何种辨证方法,都仅限于对"证"的辨析,只是辨证论治的第一层次。类方辨证既是以方的适应范围选定相应证候的分辨方法,又是以证的表现形式寻求其方的辨识过程,是辨证与论治的紧密结合。因此,在一定意义上说,类方辨证可以概括整个辨证论治的内容。

辨证论治一般理解为相互关联的两个部分,然细究之,辨证与论治实系同一过程的两个层次。辨证是对病证的病因、病位、病性、病机的分析和归纳,而论治则是辨识方药集合与症状集合相应关系的又一次思辨过程,是通过对症状的分析辨识,以明确究竟属哪一方剂的适应证,从而因证施治,准确用药。临证施治应当因时因地因人治宜,提炼出特异方证,使方证相对。

"法者不定之方":即由"辨"而得出"证",据证而立"法",据法处方。"方"可自己选用古方成方,也可选用自拟处方。"方者一定之法":指方中所寓之法。必须熟谙古方成方所含的"一定之法"而不死搬硬套:方对证对者则有是证用是方;否则就守其"法"而变其方,或自己制定"新方"。

如伤寒病变传至厥阴,因外寒伤阳较重而寒化较著,但寒邪郁闭在内也会化热动火、伤阴耗血,故《伤寒论》有阴阳错杂、虚风夹寒较重的乌梅丸证。乌梅丸方含乌梅之酸,连、柏之苦,附、姜、椒之辛,桂之辛,参、归之甘,四法配合,吴鞠通称之为"酸苦复辛甘法"。

温热病传至厥阴,内外合热,阴阳错杂已较少见,则不仅仅是挟热伤阴较重,并且热走极端,故《温病条辨》有纯阳无阴的连梅汤证。吴鞠通用乌梅之酸,与黄连之苦,冬、地、胶之甘,酸、苦、甘三法组成"酸甘化阴、酸苦泄热法",对应纯阳无阴的连梅汤证,将乌梅丸化裁制出新方"连梅汤"。

因时制宜是把握天人关系的要点

——《名老中医之路续编》(第四辑)读书心悟

张奇文主编与我有三十多年的师生情谊。2014 年金秋,张老寄赠一本《名老中医之路续编》(第四辑)给我,拜读多遍之后感悟良多。现据书中伍炳彩《我的医路心语》"带着问题、带着思想、带着眼光"读书的三点经验,就把握天人关系的要点略述如下。

一、为什么重视天人关系

《名老中医之路》是当代名老中医的成才史,从 1980—1985 年编辑出版的三辑《名老中医之路》和 2006—2012 年编辑出版的三辑《名老中医之路》(续编),共报道了 214 位名老中医的治学与临床经验总结;张奇文、柳少逸、郑其国主编的《名老中医之路续编》(第四辑)于 2014 年 8 月由中国中医药出版社出版,又收录了 26 位名老中医治学与临床经验总结的文章。"时势造英雄",上述已入选的 240 位名老中医走过的无一不是个人奋斗、社会需求、环境造就的成功之路。

整体观念依次为人与自然(天)、人与社会、人体自身的整体一致性。天人关系即人与自然的关系。其中天人相参、天人相应、天人感应是理论认识,天人合一是实践活动。天人关系的物质基础是"气",本质是"气之化之变",形式是气的升降出入运动。知常执中,顺应自然规律以养生保健;达变致和,"制天命而用之",利用自然规律以造福人类。

因时、因地、因人制宜是中医学天人合一的整体观念和辨证论治在治疗上的体现。名老中医们普遍重视"三因制宜",如谢克庆在《医道书法路遥遥 学用心潮逐浪高》一文中提出"金元四大家虽然学术观点有所区别,但他们的学术观点针对的是一些特定时间、特定环境中的特定人群,而不是任何时间、任何地点的所有人"。靳士英在《实践"临床史观"的体会》中,归纳邓铁涛教授倡导的"临床史观"的核心思想是医家不能脱离临床,必须研究医史,这样才能"登堂入室",整理提高中医学。余景茂的《岐黄之路费思量》称"发现关键是医史如何与儿科的学术发展相结合"。裘沛然的《从热衷医学到关注人学》认为"中医学的阴阳学说、藏象学说、经络学说、精气神学说、运气学说等,几乎无不根据天人相参的原理而阐明其所有的规律性"。

二、天人关系的物质基础是"气"

天地间的万物,包括人类,都是由气所组成的。

人类创造的最大概念是宇宙,依次可为银河系、太阳系、地球系、地球……分子、元素、原子……《庄子·天下》:"至大无外,谓之大一;至小无内,谓之小一。"《庄子·知北游》:"人之生,气之聚也,聚则为生,散则为死。……通天下一气耳。圣人故贵一。"

天地造人,父母给命。生之来谓之精,两精相搏谓之神。"神机"在人之体内,是主宰调控生命活动的机制。"气立"为"根于外者",是由于外环境中存在着人之生命赖以存活的自然条件。肺气通于天,胃气通于地。

人类处在天地之间,气交之中。人体曰"器",人体和环境的边界是人的皮肤、指(趾)甲、黏膜,即"天人之际"。黏膜外、皮甲内是人体自身,黏膜内、皮甲外是天(地球也是天体)。玄府是体内"小一"选择性通透的通路。玄之又玄,众妙之门。

人之生命活动是以"气化"(气的运动变化)为基础的,气化的表现形式多种多样,概言之为升、降、出、入。人体与外环境之间物质、能量、信息的交换活动,主要表现为气的出入运动,如地气水谷经口入胃出于肠、天气经鼻呼吸出入肺等。人体之内气的变化活动主要体现为升降运动。人体之内的气化,有先后次序,有轻重缓急。如元气受之于父母,肾气化生于自身,精气遗传于子女。血气行于脉中为营血、行于脉外为卫气、行于唇齿为津、达于皮毛为汗、而百骸由是皆有生生之气而人身温和。

三、因时制宜是把握天人关系的要点

《素问·六节藏象论》第九和《灵枢·官针》第七都认为:"不知年之所加,

气之盛衰,虚实之所起,不可以为工。"

1. 养生知常执中　周期存在,至大无外,宇宙中银河系、太阳系、地球系、月亮都有运行周期;至小无内,分子是保持物质基本特性的最小单位,原子是化学变化中的最小粒子,元素、电子层也都有周期性。

人的生命活动要顺应自然界的运动变化,使自身的精神活动、起居作息、饮食五味、工作时序等与地球自转一周形成的日节律,月球绕地球公转一周形成的月节律,地球绕太阳公转一周形成的年节律,木星绕太阳公转一周形成12年的地支节律,土星绕太阳公转一周形成30年的节律,太阳系运行30年在银河东、30年于银河西形成60年的五运六气节律等的规律相适应,以求实现人天的统一和谐而保持健康。

日节律:一天十二个时辰,不同的经脉在不同的时辰有兴有衰。《灵枢·痈疽》第八十一:"经脉流行不止,与天同度,与地合纪。"《针灸大成》歌括为:肺寅大卯胃辰宫,脾巳心午小未中,申膀酉肾心包戌,亥三子胆丑肝通。

月节律:每七天为一周,即1/4个月亮周期。《素问·八正神明论》第二十六:"月始生,则血气始精,卫气始行;月郭满,则血气实,肌肉坚;月郭空,则肌肉减,经络虚,卫气去,形独居。是以因天时而调血气也。"

年节律:《素问·四气调神大论》第二:"夫四时阴阳者,万物之根本也。所以圣人春夏养阳,秋冬养阴,以从其根,故与万物沉浮于生长之门。逆其根,则伐其本,坏其真矣。故阴阳四时者,万物之终始也,死生之本也,逆之则灾害生,从之则苛疾不起,是谓得道。"

2. 百病生于气也　人体生命活动异常,是气的升降出入失调。《素问·至真要大论》:"夫百病之生也,皆生于风寒暑湿燥火,以之化之变也。"外因是变化的条件,内因是变化的依据,外因通过内因而起作用。人之气有余则邪从阳化热便是火;气不足则邪从阴化寒就是寒。这就是"从化"论。用升降出入以分析人的生机、病机,指导疾病的诊断和治疗,目的是维护或恢复神机、气立的正常活动。神昌则生命活动旺盛,"神应于中"是治疗赖以奏效的内在根据,神之"使"与"不使"是治疗获效与否的决定性因素。神去则机息,气止而化绝,气化活动一旦停止,生命活动也就自然终止,任何治疗技术也将无能为力。

3. 治病达变致和　天人合一,以人体与外界环境的协调统一为重点。《素问·八正神明论》第二十六谓治病应"先知日之寒温,月之虚盛,以候气之浮沉而调之于身"。

日节律的运用:如张志远《博览各家勤临证　发微学说求实效》载有定时用药治头痛案,头痛每天 18 时发作至 21 时加剧,为阴盛寒阻于厥阴所致,遂以大剂吴茱萸汤投之,并改变早晚服药方法,于发作时连服 2 次而收到明显效果。田文《审时应天　通汇古今》谓:冠心病患者每天早晨 7 时 30 分服 1 剂"时心灵"均能收到满意疗效。

月节律的运用:如靳士英《实践"临床史观"的体会》谓广州中医药大学研究人员采用了临床、实验与调查等方式,研究了月经周期与月相的关系。胡玉荃临证有"月经病的周期调治"经验,分经前及月经期、经后期、排卵期、排卵后期四个阶段辨证用药。

年节律的运用:春夏养阳,秋冬养阴,如三伏三九贴敷疗法。冯宪章《融汇中西求其精》一文对于银屑病患者每年春季和秋季预防性地服用中药,预防疾病的复发。刁本恕《博学圆融恕仁精诚》提到重视二十四节气对疾病的影响,对一些疑难、久病患者常嘱其交节时复诊。

五运六气节律的运用:主要用于 60 年周期性发病规律的认识。五运指金、木、水、火、土五颗行星的运行对地球气候变化的影响,为客气。六气指地球绕日公转造成气候的风、火、暑、湿、燥、寒的变化顺序,是主气。如田文《审时应天　通汇古今》一文中对 1978—1989 年 12 年间 1927 例脑梗死的发病时间规律进行统计分析,发现脑梗死发病具有五运六气节律。对北京天文台和紫金山天文台提供的天文资料进行分析,发现木火土金水五大行星视半径的变化与气象变化和脑梗死发病均有对应关系。

《内经》气化理论在儿科的应用体会

一、为什么讲气化?

1.《内经》气化理论是中医学的精华所在　气化理论是中医理论的基础。

病因理论:认为六气的变化,是疾病(外感)的病因。

病机理论:以六气变化来认识疾病的性质。"诸风掉眩,皆属于肝。诸寒收引,皆属于肾。诸气膹郁,皆属于肺。诸湿肿满,皆属于脾……诸痛痒疮,皆属于心。"

治则治法理论:因时、因地、因人制宜。"时有常位,而气无必也""正气存内,邪不可干""邪之所凑,其气必虚""谨察阴阳所在而调之,以平为期"。

方剂药物理论:"一剂遍全球,一药通古今",涉及方剂的君臣佐使、药物的性味归经。

养生康复理论:"药以祛之,食以随之""食养尽之,无使过之伤其正也""无代化,无违时,必养必和,待其来复"。

2.气化理论是中医自身标准及参照系 半个世纪以来,中医的气化问题没有解决好,中医自身标准及参照系丢失,被强加了一个必须符合西医学的标准,选择了一个西方科学的条条框框的坐标系。

无论是中西医结合、旧三论、新三论,乃至多学科中医研究,半个多世纪以来中医科学化研究的实质,都是试图在原子论时空层面的西方科学、西医学中寻找其原理与根据,这固然也有一定的积极意义,但不能解决中医自身学术的问题。

因为这些研究并没有真正意识到传统中医理论与实践所涉及的另一层面的不同于原子论时空的气化物理时空。

3.气化理论对当代中医具有战略意义 中医学术、中医研究回归到遵循气化的东方传统中来,进行战略性的、主流性的不懈努力,是中医再造辉煌,也是全社会得以获得优质便廉医疗服务保障的现实途径。

二、什么是气化

1.气化有层次

(1)宇宙的气化:一气,通天下一气耳。至大无外,至小无内。

(2)太阳系气化:二气,天地之气。天气:日(太阳)气化,月(太阴)气化,五运六气,等等。地气:水、火、木、土、金,元素、物质、生物等。

(3)地球系气化:三气、四气、五气、六气等。

(4)人的生命之气化:神器,神机,气立。生、长、壮、老、已。形气,神气。元气、肾气、精气。先天之气、后天之气。三焦之气。气(清气、浊气),血(血气、营气、卫气),津(水气),液(水气)。五脏六腑之气、经络之气、四肢百骸之气等。

(5)人的疾病之气化:病因。病机。从化。神应。神去气止。

2.气化有顺序

气:天地间的万物,包括人类,都是由气所组成的。人类创造的最大概念是宇宙（太虚），依次可为银河系、太阳系、地球系、地球……分子、元素、原子……《庄子·天下》："至大无外，谓之大一；至小无内，谓之小一。"《庄子·知北游》："人之生，气之聚也，聚则为生，散则为死。……通天下一气耳。圣人故贵一。"重点是地球上的六气：地球绕日公转造成气候的风、热（火）、暑、湿、燥、寒的变化顺序。

化："物生谓之化"，地球上的生命现象都叫"化"。

气化：气的运动变化。有气才有化，"气止则化绝"。

（1）整体观念的顺序：依次为人与自然（天）、人与社会、人体自身的整体一致性。天人关系即人与自然的关系。其中天人相参、天人相应、天人感应是理论认识，天人合一是实践活动，关键在"人应天"。天人关系的物质基础是"气"，本质是"气之化之变"，形式是气的升降出入运动。

①整体观念

自然环境：五运（时候：日、地、月、木火土金水五星）、六气（气候）、生物（物候）、水源、饮食物来源等。

自然人：空间、行为习惯（起居、睡眠、饮食、排泄）等。

社会人：信息（期望与七情）、利益（趋利避害）、道德（行为价值观念）、社会（角色、秩序、交往）、态度（乐观）、文化（向用五福）等。

人之病：潜伏期、前驱期、典型症状期、恢复期、后遗症期等。

病之人：痛苦忧患→治愈，帮助，安慰。

知常执中，顺应自然规律以养生保健；达变致和，"制天命而用之"，利用自然规律以造福人类。

②五福导向：引导家长和社会从正面的积极的乐观的态度，以变蒸学说、天癸学说看待儿童的"长"与"病"。

执中致和，向用五福（寿、富、康宁、攸好德、考终命）。依法执业，热忱服务，适事为故，满意为度。

医的作用：体现在优生优育以维护人类自身的再生产，预防保健以维护社会生产力，治病解痛以保障社会生产力，尽终善已以安然回归大自然。

医学的目的：实现人的生态和谐——人体自身精、气、神、形的和谐，人与社会的和谐，人与自然的和谐。

注重整体观念，讲究服务艺术。

（2）天人次序：天地→人→命→精→神→形→气化。天地造人，父母给命。生之来谓之精，两精相搏谓之神。人类处在天地之间，气交之中。人体曰"器"，人体和环境的边界是人的皮肤、指（趾）甲、黏膜，即"天人之际"。黏膜外、皮甲内是人体自身，黏膜内、皮甲外是天（地球也是天体）。玄府是体内"小一"选择性通透的通路。玄之又玄，众妙之门。"神机"在人之体内，是主宰调控生命活动的机制。"气立"为"根于外者"，是由于外环境中存在着人之生命赖以存活的自然条件。

人之气化形式：升、降、出、入。人之生命活动是以"气化"（气的运动变化）为基础的，气化的表现形式多种多样，概言之为升、降、出、入。人体与外环境之间物质、能量、信息的交换活动，主要表现为气的出入运动，如地气水谷经口入胃出于肠、天气经鼻呼吸出入肺等。人体之内气的变化活动主要体现为气的升降运动。

（3）人体内的气化次序：人体之内的气化，有先后次序，有轻重缓急。如元气受之于父母，肾气化生于自身，精气遗传于子女。血气行于脉中为营血、行于脉外为卫气、行于唇齿为津、达于皮毛为汗。人身有生生之气而温和。

3. 气化有周期　周期存在，至小无内，至大无外：至大无外，宇宙中银河系、太阳系、地球系、月亮都有运行周期；至小无内，分子是保持物质基本特性的最小单位，原子是化学变化中的最小粒子，元素、电子层也都有周期性。

人的生命活动要顺应自然界的运动变化，使自身的精神活动、起居作息、饮食五味、工作时序等与地球自转一周形成的日节律，月球绕地球公转一周形成的月节律，地球绕太阳公转一周形成的年节律，木星绕太阳公转一周形成 12 年的地支节律，土星绕太阳公转一周形成 30 年的节律，太阳系运行 30 年在银河东、30 年于银河西形成 60 年的五运六气节律等规律相适应，以求实现人天的统一和谐而保持健康。

三、气化在儿科应用要点

1. 人应天的周期节律　《灵枢·官针》与《素问·六节藏象论》载："不知年之所加，气之盛衰，虚实之所起，不可以为工也。"将天文历法知识列入从医的基本要求。

"岁"是天文概念，是指地球绕太阳公转一周的实际天文时间（365.25天）。所有历法都是以太阳为背景制定的。

"年"是历法术语,所谓历法,就是根据天文变化的自然规律,计量较长的时间间隔,判断气候的变化,预示季节来临的法则。"年加",既指历法中如何处理天文一"岁"所余时日的方法,也指五运六气理论中的气运太过不及、客主加临等情况,还指《灵枢·阴阳二十五人》中的"忌年"。

"气之盛衰",是指各年份及其不同季节气候变化的太过与不及。

"虚实之所起",是指不同时季节气候变化给人体造成的虚实病理改变。

《黄帝内经》是这样要求的,也是率先践行的。如在"运气七篇"中反复强调要"先立其年,以明其气",并且依据气运变化的具体情况实施治病用药的处方原则。

(1)人应天周期节律的天文依据

太阳系中的行星绕太阳公转,以地球绕太阳公转一周的时间为1年,地球到太阳的距离为1个天文单位,则木、火、土、金、水等行星绕太阳公转一周的时间和木、火、土、金、水等行星到太阳的距离如表所示。

太阳系中太阳与行星的距离和行星绕太阳公转一周的时间表

太阳	水星	金星	地球	火星	木星	土星
天文单位	0.4	0.7	1	1.5	5.2	9.5
公转(地球年)	0.24	0.62	1	1.88	11.86	29.46

(2)人应天的日、月、年周期节律

日节律:一天十二个时辰,不同的经脉在不同的时辰有兴有衰。《灵枢·痈疽》第八十一:"经脉流行不止,与天同度,与地合纪。"《针灸大成》歌括为:肺寅大卯胃辰宫,脾巳心午小未中,申膀酉肾心包戌,亥三子胆丑肝通。

月节律:每七天为一周,即1/4个月亮周期。《素问·八正神明论》第二十六:"月始生,则血气始精,卫气始行;月郭满,则血气实,肌肉坚;月郭空,则肌肉减,经络虚,卫气去,形独居。是以因天时而调血气也。"

年节律:《素问·四气调神大论》第二:"夫四时阴阳者,万物之根本也。所以圣人春夏养阳,秋冬养阴,以从其根,故与万物沉浮于生长之门。逆其根,则伐其本,坏其真矣。故阴阳四时者,万物之终始也,死生之本也,逆之则灾害生,从之则苛疾不起,是谓得道。"

(3)人应天60年的五运六气周期节律

运:天体运行。气:地球大气。

五运六气节律:是太阳系运行 1 个周期形成的地球大气的 60 年周期性变化节律。太阳系运行,30 年河东、30 年河西。河:银河。主要用于 60 年周期性群体发病规律的认识。

天气:五运为客气,主岁。指木、火、土、金、水五行对地球气候变化的影响。

地气:六气是 1 年的主气,主时。指地球绕日公转造成气候的风、火(热)、暑、湿、燥、寒的变化顺序。

"天气始于甲,地气始于子,子甲相合,命曰岁立,谨候其时,气可与期"。

2. 人体气化的几个问题

(1)天人之际

皮肤:在外。为肺之合。

黏膜:大多在内,部分在外。包括呼吸道黏膜、消化道黏膜、其他部位黏膜。

甲:指甲、趾甲。

黏膜外、皮甲内是人体自身,黏膜内、皮甲外是天(地也是天之一)。

玄府:选择性透过的通路。玄之又玄,众妙之门。

(2)生化之宇:中医把人体看成是生生化化的一个容器,《素问·六微旨大论》谓"器者,生化之宇"。人体和环境相互作用,有一个完整的边界,人的皮甲黏膜就是边界屏障,也就是"天人之际"。生命体与外环境之间物质、能量、信息的交换活动,主要体现为气的出入运动,如水谷入口、呼吸精气等;而生命体内的气化活动则主要表现为升降运动。《素问·六微旨大论》指出:"出入废则神机化灭,升降息则气立孤危。故非出入,则无以生长壮老已;非升降,则无以生长化收藏。是以升降出入,无器不有。故器者,生化之宇,器散则分之,生化息矣。故无不出入,无不升降。"

生命过程的主导在神气(神机、气立),形只是精气神的载体。人在与自然、社会相合的同时,实现自己生命状态精、气、神、形的协调统一。

(3)神机、气立、气化:《素问·五常政大论》:"岐伯曰:根于中者,命曰神机。神去则机息。根于外者,命曰气立,气止则化绝。故各有制、各有胜、各有生、各有成! 故曰:不知年之所加,气之同异,不足以言生化,此之谓也。帝曰:气始而生化,气散而有形,气布而蓄育,气终而象变,其致一也。"

所谓"神机",即生命体的生命力。指神对生命体内气化活动的调控与主宰。机,即关键,如扳机。如张介宾注说:"以神为生死之主,故曰神机。"

人之气(气立):"气立",是人从母体分娩后吸入第一口空气,建立了自身独立自主的呼吸,标志是第一声啼哭,使人成为宇宙中独立的一分子。一旦气立,便开始气化。

所谓"气化",主要指生命体与自然环境之间"气"的交流与转化,也可以说,是生命体与外环境之间的物质、能量、信息的交换活动,是生命体赖以生存的条件。《素问·宝命全形论》云:"人以天地之气生,四时之法成。"即阐明了其重要性。由于外环境中存在着生命赖以存活的自然条件,正如《素问·六节藏象论》所云"天食人以五气,地食人以五味",故称"气立"为生命体"根于外者"。

张景岳《类经》曰:"物之根于中者,以神为主,而其知觉运动,即神机之所发也;物之根于外者,必假外气以成立,而其生长收藏,即气化之所立也"。

三焦气化:人体若器,三焦是体内新陈代谢物质交换的场所,"总司人体的气化",形式是"升降出入":升降→体内过程,出入→体内外交换过程。三焦气化,是通过气的运动对体内精、气、血、津液等物质进行一系列的加工与改造作用,即新陈代谢的生化过程。上焦,心肺输布气血,以"熏肤充身泽毛,若雾露之溉"——"上焦如雾"。中焦,脾胃腐熟、消化、吸收、转输水谷精微,化生营血,如酿酒一样——"中焦如沤"。下焦,肾与膀胱的排尿作用、肠道排泄大便的作用,犹如沟渎一样——"下焦如渎"。

变蒸理论:人体温度是气化功能的体现。在正常体温下才能进行正常生命活动。变是形体日新月异,"变则上气";蒸是能量代谢充足的体现。只有蒸,才能气化,才能保持体温恒定,"蒸则身热"。

(4)致中和

中:适当、恰好、正常。太过、不及都是病。

健康:不多不少,正常生活。健康标准:因年龄、性别、民族、行业、职责要求而异。

《中庸》云:"中也者,天下之大本也,和也者,天下之达道也,致中和,天地位焉,万物育焉。"《素问·四气调神大论》:"万物并育而不相害,道并行而不相悖""与万物沉浮于生长之门"。

医学诊断:不应仅仅是找疾病,还得找人体的积极因素。

《汉书·艺文志·方技略》:"方技者,皆生生之具。"生生:生命,生存、发展。方技是帮助生命生存、发展的工具和技术。

医学的本质功能是为人类健康服务——努力发现和发展人的自我健康能力,成为对人的自我健康能力发展服务的一门学问。医乃仁术是中医药文化的核心价值观。保卫生命,为人类造福,超越了"趋利避害"的生物本性。

人的生命可分为健康、亚健康、疾病三种状态。但病与不病、愈与未愈、健康与亚健康,诊断的精确度是无止境的,证据的搜集也是无止境的。因为天地之间有万物,整体之中有局部,组织内部有细胞,细胞之中有分子,分子之中有原子……

《庄子·杂篇·天下》:"一尺之捶,日取其半,万世不竭。"捶:马杖。通"箠",短木棍。要理论与实践相结合,注意现实可行性。

(5)气化时机:气不可断、化不可代、时不可违、机不可失。

3.百病生于气也

(1)六气与六淫:人体生命活动异常,是气的升降出入失调。《素问·至真要大论》:"夫百病之生也,皆生于风寒暑湿燥火,以之化之变也。"

六气:地球绕日公转,按每年二十四节气的次序,造成气候的风、热(火)、暑、湿、燥、寒的变化顺序。初之气为厥阴风木,大寒起至春分前,气候变化多风。二之气为少阴君火,春分起至小满前,气候逐渐转热(火)。三之气为少阳相火,小满起至大暑前,气候炎热(暑)。四之气为太阴湿土,大暑起至秋分前,气候变化以湿气为重。五之气为阳明燥金,秋分起至小雪前,气候变化以燥气较重。终之气为太阳寒水,小雪起至大寒前,气候严寒。

二十四节气歌:春雨惊春清谷天,夏满芒夏暑相连。秋处露秋寒霜降,冬雪雪冬小大寒。每月两节不变更,最多相差一两天。上半年来六廿一,下半年是八廿三。

六气与六淫的区别:关键在个体状态。能耐为享,即六气;不耐则受,即六淫。以小儿穿着过暖,汗出感受风寒者居多,多宗汉代张仲景《伤寒论》立法用药。风热、火者按温热病论治。暑、湿热者按湿热病论治。寒湿、阴暑则多宗《太平惠民和剂局方》芳香温通,行气化湿。燥者多宗喻嘉言清燥救肺治法,区别在于温燥,凉燥。小儿体禀纯(弱、少)阳,易于化热,即使感受风寒,每易郁而化热,多成外寒里热、表里并见之证,治宜表里双解,解表清里,应据表证里证孰轻孰重,斟酌用药。金代刘完素1172年撰《黄帝素问宣明论方·儿科论》,提出"大概小儿病者纯阳,热多冷少也",并用辛苦寒凉治疗小儿热性病。清代陈复正1750年撰《幼幼集成·卷之三·咳嗽证治》,称"咳嗽初起,切不可误用寒凉及滋阴之药,闭其肺窍,为害不小。俱以辛散为先着,俟痰应之后,渐加滋阴则得矣"。

(2)从化:外因是变化的条件,内因是变化的依据。体质气有余则热化;气不足则寒化。从阳化热:气有余便是火。从阴化寒:气不足就是寒。要考虑患者的体质,进行个体化治疗。

清代吴谦等编撰《医宗金鉴·伤寒心法要诀·伤寒传经从阳化热从阴化寒原委》,曰"六经为病尽伤寒,气同病异岂期然,推其形藏原非一,因从类化故多端。明诸水火相胜义,化寒变热理何难,漫言变化千般状,不外阴阳表里间。"

六经,谓太阳、阳明、少阳、太阴、少阴、厥阴也。为病尽伤寒,谓六经为病,尽伤寒之变化也。气同,为天之六气,感人为病同也。病异,谓人受六气生病异也。岂期然,谓不能预先期其必然之寒热也。推其形藏原非一,谓推原其人形之厚薄,藏之虚实非一也。因从类化故多端,谓人感受邪气虽一,因其形藏不同,或从寒化,或从热化,或从虚化,或从实化,故多端不齐也。明诸水火相胜义,谓水胜则火灭,火胜则水干也。化寒变热理何难,谓邪至其经,或从阴化为寒,或从阳变为热,即水火相胜从化之理,何难明也。漫言变化千般状二句,谓伤寒变化千般,总不外乎阴阳表里间也。

(3)神应于中:神昌则生命活动旺盛,用升降出入以分析人的生机、病机,指导疾病的诊断和治疗,目的是维护或恢复神机、气立的正常活动。"神应于中"是治疗赖以奏效的内在根据,神之"使"与"不使"是治疗获效与否的决定性因素。神去则机息,气止而化绝,气化活动一旦停止,生命活动也就自然终止,任何治疗技术也将无能为力。

夏有真寒须助阳

一、夏有真寒的概念

谚云"夏有真寒",是指夏天人体因阳气充实于体表,体内阳气则显得不足,而出现的阳虚内寒证。加之冷饮、冷气、贪凉,易引发腹痛、腹泻、肠套叠、急性胃肠炎、营养缺乏、牙本质过敏及牙髓炎、伤风感冒、冷气过敏型哮喘、喉痉挛、急性咽喉炎、阴暑、面瘫、风寒湿痹、头痛症等。

二、夏有真寒的原因

夏季是一年中阳气最盛的季节,气候炎热,人体新陈代谢旺盛,阳气外发,人体阳气充实于体表,为适应炎热的气候,皮肤毛孔开泄,而使汗液排出。通过出汗,以调节体温,适应暑热的气候。毛孔开放后易使体内阳气显得不足,而伏阴在内,出现阳虚内寒证,常因冷饮、冷气、贪凉引发疾病。

阳虚内寒总的致病机制是寒凝血滞,会出现一系列腹痛、头痛、风湿痹痛等,阳虚内寒脾阳虚,则严重地影响脾胃功能,出现腹泻及胃肠功能紊乱。阳虚内寒表阳虚,则伤风、哮喘、咽喉不适。

1. 冷饮引发的疾病 冷饮致病机制是夏天人体全身血管处于扩张状态,饮用过量冷饮、冷食后,胃肠受到冷的刺激,血管骤然收缩,而使血流量减少,出现一系列病症。如:①冷饮刺激肠黏膜和胃肠壁内的神经末梢,引起胃肠痉挛而出现腹痛。②冷刺激使肠蠕动失常,迫使一段肠子"套进"另一段肠腔中去,引起肠套叠。③冷饮可冲淡胃酸,使消化功能下降,胃酸的杀菌能力也会减弱,易患急性胃肠炎。④冷饮中含糖量高,可大量消耗人体中的维生素,导致食欲减退。另外,食用冷饮后胃肠道内温度骤然下降,血管收缩,血流减少,使胃蛋白酶、小肠淀粉酶及脂肪酶的分泌减少,从而影响人体对食物的消化,甚至造成消化道功能紊乱和营养缺乏。⑤骤冷的刺激会引起牙髓组织的血管收缩、痉挛;长期的冷刺激易引起牙本质过敏及牙髓炎,进而影响牙齿的寿命。

2. 冷气引发的疾病 在空调环境中,一是温度设定的太低,与室外温差大,一进一出、忽冷忽热导致病变;二是微生物滋生,容易感染由此引发的疾病。常见病症有:①伤风感冒:主要症状是头痛、流鼻涕等。②冷气过敏型哮喘:过敏体质的儿童,如果突然进入空调室,呼吸道受到冷空气的突然袭击,原本就处于高反应状态的气管、支气管会反射性地痉挛,引起咳嗽、气喘。③喉痉挛、急性咽喉炎:喉头遇到冷的刺激,可引发咽喉平滑肌痉挛,喉部血管会急剧收缩,出现咳嗽、咽痛、声音嘶哑;如果长时间收缩就会反射性地引起喉痉挛;咽喉突然受到寒冷刺激,抵抗力减弱,使粘在呼吸道黏膜上的病毒乘虚而入,使咽部黏膜充血、肿胀,而发生急性咽喉炎;喉痉挛、咽喉炎会导致喉梗阻、呼吸障碍。

3. 贪凉引发的疾病　①阴暑:是夏季暑热湿盛之时,过于趋凉,导致风、寒、湿邪侵袭机体而引起,常见身热,无汗恶寒、关节酸痛、腹痛腹泻等症。②面瘫:多为天热贪凉,开空调或直吹电扇,以及敞门窗就寝而"受风""着凉"所引起。③风寒湿痹:因贪凉解热,冲凉水澡、吹电风扇、睡水泥地板等,致身体血管强烈收缩,肌肉因缺血缺氧而发生抽搐、痉挛、疼痛,四肢及腰背肌肉呈僵硬,四肢发凉,面色苍白,可伴头晕、全身无力、发热、寒战。④头痛症:冷刺激可引起头部血管痉挛和面部的肌肉、血管收缩,表现为头顶发麻,头痛等。

三、夏有真寒调理方法

暑热外蒸,汗液大泄,毛孔开放,机体最易受风寒湿邪侵袭。因而在炎热的夏天,仍然要注意保护体内的阳气。汪绮石《理虚元鉴》曰"夏防暑热,又防因暑取凉,长夏防湿",指明了在盛夏要注意保护人体阳气,防止因避暑而过分贪凉伤害体内的阳气。夏天保护阳气的措施包括如下内容。

1. 不可贪凉饮冷　①不饮冷无度,尽量饮用白开水、绿豆汤等消暑,饭前饮用热水热汤。②不在露天乘冷过夜,《养老寿亲书》曰:"夏日天暑地热,若檐下过道,穿隙破窗,皆不可乘凉,以防贼风中人。"《摄生消息论》曰:"不得于星月下露卧,兼使睡着,使人扇风取凉。"③在乘凉时,要特别注意盖好腹部,可戴"兜肚"。

2. 谨防冷气　室内外的温差不宜过大,以不超过5℃为好。室内温度不少于25℃;入睡时,最好关上空调;空调房里不要长期关闭,要常使室内空气与外界空气流通;当感觉有凉意时,一定要站起来适当活动四肢和躯体。

3. 要防湿邪侵袭　①饮食宜清淡,少油腻,要以温食为主,饮食要稍热一点,不要过于寒凉;亦不要吃得过多,但在次数上可稍多一些。②居住环境切忌潮湿,要通风、防潮、隔热。

4. 用辛热之剂　张仲景在《伤寒论·辨脉法第一》中指出"……五月之时,阳气在表,胃中虚冷",常用辛热之方剂,如桂枝汤等。也可以用姜来解问题。"冬吃萝卜夏吃姜,不劳医生开药方"是长期实践经验的总结。现代研究表明,姜中含有多种芳香性的挥发油,还有姜辣素、树脂、淀粉和纤维等。所以,姜在炎热时节有兴奋、排汗降温、提神等作用,可缓解疲劳、乏力、厌食、失眠、腹胀、腹痛等症状;生姜还有健胃增进食欲的作用。生姜温通表里,温中发表,可使表里通畅,暑热易透发。喝姜汤,能驱散脾胃中的寒气,喝姜枣汤(即姜和大枣熬的汤），有暖胃养胃的作用。热姜汤，用毛巾浸水热敷患处、洗手或者泡脚，能达到散风趋寒、舒筋活血的作用。

5.以热制热 ①喝热水热汤，以出汗将人体的热量散发出体外，排尿也可带走一部分热量，使人感到凉快。常言说得好"吃饭先喝汤，到老不受伤"。②洗热水澡、热毛巾擦身。不仅可以保持皮肤清洁，而且还能促使皮肤透气，有利于机体排热。③热水烫脚。"睡前洗脚，胜似补药"，洗脚的时候虽然感觉有点热，但洗后倍感凉爽、舒适；睡前热水烫脚还能起到助眠的作用。④经常性地适度参加户外耐热锻炼，提高对高温的适应能力，亦是"以热制热"的好方法。⑤吃辣。选用藿香、花椒、桂枝、肉桂、大蒜、生姜或干姜等辛辣热性药食两用之品，不仅是解暑的好方法，而且还可以免受许多寒冷疾病之苦。吃辣可以促使人体排汗，在闷热的环境里增添凉爽舒适感，还可帮助消化，增加食欲，增加体内阳气。

"毒"在温病发病中的意义

毒，作为温病的原因，指存在于自然界中具有生物活性的一类致病物质。明末医家吴又可在《温疫论》中称之为"杂气"。毒的种类繁多，包括西医学认识到的各种病原微生物。从其致病性质来看，可分为温热之毒和湿热之毒两大类。不同的毒，可选择性地入侵不同的脏腑经络，产生不同的温病。没有毒，相应的温病就不会发生。因此，毒是温病发病不可缺少、决定温病特异性的因素。不同的地域和气候的变化是毒滋生繁殖的重要条件，故毒致病有地方性和季节性，而毒的传播程度则取决于社会因素。因此，毒能否侵入人体，取决于人所处的地域、季节和社会因素。

毒存在于自然界中，非人体所固有，其侵入人体必由外入内，不外由鼻吸入犯肺、由口食入犯脾胃、由皮毛侵入犯血脉三途。毒借六淫之势，六淫助毒之威，二者常相兼为患，为病既重且速。故六淫是毒侵人体导致温病发病的重要的外在条件。

毒侵人体之后，正邪相互斗争，若正气胜而灭毒或抗毒外出，则不病；反之则毒留体内滋生繁殖。毒强则病发，毒弱则未必骤发，其后因饱食劳碌，或忧思恼怒，或外感六淫致正气受伤，邪无所制而发病。因此，人体正气弱而不能灭毒或抗毒外出,是发病的内在因素。

温病的发病类型,从毒的致病性质及临床特点来看,不外温热病和湿热病两大类。因感受温热之毒而发病,具有起病急、传变快、变化多、热象偏重、易伤津液等特点的为温热病,如风温、春温、暑温(暑热病)、秋燥、冬温、温毒、温疫(暑燥疫)、温疟。因感受湿热之毒而发病,具有身热不扬、气机阻滞、水液代谢失常、脾胃运化功能障碍、病势缠绵难愈等特点的为湿热病,如湿温、暑温(暑湿病)、伏暑、温疫(湿热疫)。

发热是温病的主要特征。毒是发热的原因,发热是毒强而正气奋起抗毒、产生特异性抗毒能力的表现,毒灭则热除。若却毒而未灭毒,则可复发,故见寒热往来;若毒与体内积、滞、湿邪相兼为病,则可见日晡潮热或身热不扬;若毒与正气相持,发热日久,耗伤正气,阴液受损,正气朝强而暮衰,故见发热夜甚或夜热早凉;若病久耗阴,损及肝肾,致肝肾阴亏,则可持续低热,此其大概。由于毒的强弱及个体状况不同,温病发热的热型、体温的高低、波动的幅度、持续的时间、有无寒战及自觉症状的轻重等常各不相同。

认识毒在温病发病中的作用,不仅可发展病因理论,并且可以提示预防途径,指导临床治疗。在治疗方面,应始终以灭毒为主。或选用有效药物直接灭毒,即吴又可《温疫论·论气所伤不同》所谓之"一病只有一药之到病已";或兼用疏风散寒、清暑化湿润燥之法以除六淫;或兼用消积导滞化湿之法以祛积、滞、湿邪;或兼用扶正养阴之法以扶正解毒。

毒邪病因论

毒邪是严重危害人类健康的常见致病因素之一,全面、正确的认识毒邪,探讨毒邪危害人体致病的机制,寻求预防治疗毒邪有效的方法,对保健防病、提高临床疗效有重要意义。

一、何谓毒邪

中医学中的"毒",一指发病之因,二指病机,三指病证,四指治则治法,五泛指药物或药物的毒性、偏性和峻烈之性。邪,中医指一切引起疾病的因素。

毒邪是一个病因概念,是一类致病物质的总称。毒邪与一般意义上的邪在程度深浅上有明显不同,只有引起机体严重的阴阳气血失调、具备一定特点和特殊症状的邪才能称之为"毒邪"。

毒隶属于邪,毒是邪中的一部分。"毒"作为病因,一是指对生物体有害的物质。《古书医言》"邪气者,毒也",《辞源》"物之能害人者皆曰毒",此"毒"作为广泛的病因,与"邪"是同义词。二是《说文解字》"毒,厚也",厚有程度重之意,此"毒"与邪性质相同而程度有别。

以人体为界,毒邪可分为以下两类。

1. 外来之毒邪 简称"外毒",是来源于人体之外的自然界产生的有害于人体健康,破坏正常生理功能,导致或促进疾病发生的物质。结合西医学的认识,外毒包括化学致病物、物理致病物、生物致病物等。

(1)化学致病物包括药毒、毒品、各种污染、秽毒等。

(2)物理致病物包括跌仆损伤等意外伤害,水、火、雷、电等自然灾害,气候、气温变化、噪声、电磁波、超声波、射线辐射对人体的干扰等。其中气候变化是引起疾病发生的因素之一。人体功能受四季气候影响,而外毒滋生、繁殖及其毒力的强弱也随着四季气候变化而变化。气候变化是毒邪、疫疠之毒产生和传播的重要条件。温病毒邪、疫疠之毒的滋生、繁殖自然受六气变化的制约。没有六气,就没有外毒的生成,《素问·至真要大论》:"夫百病之生也,皆生于风寒暑湿燥火,以之化之变也。"

(3)生物致病物包括温病毒邪、疫疠之毒、虫兽毒等。由于历史条件的限制,古人尚未能发现各种致病微生物,但已感知到了它们的存在和危害性。《肘后备急方》认为"毒有差别,致病各异";《诸病源候论·温病令人不相染易候》说"人感乖戾之气而生病,则病气转相染易,乃至灭门";吴又可《温疫论》明确指出"一气自成一病"。

2. 内生之毒邪 简称"内毒",是人体在生命过程中的代谢产物或人体在外邪作用下产生的病理产物积聚郁滞所化生的超过自身排泄能力的一类对自身有害的致病物质。内毒包括以下几个方面。

(1)饮食变毒:饮食若超出自身耐受量,则可转化成毒。如过饮久饮之酒毒;过食为病之食积化毒;大便燥结,影响毒素排出,吸收毒素过多成粪毒;血糖、血脂过高形成糖毒、脂毒等。

(2)水液成毒:水、津、液本为体内的正常物质,若超出生理需要量,或停留于局部,或失其所,也成为一种毒。如水液代谢紊乱,水液过多为病之水毒、湿毒;机体在代谢过程中产生的各种代谢产物排出困难,蓄积日久,郁而化毒则为浊毒、痰毒、尿毒等。

(3)诸气生毒:《素问·举痛论》"百病生于气也",气不通畅,则毒邪内生。如气盛生毒,因气有余便是火热,火热之极即为毒;热毒、火毒的存在又可进一步伤害人体脏腑组织产生腑实、阴伤、血瘀等一系列病理后果;气郁生毒,情志变化刺激过于突然、持久,使脏腑功能紊乱,升降出入失常,影响气机的通畅条达,津血的输布,可郁蓄而为毒,从而导致疾病。

(4)血瘀生毒:血液运行失常而化生的病理产物,常表现为瘀毒、出血、癥瘕。若瘀久不消,全身持久得不到气血的濡养,则出现面色黧黑、口唇紫暗、皮肤粗糙状如鳞甲,则成瘀毒;瘀血阻滞脉络,血液不循常道,溢出脉外,可见各种出血;体内肿块日久不化,质硬,固定不移,夜间痛甚,即癥瘕。

二、毒邪致病的机制

1.毒邪发病　是指毒邪导致疾病的发生过程。发病与否,取决于毒邪的强弱和正气的盛衰及其相互作用的结果。如《医宗金鉴·痘疹心法要诀·痘型顺逆》云:"气胜毒,则毒为气驭,其毒解矣,故顺也;毒胜气,则气为毒蚀,其气竭矣,故逆也。"毒邪在毒邪导致疾病的发病中起着主导作用。没有毒,相应的疾病就不会发生。

(1)外毒致病:"毒"作为温病的原因,指存在于自然界中具有生物活性的一类致病物质,包括西医学的各种病原微生物。毒是温病发病不可缺少的、决定温病特异性的因素。不同的毒可选择性地入侵不同的脏腑经络,产生不同的温病,没有毒,相应的温病就不会发生。不同地域和气候变化是毒滋生繁殖的重要条件,故毒有地方性和季节性,而毒的传播则取决于社会因素。因此,毒能否侵入人体,取决于人所处的地域、季节和社会因素。"毒"生存于自然界中,非人体所固有,其侵入人体必由外入内,不外由鼻吸入犯肺,由口食入犯脾胃,由皮肤黏膜侵入犯血脉三途。感染的外毒不同,则病变部位、病程经过及临床表现亦不同。

(2)内毒致病:气、血、水、津、液本是组成人体生命结构和维持人体正常生命活动的基本物质;若脏腑功能和气血运行失常使机体内的生理产物或病理产物不能及时排出,蓄积体内过多而化生"内毒"。内毒具有较强的致病作用,并可使已患之病进一步加重。

（3）正气不足是发病的内在根据：若正气胜毒，灭毒或排毒外出，则毒消而不病；反之则毒留体内而为"伏毒"，毒强则病发，毒弱则未必骤发，其后可因饱食劳碌、忧思恼怒、外感六淫等致正气受损，毒邪失制而发病。伏毒在机体正气下降时发病，故《素问·评热病论》云"邪之所凑，其气必虚"，因此，人体正气弱而不能灭毒或排毒外出，是发病的内在因素。

2.伏毒、耐毒　伏毒是毒邪内伏于人体，由于毒邪本身的特性，或毒邪毒力不足，机体正气尚强，可耐受制约毒邪而暂时不发病。对毒邪来说，毒邪在人体内隐藏、潜伏的过程就是伏毒，又称潜伏期；对人体来说，正气尚强，可耐受制约毒邪这个过程就是耐毒，或称耐毒期，可长、可短，有的甚至可达十几年。伏毒常与瘀血、痰湿胶结，缠绵难解，有的人"终生带毒""带毒生存"。

三、防治毒邪的方法

防治毒邪可概括为治毒与扶正两个方面。应治毒以解决主要矛盾。外毒以避之、解之为主，使正气免遭损伤；内毒以排之、解之、耐之为主，增强或调节机体清除毒邪的能力，以达到祛除"毒"因，治愈毒病，使"五脏元真通畅，人即安和"的目的。

1.避毒　即躲开毒、防止毒。

（1）防毒邪于未然：《周礼》曰："医师，掌医之政令……令民知所避就。"对政府及卫生主管部门来讲，平时要注重发展体育运动，增强人民体质；进行健康教育，加强预防保健；治理环境污染，大气污染，水源污染；加强食品卫生监督，增强公共卫生安全；大搞爱国卫生运动；加强防疫。在疫病发生时，要及时控制传染源，切断传播途径，保护易感人群，及时发布政令信息，消除公众恐慌心理，维护社会稳定。

《素问·刺法论》有"正气存内，邪不可干，避其毒气"的论述；《素问·生气通天论》有"清静则肉腠闭拒，虽有大风苛毒，弗之能害"的论述。人体具有平衡自身阴阳的功能，是生命力的体现。正气充沛则百脉畅通，气血旺盛则邪毒难以停滞瘀积为患。对具体的个人来讲，要按时进行免疫预防接种、注射疫苗，积极锻炼身体，加强养生保健，恬淡内守，顺应自然，食饮有节，起居有常，不妄作劳，动静有度，提高抗病能力；虚邪贼风，避之有时，讲究卫生，防止染毒。

（2）扶正耐毒防变：毒邪入侵人体后，人体正气在疾病演变过程中起着主要作用，人体通过一定范围内的能力来实现自身阴阳的平衡，疾病可以不治自愈,关键在于阴阳自和。人体正气达到自身阴阳的平衡需要一定的时间。超越了这个范围,则须求助于外来的扶持。一旦发生疾病,治疗越早越好。对医疗机构和执业医师来讲,外毒应解毒祛邪,控制毒邪,防止其流散和转移;内毒当排毒,解毒,固护正气,补益气血阴阳,改善患者生存质量。

毒邪耗伤正气,则人体抵抗毒邪的力量更弱,一方面毒邪越发肆虐,还可致"内毒"滋生;另一方面正气耗伤,耐药毒的能力下降,则会限制药物的使用,也会降低其他抗病方法治疗作用的发挥,故须培补正气。若只排毒而不培补,则会出现毒祛而复生;或毒邪未祛,身体已衰;或正气与毒邪僵持,旷日难愈。

扶正耐毒防变,就是要扶助人体正气,调理脏腑气血阴阳,提高自身的抗毒解毒能力,抵制毒邪对人体的侵袭和损伤。

治病要充分发挥患者的主观能动性,使之产生战胜疾病的坚强信念。反之即《素问·汤液醪醴论》所谓"神不使也";《素问·五脏别论》所说"病不许治者,病必不治,治之无功矣"。医生要解除患者的精神压抑,晓之以利害,告之以宜忌,消除思想顾虑而愉快地积极配合,就会取得事半功倍的效果。

(3)防止"过"生药毒:治病活人要审察病机,无失气宜,适事为故,以平为期,勿使过之。用药的目的是通过适当的药物帮助机体阴平阳秘,增强抗邪御病的能力,恢复健康。人若无正气,则无药物作用可言。过度诊疗、药物过量是"过"生药毒重要原因之一。

药物都是有偏性的。中药在古代本来就叫"毒药",中药的"毒"字就是该味药的偏性,即偏于温凉寒热的药性。中医所谓的"以毒攻毒",就是要利用中药的偏性来祛除(或中和)人体因病邪而产生的偏性。《素问·五常政大论》:"能(耐)毒者以厚药,不胜毒者以薄药,此之谓也。""大毒治病,十去其六;常毒治病,十去其七;小毒治病,十去其八;无毒治病,十去其九,无使过之,伤其正也。"《素问·至真要大论》:"久而增气,物化之常也;气增而久,夭之由也。"如果用反了,便会偏上加偏,即"毒"上加"毒",故《汉书艺文志·方技略》垂诫"有病不治,常得中医"。

2.排毒　采取开泄腠理、疏涤五脏、通导大便、疏利小便等方法,为"毒邪"提供通道,给毒邪以出路,排出毒素,截断毒邪对机体的损伤。一方面促进气血的调畅,使生理和病理产物及时排出体外使内毒不生;另一方面使已生之毒排泄,减轻其对人体正气的耗伤。

(1)宣通窍道(汗法、排痰):该法使水湿痰浊等"毒邪"从窍道排出,调畅气机,同时可改善肺卫病理状态,"开发腠理,致津液,通气也"。

(2)调畅中焦(吐、和法):该法使脾升胃降,升清降浊,促进毒邪的化解和排泄。

(3)疏涤通导(透析、下法):该法顺应毒势下趋,给邪以出路,使里之"毒邪"有外泄之机,促其由二便排出。

3. 解毒 解毒即祛除、化解、中和、杀死、消除、对抗、抑制毒,选择已知的具有特异性抑杀"毒邪"、消减毒性的方法、药物,应根据"毒邪"属性、病势、病变阶段、病变部位,施以不同方法、药物。

(1)根据病性解毒:①温热类证。若"毒邪"初犯,病变多在卫气阶段,病势较轻,正盛毒不衰,则选用甘凉、微苦、微寒之品。若"毒邪"在里,病变范围较广,在气分或营分,或气营(血)同病,病势较重。正邪相争剧烈,毒热炽盛,温热类证以寒凉解毒为主,其中又有辛寒、苦寒、咸寒不同。若毒热炽盛,营阴已伤,多用酸苦咸寒之品,共奏解毒清热滋养之功。②湿热类证。选用芳香辟秽解毒之品,以解毒除热。湿热类证湿重者,主以芳香,佐以寒凉之品解毒;热重者,主以寒凉尤以苦寒为宜;湿热并重则寒凉、芳香并举。

(2)根据病变部位解毒:解毒药物要选择其特异性归经,使药效直达病所。

(3)根据病因种类解毒:结合临床不同证候和现代实验室检查直接或间接分别其不同"毒邪",选择特异性灭毒、消毒、杀毒、解毒的药物。

(4)调气活血利水化湿祛痰解毒:是调畅气机、活血通络、利水化湿、祛痰化浊,以消除病理产物、减轻毒势、分化"毒邪"的方法。因气机不畅是病理重要环节,故以调畅气机为要,"疏气令调,则其道也";目的是《素问·至真要大论》"疏其血气,令其调达,而致和平"。

(5)扶正除毒:当毒强正不衰时,急当灭毒,毒灭正自安;当正虚毒强,不任攻伐时,当扶正灭毒,或扶正即所以灭毒。若正虚毒盛,以扶正灭毒法为主,若正虚毒减时,则以扶正除毒法为主。以甘寒、甘温之品扶正,甘益气阴,温通阳气,寒除毒邪,扶正灭毒,如甘温除热法,甘寒除毒法。

甘温除热法管见

甘温除热法为金代李东垣所创,数百年来一直有效地指导着临床实践。然李氏以"内伤"立论,以"阴火"释理,古今医家见仁见智,莫衷一是。本文就甘温除热法的适应证、大热产生的机制和甘温除热法的用药法度略陈管见。

一、甘温除热法的适应证是外感热病中的气虚毒强发热证

1. 从历史背景看 甘温除热法是李东垣经历了 3 次外感病大流行后,在《内外伤辨惑论》中首次提出来的。《内外伤辨惑论·辨阴证阳证》篇中叙述了金哀宗天兴元年(1232)大梁外感病大流行的情况。一是发病率高:"都人不受病者,万无一二""此百万人"几占居民的全部。二是季节分布:在春末至秋初,"三月下旬……解围之后……几三月"。三是地域局限在大梁。四是发病原因:内因是正气不足,抗病能力下降,"胃气亏乏久矣";外因是感受了"毒"(病原微生物)邪,"一旦饱食太过,感而伤人"。五是临床表现:部分患者出现了"结胸发黄"。根据以上五个特点推断,当属外感热病范畴,符合经接触疫水传播的传染病流行特点,可能包括传染性肝炎或钩端螺旋体病。篇中还追忆了金宣宗贞祐元年(1213)、金宣宗兴定元年(1217)东平、太原、凤翔等地疾病流行的情况。

2. 从内外伤的鉴别点看 《内外伤辨惑论》对内伤和外伤从阴证阳证、脉象、寒热、手心手背热、口鼻、气少气盛、头痛、筋骨四肢、恶食不恶食、渴与不渴、表实表虚、劳役发热与阳明中热等十二个方面进行鉴别。归纳内伤的表现为:发热恶风寒,寒热间作,得衣被或阴阳调和,汗出而解。手足心热。口失谷味,多唾,鼻中清涕,口鼻中皆短气、少气、上喘、懒言、气怯、声低。头痛时作时止。怠惰嗜卧,四肢沉困不收。恶食。轻者不渴,重者口渴。壮热恶热,渴而饮,身痛气短,喘。是虚邪犯表,劳役发热,正气不足之证。外伤的表现为:发热恶寒,寒热并作,恶寒不因衣被而解,必待表邪祛或转里而恶寒乃罢。手背热。鼻气不利,声重有力,口中和。言高声壮而有力。常有头痛。筋骨疼痛,不能动摇,着床枕非扶不起。虽不能食,亦不恶食,口中和,知五味,亦知五谷味。表证不渴,里证口渴。壮热谵语,语声有力。是外中贼邪,阳明中热,邪气有余之证。由此可见,李东垣所列的内伤证候中,既有发热恶寒及壮热恶热、渴饮气喘等毒强火热亢盛症状,又有气怯声低、少气懒言、怠惰嗜卧、恶食、口失谷味等正虚脾胃气虚症状,属外感热病中的气虚毒强证;而其外伤证候则属毒强正不衰之证。所谓"内外伤"之"内"与"外",应是指感受"毒"邪的部位而言。内指脾胃,部位在里,躯壳之内,故称因脾胃气虚而感受毒邪发生的传染病为内伤,相当于西医学的消化道传染病;外指肺系,合于皮毛体表,部位在外,故称因肺系感受毒邪而发生的为外伤,相当于现代的呼吸道传染病。

3. 从补中益气汤的适应证看　补中益气汤是甘温除热法的代表方剂。《内外伤辨惑论·饮食劳倦论》载其适应证为"脾胃之证,始得之则气高而喘,身热而烦,其脉洪大而头痛,或渴不止,皮肤不任风寒而生寒热""以手扪之而肌热者,表证也,只服补中益气汤一二服,得微汗则已"。《脾胃论·饮食劳倦所伤始为热中论》云,补中益气汤"始病热中则可用之,若末传为寒中则不可用也"。不难看出,上述临床表现均是毒强火热亢盛症状,相当于传染病发病期的初始阶段。当然,这些症状是在"饮食失节、寒温不适则脾胃乃伤,喜怒忧恐、劳倦过度而损耗元气"而又感受毒邪的患者身上发生的。因此,补中益气汤这一甘温除热法的代表方剂是针对脾胃受伤、元气损耗而又感受毒邪导致的气虚毒强发热证而设立的。明代赵献可《医贯》曾指出:东垣"创立此方,以为邪之所凑,其气必虚,内伤者多,外感者间有之。纵有外邪,亦是乘虚而入。但补其中、益其气而邪自退乎!不必攻邪,攻则虚者愈虚,而危亡随其后矣。倘有外感而内伤不甚者,即于本方中酌加对证之药,而外邪自退,所谓仁义之师,无敌于天下也"。清代纪昀等编《四库全书·医家类》时,在《内外伤辨惑论》的按语中说:李杲"特制补中益气汤,专治饮食劳倦,虚人感冒"。清代王泰林《王旭高医书六种·医方证治汇编歌诀》更明确地指出"补中益气汤原为外感中有内伤一种者设,所以补《伤寒》之未及,非补虚方也。今人于外感中毫不敢用,而于内伤辄任意用之,则失东垣之遗意矣"。

二、大热产生的机制是气虚而又奋起抗毒,正毒剧争

关于大热产生的机制,历来见解不同,说法不一。江平安等归纳为以下几种观点:一是脾胃虚弱,气血虚损而发热;二是阳气下陷阴中而发热;三是素体阳虚,感受外邪而发热;四是劳役伤气,气不内敛而发热;五是中阳外越而发热。众所周知,感染性发热是指各种病原微生物侵入人体内产生病变后引起的发热。我认为:在外感热病(感染性发热性疾病)中,"毒"(包括西医学认识到的各种病原微生物)邪是发热的原因,发热是毒强而正气奋起抗毒,产生特异性抗毒能力的表现。毒侵人体之后,正气奋起抗毒:若正气胜而灭毒或排毒外出则不病;正毒相持则毒留体内滋生繁殖,毒强则病发,毒弱则未必骤发,其后因饱食劳倦,或忧思恼怒,或外感六淫致正气受伤,毒无所制而发病。因此,人体正气弱而不能灭毒或排毒外出是发病的内在因素。正气弱又奋起抗毒,与毒相争越激烈,则发热越高。其结果,若正气胜而灭毒或排毒外出,则热除;若正毒相持,力量相当,再不及时扶正灭毒,则可长期发热或低热不止;若正不胜毒,又治疗不当,正被邪伤,则变证蜂起,甚至造成死亡;若正气太虚,无力抗毒,正气不能与毒相争,则不能发热。所以,只有正气虚而又奋起抗毒,正毒剧争,才能产生大热。

李东垣把疾病发生的主要原因归结为脾胃气虚、元气损耗这一内在因素方面;把正气弱又奋起抗毒,正毒相争,正被毒伤的病理变化称为"阴火"(或相火、心火);把正毒斗争激烈而出现大热等症状的初期病证称为"热中";把正气衰微,无气抗毒,不能与毒相争,也就不能发热的后期病证称为"寒中"。这是李东垣五十余年临床实践经验的结晶,说明外因是通过内因而起作用的。其学术思想不仅在当时具有一定的进步意义,而且至今仍有现实意义。

三、甘温除热的用药法度是补中升阳除湿泻火

在外感热病(感染性发热性疾病)中,毒是发热的原因,发热是正毒斗争的外在表现。在治疗方面应始终以灭毒为主。但根据患者正毒斗争的具体情况,而有多种不同治法。当毒强正不衰时,急当灭毒,毒灭正自安;当正虚毒强,不任攻伐时,当扶正灭毒,或扶正即所以灭毒。李东垣创立的除热方剂中,既有治疗毒强正不衰的普济消毒饮(《东垣试效方》)、龙胆泻肝汤(《兰室秘藏》)、清胃散(《脾胃论》)等,也有治疗毒强正虚的升阳散火汤(《内外伤辨惑论》)、补脾胃泻阴火升阳汤(《脾胃论》)等,更有治疗正虚毒强的补中益气汤、当归补血汤、清暑益气汤、调中益气汤、升阳益胃汤(以上方剂均载于《内外伤辨惑论》)等。

甘温除热法作为诸多除热法的一种,是李东垣针对脾胃气虚、清阳下陷、湿浊内生、阴火上冲这四个外感热病气虚毒强发热的主要病理环节而提出的,并创立了补中、升阳、除湿、泻火的用药法度,属扶正灭毒的一种治法。气虚毒强的发热,在恶寒发热、气高而喘、身热而烦、渴而脉洪大等火热亢盛症状的同时,必有身体沉重、四肢不收、怠惰嗜卧、气短懒言、恶食、口失谷味等脾胃气虚症状。李东垣认为，这"与外感风寒所得之证颇同而理异。……唯当以甘温之剂补其中，升其阳，甘寒以泻其火则愈"（《内外伤辨惑论·饮食劳倦论》）。补中多选用人参、黄芪、白术、当归、炙甘草等甘温之品以益气健脾；升阳多选用升麻、柴胡、葛根、羌活、防风等，既能升清阳之气，又能散火解表；除湿多选用陈皮、苍术、木香、半夏、白豆蔻仁、神曲、茯苓、泽泻等，以行气化浊利湿；泻火多选用黄芩、黄连、栀子、黄柏、白芍、麦冬、五味子、石膏等寒凉之品以灭毒排毒。李东垣所谓的甘寒泻火，是将少量的寒凉泻火之品配入大剂的甘温药中，"借用大寒之气于甘味中，故曰甘寒泻热火也"（《脾胃论·随时加减用药法》）。

李东垣创立的甘温除热方剂中，均体现了这一用药法度。如当归补血汤以黄芪甘温补气升阳，配当归补血养血，"治肌热燥热，因渴引饮，目赤面赤，昼夜不息，其脉洪大而虚，重按全无"，得于饥困劳役之血虚发热。补中益气汤用甘温补气养血之芪、参、术、归、草，与升阳解表之升麻、柴胡，行气除湿之陈皮相互配合，共奏益气升阳、解表退热之功，治脾证始得之热中。白术易苍术以渗湿，当归易木香以调气，使湿化则中调，则变为调中益气汤，治湿盛脾虚证。若阴火偏亢时，再配合寒凉之品，如补中益气汤可加黄芩、黄柏、黄连、麦冬、五味子，甚至可以加大黄、玄明粉等，即可达到泻火之目的。其他方如升阳益胃汤是在甘温之芪、参、术、草，升阳之羌、独、柴、防，化湿之夏、苓、陈、泽相配的同时加黄连、白芍；升阳散火汤是在升阳解表散火之升、柴、羌、防、葛、独，甘温之参、草相配的同时加生甘草、白芍；清暑益气汤是在甘温之芪、参、术、归、草，升阳之升、葛，化湿之苍、泽、曲、橘、青相配的同时加麦冬、五味子、黄柏；补脾胃泻阴火升阳汤是在升阳之柴、升、羌，补中之参、芪、术、草配合的同时，加芩、连、石膏。

李东垣创立的甘温除热法，体现了扶正灭毒的治疗原则，弥补了在外感热病的治疗中张仲景侧重温热、刘完素偏重寒凉、张子和偏于攻邪之不足，根据正毒斗争的具体情况来辨证施治，至今仍有现实指导意义。

临证心得

中风通腑九法

通腑,是以具有通导作用的方剂,调畅腑气,使之通降正常。在中风病中,腑气不通既可作为诱发因素,又可作为一种病理状态持续存在于病变过程中。本文将近年来通腑法在中风病中的应用归纳为九个方面,对中风通腑的意义、通腑九法的适应证候、常用方药等整理如下,以期指导临床实践。

一、中风通腑的意义

中风系脑部或支配脑的颈部动脉病变引起的脑局灶性血液循环障碍,导致急性或亚急性脑损害症状,以偏瘫、失语、昏迷为常见。40%～60%以上的患者还兼有恶心呕吐、上腹胀满、大便秘结不通,或虽有大便而质地干硬难解,胃纳减退等腑气不通证候。腑气不通既可作为中风病的诱发因素,又可作为一种病理状态持续存在于中风病变过程中,使气血逆乱加重,病情加剧或恶化。适当通腑,一可使腑气通畅,气血得以敷布,以通痹达络,促进半身不遂等症的好转;二可使阻于胃肠的痰热积滞得以降泄,浊邪不得上扰心神,克服气血逆乱,以防内闭;三可急下存阴,以防劫阴于内,阳离于外,发生抽搐、戴阳等变证。腑气得以通降后,痰热得泄,风火上升之势得降,清窍渐开,舌强语謇之象均可好转,病情迅速改善,故通腑在中风治疗中有重要意义。

二、通腑九法

在中风病理上,腑气不通常与虚(阴虚、气虚)、火(肝火、心火)、风(肝风、外风)、痰(风痰、湿痰)、气(气逆)、血(血瘀)等并见,故通腑常与搜风、化痰、平肝、开窍、导滞、化瘀、补气、增液、滋阴、养血诸法合用,可归纳为通腑九法。

1. 搜风通腑法 适用于风中胃腑、大便不通之中风病患者。风中胃腑,致胃火炽盛,灼液为痰,痰随火升,堵塞窍道。出现昏不识人,手足不遂,舌蹇语涩,脘腹痞塞胀痛,大便阻隔不通,口气秽臭,舌苔厚腻,脉沉实有力等。药用枳实、厚朴、大黄、瓜蒌、羌活、防风、荆芥、山栀、风化硝等。

2. 化痰通腑法　适用于中风急性期有痰热腑实证候者。痰热壅盛,结滞中焦而致痞满燥实之证,或虽未成实,但因腑气不通,浊邪上犯,气血运行受阻。出现神志不清、半身不遂、口㖞语謇、便干便秘、苔黄腻,脉弦滑等。药用瓜蒌、胆南星、大黄、芒硝、竹沥、枳实、半夏等。方用化痰通腑饮:全瓜蒌30～60g,胆南星6～10g,生大黄10～15g(后下),芒硝(分冲)10～15g。硝黄剂量一般掌握在10～15g,以大便通泻,涤除痰热积滞为度,不宜过量。待腑气通后,再予清化痰热、活络之剂。

3. 平肝通腑法　适用于肝阳上亢、腑气不通者。肝阳上亢,兼宿滞积热内结肠腑,症见半明半昧,面色潮红,口中浊气喷人,大便秘结,数日不解,苔黄腻甚至灰黑而厚,脉弦滑有力。药用石决明、钩藤、白蒺藜、甘菊花、姜半夏、全瓜蒌、枳实、风化硝、大黄、羚羊角粉等。方如羚角钩藤汤加大黄。中风闭实之证,大便多秘结不解,胃腑浊热上熏,更助肝阳上亢,阳化风动。此时运用平肝通腑之剂,患者神志多能转清,脱离险境。

4. 通腑开窍法　适用于里热炽盛、腑实燥结而致神昏者。症见躁扰不宁,神昏谵语,壮热不退,腹部胀满,大便秘结不通,舌质红绛、舌苔焦黄或黑而起刺,脉沉实有力。药用大黄、芒硝、枳实、厚朴、牛黄、山栀子、黄连、菖蒲、郁金等。治以通腑泄热,醒脑开窍。方如安宫承气丸[用安宫牛黄丸1丸化开,调生大黄末3g,先服一半,症状不解再服一半(《温病条辨》)]。

5. 导滞通腑法　适用于素嗜膏粱厚味、中风夹痰热积滞者。积滞在里,胃肠不清,聚湿生痰。症见形体肥胖,面色潮红,神志昏迷,口㖞语謇,半身不遂,口气臭秽,便秘或便溏,苔白厚或黄厚腻,脉滑实有力。药用枳实、槟榔、黄芩、黄连、神曲、白术、茯苓、焦山楂、大黄、芒硝、僵蚕、全蝎等。

6. 化瘀通腑法　适用于中风有瘀血积滞、腑实便秘者。症见㖞僻不遂,便干便秘,舌有瘀斑,舌苔黄腻,脉滑或涩。药用当归、川芎、红花、桃仁、大黄、枳实、厚朴、芒硝等,方如桃核承气汤。通便后即停用,每获良效。

7. 增液通腑法　适用于中风有可下指征而津液不足、攻而不下者。津枯液燥而致无水舟停、腑气不通。症见腹满便秘、口燥咽干、唇裂舌焦、倦怠少气、神志不清、苔黄或焦黑、脉沉弱或沉涩等。治宜滋阴增液与泻热之品合用。药用玄参、麦冬、生地黄、大黄、芒硝等,甘寒、苦寒合化,润沃中兼涤荡泄热,折风火上炎之威,开其下泄之路,寓泻下于滋补之中,使阴液得充,水涨舟行。

8.补气化瘀通腑法　适用于中风急性期病情稳定后,或恢复期。因气虚而致血瘀,腑气不通或通降不利,出现腹胀腹痛、头晕头胀,食少纳呆,大便干硬,数日不行,肢软无力、偏枯不用,舌淡紫或有瘀斑,脉细涩或虚弱无力等。药用黄芪、人参、白术、党参、当归、川芎、桃仁、地龙、大黄、火麻仁、柏子仁、郁李仁、芒硝等。

9.滋阴养血通腑法　适用于中风后遗症,阴血亏虚致腑气不通者。阴血亏虚,不能濡养脏腑肢节,则出现偏瘫、肢体时感拘挛疼痛、语言不利、大便秘结等。药用当归、黑芝麻、肉苁蓉、锁阳、生地黄、龟甲、何首乌、枸杞子、桃仁、大黄等。

甘露消毒丹儿科新用

甘露消毒丹见于《温热经纬》,由飞滑石、绵茵陈、淡黄芩、石菖蒲、川贝母、木通、藿香、射干、连翘、薄荷、白豆蔻组成,具有利湿化浊、清热解毒之功。笔者用其汤剂治疗小儿急性扁桃体炎、手足口病、疱疹性咽峡炎,疗效显著。举例如下。

一、急性扁桃体炎

刘某,女,8岁,1988年8月1日初诊。

发热咽痛2天,伴头晕头痛,恶心纳呆,腹痛阵作,精神倦怠,肢体酸胀,来诊前自用解热止痛片、复方大青叶合剂,效差。查体:体温38.1℃,咽部充血,两侧扁桃体Ⅱ°肿大、充血,上有数个白色脓点及少许分泌物,腹软、无压痛,舌红苔黄腻,脉濡数。血常规示:白细胞13.6×10^9/L,中性粒细胞0.82,淋巴细胞0.18。诊断:急性扁桃体炎,证属湿热毒邪蕴蒸气分。治法:利湿清热,解毒利咽。方用甘露消毒丹加减:滑石18g,青蒿15g,薄荷10g,藿香10g,白豆蔻3g,黄芩10g,蒲公英15g,射干10g,赤芍10g,马勃5g,浙贝母10g,锦灯笼6g,蝉蜕10g,水煎频服。1剂后热退痛轻,2剂后脓点及分泌物消失,扁桃体Ⅰ°肿大,充血不明显。去青蒿、薄荷,加僵蚕10g,继服2剂而愈。

按语:急性扁桃体炎,属中医学"乳蛾"范畴,多为风热之证,然小儿胃强脾弱,湿浊内生,复感时邪入里化热,则有湿热之证,故以本方酌加蒲公英、赤芍、马勃、蝉蜕、锦灯笼、僵蚕益其解毒凉血、消炎散结之力,茵陈易青蒿以凉血清热,收效甚速。

二、手足口病

王某,男,3岁9个月,1988年7月11日初诊。

发热皮疹2天。初起发热头痛,流涕喷嚏,半天后出现皮疹,伴纳呆舌痛。查体:体温38.4℃,双手掌及手指背面、臀部、两膝、足跟、足底部皮肤有散在充血性斑丘疹,呈圆形及椭圆形,大小不等,口腔黏膜及舌面上有数个散在小疱疹和溃疡面,舌质红,苔薄黄多津,咽充血。血常规示:白细胞计数 5.6×10^9/L,中性粒细胞0.5,淋巴细胞0.48,单核细胞0.02,诊为手足口病。诊断:外感时邪病毒,与内蕴之湿热相搏于气分,发于肌表而成。治法:利湿清热,解毒透疹。用甘露消毒丹加减:滑石12g,藿香9g,木通3g,茵陈12g,连翘9g,薄荷6g,牡丹皮9g,竹叶9g,牛蒡子6g,板蓝根15g,生薏苡仁12g,蝉蜕6g,水煎服。外用锡类散睡前涂于口腔溃疡处。1剂热退,2剂后手足部皮疹消退,臀部、膝部皮疹结薄痂,口腔黏膜疱疹消失,溃疡面基本愈合,唯食欲缺乏。去木通、薄荷,加白蔻仁3克,继服2剂巩固之。

按语:手足口病,又称手足口综合征,是由肠道病毒感染所致的小儿传染病,以口腔、手足部位发生疱、丘疹为主要特征,多发于夏秋季节,属中医学时行疾病范畴。诊断:时邪疫毒与内蕴湿热相搏,达于肌表,故见斑疹、丘疹,重者成疱疹,伴发热、口腔溃疡等。治法:利湿清热解毒为主,兼以透疹。本例用甘露消毒丹加板蓝根、竹叶、薏苡仁、牡丹皮,增其解毒利湿之功,牛蒡子、蝉蜕助连翘、薄荷疏表透疹,共收湿除、热清、毒解、疹消之效。

三、疱疹性咽峡炎

戈某,男,3岁6个月,1988年7月5日初诊。

发热咽痛10天。初起突发高热,体温40℃,咽痛、腹痛,曾用青霉素及退热药等,药后热可暂退,午后夜间仍发热,体温波动在37.4~39.3℃。现仍发热,咽痛,腹胀,纳呆,无流涕,不咳嗽。查体:体温37.9℃,咽充血,软腭、悬雍垂、扁桃体及舌面上有数个小溃疡面,周围有红晕,边缘清楚,舌质红,苔黄腻。血常规示:白细胞计数 7.8×10^9/L,中性粒细胞0.4,淋巴细胞0.6。诊断:疱疹性咽峡炎,证属湿热交蒸,蕴结不解。治法:利湿化浊,解毒清热。甘露消毒丹加减:藿香10g,白豆蔻3g,石菖蒲10g,郁金6g,赤芍10g,黄芩6g,连翘15g,浙贝母10g,射干6g,薄荷10g,青蒿15g,六一散15g,蒲公英15g,白薇10g,蝉蜕10g,水煎服。2剂后体温正常,咽不痛,溃疡面尚未愈合,加用锡类散涂患处。上方去青蒿、白薇、薄荷,加芦根15g,继服2剂,溃疡愈合。

按语:疱疹性咽峡炎是由柯萨奇病毒或埃可病毒感染所致,属中医学"湿热病"范畴。小儿夏季长期发热,往往是由上述病毒感染所致。本例发热10天,病程较长,主要是湿热交蒸为患,甘露消毒丹清热于湿中,渗湿于热下,加郁金、赤芍、蒲公英、白薇、蝉蜕以加强凉血解毒清热之力,使湿祛热清而收全功。

四、体会

小儿胃强脾弱,胃强则乳食不知自节,脾弱则运化不及,水湿易停滞于内;形气未充,肺气不足,卫外不固,则易受邪侵;体属纯阳,阳常有余,外感时邪或内有积滞湿阻,则易于化热。若内湿外邪相合,多成湿热之证。甘露消毒丹又名普济解毒丹,方中滑石、木通、茵陈利湿化浊,兼能清热。黄芩、连翘、射干清热解毒,兼能利咽。菖蒲、藿香、白豆蔻芳香宣化,舒畅气机,使气化则湿亦化。薄荷配连翘轻清宣透,疏表散热。湿热蕴蒸,易生痰浊,故用川贝母以清化痰热。诸药合用,淡渗分利湿热,寒凉清热解毒,芳香化浊辟秽,共奏利湿化浊、清热解毒之功。用治小儿湿热病证,随证加减,疗效颇佳。王孟英曰:"发热倦怠,胸闷腹胀,肢酸咽肿,斑疹身黄,颐肿口渴,尿赤便闭,吐泻疟痢,淋浊疮疡等证,但看病人舌苔淡白,或厚腻,或干黄者,是暑湿热疫之邪尚在气分,悉以此丹治之立效。并主水土不服诸病。"上述诸例,虽发病部位不同,症状表现有异,但均属湿热合邪所致,故以本方随证加减,异病同治而收效。

治疗儿童发热验案3则

一、儿童肠道病毒性肺炎合并心肌损害

王某,男,4岁,2004年6月23日因反复高热3天,门诊以暑感收入院。患儿夜晚外出后无明显诱因出现发热、流鼻涕、打喷嚏、咽痛、恶心呕吐等症状,其母认为是"胃肠型感冒",自用退热药和抗感冒药2天后身热退,流鼻涕、打喷嚏、咽痛、恶心呕吐等症状也减轻,又有点咳嗽,就口服止咳药水治疗,昨夜又发热,体温39℃,伴有脐周阵发疼痛,来医院看急诊,接诊医生怀疑是阑尾炎,但腹部检查阑尾点没有压痛,腹部透视没发现异常。血常规示:白细胞总数偏低,2.4×10^9/L,分类淋巴细胞增高,遂收入院。入院查体:高热面容,咽充血,扁桃体Ⅱ°肿大,双肺呼吸音略粗,心率快,律齐,心音有力,腹部检查阑尾点无压痛,脐周叩诊呈鼓音,舌质红,苔黄腻,脉滑数。中医诊断:感冒(暑湿感冒);西医诊断:急性上呼吸道感染。入院后胸部X线检查示肺炎,心肌酶谱示肌酸激酶↑,为283U/L(正常参考值24~195U/L),支原体抗体阴性,心肌肌钙蛋白阴性,心脏彩超示:三尖瓣关闭不全,肺动脉瓣关闭不全。遂诊断为肠道病毒性肺炎合并心肌损害,先后予清开灵、炎琥宁、利巴韦林等抗病毒,退热治疗。予心先安,大剂量维生素C以营养心肌,果糖二磷酸钠促进心肌细胞代谢,丹参活血化瘀,生脉益气养阴。中医辨证为湿热蕴结,气机不畅,邪毒侵心。治法:清热解毒,畅气化湿,护心养阴。处方:黄芩、川黄连、栀子、生石膏、野菊花、板蓝根、麦冬、生地黄、赤芍、柴胡、陈皮、炙甘草,取免煎颗粒剂,各1包,水冲服,每日1剂。配合推拿改善脾胃运化功能,经18天治愈,于2004年7月9日出院。

按语:肠道病毒性肺炎临床表现复杂多样,常常是既有咳嗽、发热、咽痛、呼吸困难等呼吸道症状,又有吐泻、纳呆脘闷、舌苔厚腻等消化道症状,还有小便不利、头身重痛、口中黏腻等水液代谢失常症状。初期表现像胃肠型感冒,可有发热、涕嚏、咽痛、呕吐、腹泻等症状,数日后咳嗽明显加重,并咯少量白色黏痰,或有胸痛,肺部听诊多为呼吸音粗,水泡音往往不明显,白细胞总数多在正常范围内,经胸部X线检查可确诊,常表现为支气管肺炎,也有的表现为间质性肺炎或大叶性肺炎,极少数患者出现胸腔积液。宜中西医结合治疗,包括对症支持疗法(吸氧、补液、退热、止咳、雾化吸入、理疗等),抗病毒疗法(常用病毒唑等药物),中医药疗法(常用藿朴夏苓汤、甘露消毒丹、黄连解毒汤、千金苇茎汤加减,医院制剂有宣肺饮、清肺止咳合剂、泻肺止咳合剂等)。有继发细菌感染时,才有必要应用抗生素。

二、变形肥胖杆菌败血症

杜某,女,4岁,2004年5月10日因反复发热、尿频4个月收入院。患儿4个月前无明显诱因出现发热、咽痛,伴尿急尿频,不流鼻涕也不咳嗽,当地接诊医生检查扁桃体Ⅱ°肿大充血,表面有白色渗出物,诊断为化脓性扁桃体炎,用头孢噻肟钠、地塞米松、双黄连等静脉滴注治疗后热退,继用上述药物静滴2

天,咽痛消失,小便次数减少。停药 1 周后,又发热、咽痛,小便次数多,再用头孢噻肟钠、地塞米松、双黄连等静脉滴注治疗 3 天,症状消失。此后每隔 4 周左右发作一次,每次在当地医院予静脉滴注用药 2~3 天后症状消失,这样反复发作和治疗。3 天前又出现发热,咽痛、咳嗽、尿频,当地医院予静脉滴注用药 3 天,仍咳嗽、尿频,经治医生推荐来我院诊疗,遂收入院。入院时患儿轻咳,痰少,伴乏力、纳呆、夜间汗多,小便频数,伴尿急,无尿痛,大便如常。已不发热,无明显胸闷憋气,睡眠尚安。查体:咽充血,扁桃体Ⅱ°肿大充血,表面有白色渗出物,双侧颌下可触及淋巴结如黄豆大,双肺散在干湿性啰音,心率 108 次/分钟,律失常,心音尚有力,各瓣膜听诊区未闻及杂音,舌质红,苔黄腻,脉细数。血常规示:白细胞 $9.2 \times 10^9/L$,淋巴细胞百分数 0.282,中间细胞百分数 0.105,粒细胞百分数 0.613;尿常规见红细胞少许;胸部 X 线片示肺纹理增加。结论:支气管炎;心电图示窦性心律失常。中医诊断:①乳蛾,热毒蕴结;②咳嗽,阴虚肺热;③淋证,湿热留恋。西医诊断:发热原因待查,①扁桃体炎、支气管炎;②尿路感染;③心肌炎观察。入院后予头孢噻肟钠、双黄连、维生素 C 等静滴治疗。中医辨证为毒热耗阴,肺气不利,水道不畅,予知柏地黄汤加减:知母、黄柏、生地黄、牡丹皮、茯苓、泽泻、栀子、金银花、白茅根、瞿麦、黄芩、黄连、枳实、厚朴、甘草,取免煎颗粒剂,各 1 包,水冲服,每日 1 剂。化验辅助检查示:红细胞沉降率快,抗"O"正常范围,膀胱肾脏彩超示:双侧输尿管上端轻度扩张,考虑为反复尿路感染所致;尿培养阴性;血培养加药敏示:变形肥胖杆菌生长,对头孢噻肟钠轻度敏感。补充诊断为变形肥胖杆菌败血症。2004 年 5 月 22 日症状消失,临床治愈出院。2004 年 6 月 5 日因又发热咽痛再入院,经抗感染及中药治疗后,复查血常规、尿常规、红细胞沉降率、胸部 X 线片、心电图、膀胱肾脏彩超、血培养等都无阳性结果,于 2004 年 6 月 19 日痊愈出院。

按语:此病例特点是反复发热 4 个月,每隔 7~10 天即发热 1 次,高可达 39℃,用头孢噻肟钠、双黄连、地塞米松等治疗 3 天左右即可退热。据血培养结果,补充诊断为变形肥胖杆菌败血症。治疗败血症应结合药敏结果应用抗生素抗感染不少于 3 周,中药治疗可再延长 4~6 周。

反复发热与反复用地塞米松有关;变形肥胖杆菌败血症也和反复用地塞米松有关。因为地塞米松属激素类药,有较好的中枢退热作用和强大的免疫抑制等作用,一般用地塞米松后数小时内即可退热,并能维持 24 小时左右,这是有利的一面;地塞米松的免疫抑制作用会降低自身的抗病能力,导致病情反复发作,这是有害的一面。所以,使用地塞米松等激素类药物时要权衡利害,轻易不要使用,更不能图退热快而把激素类药物当退热药物滥用。中药辨证应用可有效地对抗激素的不良反应,知柏地黄汤加减取得了良好效果。

三、支原体肺炎并心肌炎

张某,男,12岁,2004年3月16日因"反复发热月余伴胸闷3周"收入院。患儿1个多月前无明显诱因出现发热、咳嗽、流涕,体温波动在38～39℃,在当地医院诊为上呼吸道感染,静脉滴注青霉素3天,林可霉素2天,先锋霉素3天后,体温降至正常,停药2天后又发热,体温高达40℃,咽痛流涕,头晕头痛,自用感冒药和退热药后病情未减,出现胸闷,到当地医院做胸部X线片检查示支气管肺炎,用青霉素和清开灵等静脉滴注后热退,仍有咳嗽胸闷,继续用药5天,咳嗽减轻,停药后2天,又发高热,体温达到40℃,胸闷明显,再到医院检查了支原体抗体呈阳性,诊为支原体肺炎,用阿奇霉素(圣诺灵)、双黄连、地塞米松等静脉滴注5天后停药,仍有咳嗽、痰少、流涕,昨晚胸闷明显,开窗通风也不见减轻,头晕,今经门诊入我院治疗,现胸闷头晕,咳嗽,痰少,流涕,纳食尚可,二便如常。查体:咽充血,双肺呼吸音粗,未及干湿啰音,心率74次/分钟,律失常,心音有力,舌质暗红,苔黄中厚,脉滑。血常规示:白细胞$5.4 \times 10^9/L$,淋巴细胞百分数0.535,中间细胞百分数0.084,粒细胞百分数0.381;心电图示窦性心律失常;心肌酶谱:正常范围。中医诊断:①肺炎喘嗽(痰热闭肺);②心悸(邪热扰心)。西医诊断:①支气管肺炎;②心肌炎。入院后检查示:支原体抗体 阴性;心肌肌钙蛋白1.540ng/mL;抗"O"800U。24小时动态心电图示:①窦性心率并心律失常;②非典型3度Ⅰ型房室传导阻滞;③全程ST－T未见异常。结合以往病史、检查资料,诊断为:①心肌炎,②支原体肺炎恢复期。治疗:以红霉素静滴抗感染,心先安、维生素C改善代谢、营养心肌,生脉注射液生脉益气养阴。中医辨证为痰热未尽,气阴耗伤,治宜清热化痰,益气解毒为主。予加减泻白散助清肺养心:桑白皮、地骨皮、黄芩、金银花、虎杖、桔梗、川贝母、丹参、黄连、柏子仁、石菖蒲、炙甘草,取免煎颗粒剂,各1包,水冲服,每日1剂。治疗15天后,症状消失,2004年3月31日好转出院。

按语:支原体肺炎主要表现为发热、阵咳、痰少,有的可见痰中带血丝,重者可出现反复发热或持续发热达2～3周,常见的并发症有肺不张、心肌炎、肝炎等;后遗问题有反复呼吸道感染、继发闭塞性毛细支气管炎、哮喘等,最严重的是出现弥漫性肺间质纤维化、肺功能衰竭。本例支原体肺炎并发心肌炎,支原体肺炎已处于恢复期,而胸闷明显,开窗通风也不见减轻是心肌缺血缺氧的表现,此时并发症心肌炎为主要疾病,是治疗的重点。抓主要矛盾,解决主要问题,是治疗成功的关键。

乳蛾一号治疗小儿急性扁桃体炎84例

一、一般资料

病例选择标准:发热(体温37.5℃以上),咽喉肿痛,扁桃体肿大,一般在Ⅰ°～Ⅲ°,充血明显,或有分泌物,舌质红或舌尖边红,苔薄黄或黄厚,脉数。或兼见头痛,腹痛,恶心呕吐,痰涎壅盛,颈部淋巴结肿大。

二、病例分析

84例中,男45例,女39例。年龄1岁6个月～3岁24例,3～7岁56例,7～14岁4例。发热时间最短者为2小时,最长者为8天。体温高于38.5℃以上者32例。扁桃体肿大Ⅰ°者13例,Ⅱ°者43例,Ⅲ°者28例。局部有分泌物者48例。舌质淡红者21例。舌尖边红或舌质红者63例。苔薄黄者56例,黄厚者28例。伴头痛者25例,腹痛者49例,呕吐者21例。体温超过38.5℃者均查血象:白细胞低于$10 \times 10^9/L$者12例,高于$10 \times 10^9/L$者20例。

三、观察方法

凡观察病例一律全面查体,填写观察病历,重点记录体温、扁桃体局部情况(肿大、渗出)。体温超过38.5℃者,化验白细胞计数及分类,并即刻酌量肌内注射阿尼制定1次。每例给乳蛾一号2剂,每日1剂,水煎频服。服完2剂后复查,记录退热时间及扁桃体局部变化等情况。

四、方药组成

金银花15g,大青叶15g,板蓝根15g,锦灯笼6g,桔梗6g,甘草6g,牛蒡子6g,玄参6g,牡丹皮6g,赤芍10g,马勃5g,青蒿15g,薄荷6g,蒲公英10g,黄芩6g。用水泡30分钟,头煎煮沸8分钟,二煎煮沸20分钟,频服,每日1剂。

五、疗效标准及分析

退热天数:1天内退热为显效;2天内退热为有效;超过2天为无效。

充血及分泌物消失时间:2 天内扁桃体充血及分泌物均消失为显效;2 天内扁桃体分泌物消失,仍充血者为有效;2 天内扁桃体充血及分泌物不消失,或化脓者为无效。

本组 84 例中,显效 58 例,有效 17 例,无效 9 例,总有效率 89.3%。退热时间:1 天内者 42 例,2 天内者 33 例,无效 9 例,平均退热时间为 1.44 天。分泌物消失时间:2 天内者 39 例,无效 9 例。

【病案举例】

张某,男,8 岁。1988 年 6 月 7 日初诊。患儿发热 7 天,咽喉肿痛,伴头痛头晕,纳呆,院外已用麦迪霉素口服、红霉素静脉滴注治疗 3 天,体温不降来诊。查体:体温 38.8℃。舌质红,苔黄燥,脉滑数,咽部充血,扁桃体Ⅲ°肿大,无分泌物,心肺正常,腹软,肝脾未及。血常规示:白细胞计数 8.9×10^9/L,中性粒细胞 0.8,淋巴细胞 0.2。诊为毒热乳蛾。给予乳蛾一号,水煎频服,每 2 小时测体温 1 次。药后体温渐降,6 月 8 日最高体温 37.8℃,6 月 9 日复诊,体温36.9℃,咽充血不著,扁桃体Ⅰ°肿大,继服 2 剂以巩固疗效。

六、讨论

乳蛾即西医学的急性扁桃体炎,因状如乳头,形如蚕蛾,故名乳蛾。其主要致病因素为外感风邪,内蕴毒热,毒随邪来,热由毒生,毒热炽盛,客于咽喉,瘀结不散,乳蛾乃成。小儿阳常有余,阴常不足,易于化热,易于伤阴,故小儿乳蛾比成人发热较急,热势较盛,病情较重,咽喉肿痛及腹痛、恶心呕吐等症状较著。乳蛾一号方重用金银花、蒲公英、黄芩、大青叶、板蓝根、锦灯笼、牛蒡子、生甘草解毒清热,消肿利咽,辅以赤芍、牡丹皮、马勃凉血活血,化瘀散结;青蒿、薄荷芳香清透、疏风退热,佐用玄参滋阴降火,以防毒热伤阴,桔梗宣肺利咽,载药上达病所。诸药相伍,使毒解热退,瘀散肿消,共奏其效。若毒热不除,则热盛肉腐,蕴结成脓。故本方贵在早用,大剂清解,毒热乃除。

手足口病述要

手足口病,又称手足口综合征,是由肠道病毒感染引起的以口腔、手、足等部位发生丘疱疹为主要临床特征的小儿传染病。本病于 1957 年在新西兰和加拿大发现,主要由柯萨奇 A16 或 A5 型等引起。疱疹液、咽喉及粪便中的病毒含量很大,患儿咽喉、唾液中的病毒以飞沫形式传播,而疱疹液及粪便中的病毒则经手感染及排泄物污染水源进行传播。气候变化是引起本病的重要条件之一。有资料表明,其潜伏期最短的为 1 天半,最长的 7 天,平均 4 天。多发于夏秋季节,1~14 岁儿童均可发病,3~6 岁幼儿发病率高。一般症状有发热、口痛、厌食等。在口腔黏膜上有米粒大小的水疱,破裂后变为小溃疡。皮肤出现米粒大至黄豆大斑丘疹,以后转为水疱,周围绕以红晕,水疱透明,数日后变黄褐色,多见于手脚皮肤,掌、背面均有,也可见于臂、腿及臀部,偶发于躯干。一般经数日至 1 周而自然痊愈。中医药治疗可减轻症状,缩短病程。现简要介绍如下。

一、辨证治疗

本病属中医学时行疾病范畴。系由内蕴湿热、外受时邪,留于肺脾心三经而成。肺主皮毛,脾主四肢,开窍于口,舌为心之苗。时邪与内蕴湿热相搏于气分,正气抗邪外出,毒随气泄,邪达肌表而于肌肤出现丘疱疹,邪达口腔舌面,故见水疱、溃疡。由于病邪多在气分,故发热而无烦躁神昏,疱疹浆液无脓。治以利湿清热解毒为主,兼以透疹。经中医药治疗后,平均病程 5 天半,比国外报道病程缩短 2~3 天。根据我们的临床体会,典型病程可分为以下四期进行治疗。

1. 前驱期(邪侵肺卫)

证候:流涕喷嚏,身有微热,食欲缺乏,身痒,手足部位有充血性斑丘疹,大小不一。口腔内散在充血性丘疱疹,疱浆少而透明,咽红,舌质淡红,苔薄黄或腻,脉濡,指纹淡。

证候分析:时邪侵袭,首犯肺卫,故见喷嚏、流涕、身热等表证。热毒内侵,与内蕴湿热相合,阻于中焦则见食欲缺乏,发于肌表则见丘疱疹。苔腻脉濡为湿象。

治法:辛凉解表,化湿透疹。

方药:轻者可用复方大青叶合剂,板蓝根冲剂;重者则用银翘散合六一散加减。金银花、连翘、竹叶各 9g,大青叶 10g,蝉蜕 6g,薄荷 6g,荆芥 3g,桔梗 6g,牛蒡子 6g,芦根 10g,六一散 10g。

2. 典型症状期(毒在气分)

证候:手足及膝臀部位有大小不一的丘疱疹,围以红晕,疱浆晶莹透明,皮疹为圆或椭圆形,大者如黄豆,小者似米粒,口腔内疱疹散在,颊、上腭部黏膜及舌面上均有,伴身热、咽痛、流涎、纳呆或拒食,哭闹不安。舌红苔黄腻,脉滑数,指纹紫。

证候分析:湿热蕴蒸气分,故见身热、纳呆、苔黄腻脉滑数等。毒随气泄,发于肌表,故见手足臀膝等部位出现丘疱疹。毒热上攻口舌,故见口内水疱、咽痛流涎拒食等症。

治法:利湿化浊,清热解毒。

方药:甘露消毒丹加减。藿香 10g,白蔻仁 3g,青蒿 12g,滑石 18g,大青叶 10g,菖蒲 10g,黄芩 6g,金银花 15g,赤芍 10g,射干 6g,薄荷 10g,蝉蜕 10g,紫雪散冲服。

3. 口腔溃疡期(毒热伤阴)

证候:口腔内水疱溃破成小溃疡,局部红赤糜烂,手足臀膝等部位的疱疹液变为黄褐色,伴身热咽痛口痛,拒食哭闹,拒热饮,喜冷饮,舌质红苔黄或花剥,脉滑。

证候分析:湿热毒邪蕴结熏蒸,故身热苔黄脉滑。毒热上攻口舌,日久伤阴,故见口内溃疡糜烂红赤,舌痛口痛拒食等,舌红苔剥为伤阴之象。

治法:解毒化湿,清热护阴。

方药:竹叶石膏汤加减。竹叶 6g,生地黄 10g,生石膏 24g,知母 6g,芦根 10g,金银花 10g,板蓝根 10g,僵蚕 6g,滑石 10g,赤芍 6g,白薇 10g。外用锡类散或冰硼散吹患处。

4. 恢复期(肺胃阴伤)

证候:口腔溃疡逐渐愈合,皮疹消退。臀膝腿部皮疹可结薄痂,脱落后不留瘢痕,手足部疱疹自行吸收。身不热,纳少便干,舌质红苔薄少津或花剥,脉细数。

证候分析:邪祛正复,故疱疹消退。湿热邪毒虽祛,但日久阴伤,故见纳少便干舌红苔剥脉细等。

治法:养阴生津。

方药:益胃汤加减。桑叶 6g,炒扁豆 10g,沙参 6g,麦冬 6g,玉竹 6g,芦根 10g,知母 6g,生地黄 10g,竹叶 6g。

二、护理措施

1. 此病由时行病毒自口鼻而入,故初起见发热咽痛等证候,应及时服药,宜少量频服,偏凉饮。多饮温开水或用鲜芦根代茶饮,水果适量。

2.体温在38.5℃以上要及时降温,可用乙醇擦浴,或口服紫雪散,或肌注复方氨基比林,或肛用小儿解热栓等。

3.由于内蕴湿热影响脾胃运化功能,应进清凉素食或半流质饮食,勿进荤腥油腻。

4.做好口腔护理,年长儿饭前饭后可用温开水漱口,清洁口腔。

5.口腔溃疡用锡类散等涂溃疡面,最好在饭后、睡前涂用。

三、预防措施

流行季节,在健康儿童中投放预防药物,如复方大青叶合剂、板蓝根冲剂等。已患病儿童要及时就医,并做好隔离工作。食物、玩具、粪便要进行消毒处理,防止疾病蔓延。积极开展爱国卫生运动,注意饮食和饮水卫生。

论哮证治肝

哮证以发作性哮鸣气促、呼气延长、肺有哮鸣音为特征,相当于支气管哮喘、喘息性支气管炎、毛细支气管炎等。近几年来,在哮证发作期,我们从肝论治,常收到快速平喘、控制发作的效果。兹就哮证治肝的机制及治法初步探讨如下。

一、哮证治肝的机制

哮证治肝之论可零星见诸文献。如《清代名医医案精华》载叶天士治哮喘"壮水源以熄内风为主",凌晓五治喘逆拟"平肝降逆、理气豁痰",张聿青谓喘逆"良由痰饮之邪随外感所余之热,肝经郁勃之气煎腾而上,迷蒙清窍,阻塞肺气",用赭石、紫苏子、制半夏、橘红、桂枝、旋覆花、杏仁泥、煨石膏、枳实、郁金,并嘱"药饵之外,务须怡情以条达肝木,使气不上逆,勿助痰势,其病自然少发"。张锡纯《医学衷中参西录·薯蓣纳气汤》方解云:"《内经》谓肝主疏泄,肾主闭藏。夫肝之疏泄,原以济肾之闭藏,故二便之通行、相火之萌动,皆与肝气有关,方书所以有肝行肾气之说。今因肾失其闭藏之性,肝遂不能疏泄肾气使之下行,更迫于肾气之膨胀,转而上逆。由斯,其逆气可由肝系直透膈上,亦能迫肺气上逆矣,此又喘之所由来也。"

哮证发作多在夜半以后,具有突发性、阵发性和反复性。夜半以后是丑时,按地支十二经流注推论,丑时为肝气所主,肝旺而侮肺,故哮证发作。寅时为肺气所主,肺旺而克肝,故哮证可止。突发性、阵发性、反复性均符合风邪善行而数变的致病特点,风为肝所主,故哮证发作与肝密切相关。

在生理上,肝主升发,肺主肃降,肝升肺降,气机调畅则脏腑安和;肝主疏泄,对全身各脏腑组织气机升降出入之间的平衡协调起着重要的调节作用。上焦之宣发,中焦之斡旋,下焦之开合,以及表里出入,皆离不开肝气之疏泄调节。此外,肝气疏调正常,还可调节水运,有利于三焦水谷道路之决渎营运。

在病理上,结合西医学对哮喘发作属支气管痉挛、黏膜水肿、痰液梗阻的认识。我们认为哮证发病的基本环节是气道挛急,痰阻气闭。一方面肝主风,外感时邪或伤食积滞易化热化火而扰动肝风、先天禀赋不足、肾精亏损则易虚风内动,二者皆使气道拘挛狭窄而引发哮证。另一方面,邪盛正衰,肝脏本病或他脏之变,都可使气之流通受阻而致肝气失调,进而影响肺气顺降,造成肺气壅闭,肺气壅闭不宣又可使肝郁失疏,木反侮金而加剧肺逆之证。肝气失调还可影响三焦水谷道路之决渎、营运失常,致水聚成痰,升溢迫肺,阻于气道,导致哮证发作。故哮证应当从肝论治。

二、哮证治肝六法

近几年,西医通过大量研究,已经比较明确地认识到支气管哮喘的本质是气道发生慢性非特异性炎症。主要的炎性细胞是嗜酸性粒细胞和肥大细胞。这些炎性细胞释放出许多炎性介质,反过来加重气道炎症,使黏膜水肿,黏液腺增生,分泌亢进,平滑肌肥厚痉挛,致使患者气道狭窄,呼吸困难。其急性发作,多因呼吸道感染、环境因素及过敏原吸入等而诱发。无论何种诱因,我们认为皆是邪实。急性期治疗的目的在于缓解支气管平滑肌痉挛,减轻黏膜水肿和减少黏液分泌。

基于对哮证发病的基本环节是气道挛急、痰阻气闭以及肝在哮证发病机制中的作用的认识,我们对邪实正盛者分别采用镇肝法、清肝法和平肝法。镇肝法药用僵蚕、蝉蜕、地龙、全蝎、蜈蚣等,清肝法药用青黛、钩藤、龙胆、连翘、栀子、天竺黄、夏枯草等,平肝法药用赭石、旋覆花、枇杷叶、石决明、白蒺藜、菊花等。由于哮证有病程较长、反复发作、病久则正虚的特点,故对以邪实为主而兼正虚者采用疏肝法,药用柴胡、青皮、枳壳(枳实)、川芎、香附、生麦芽、郁金等;对以正虚为主而兼邪实者,则采用柔肝法,药用白芍、甘草、麦冬、当归、玉竹等;

对正虚欲脱者采用敛肝法,药用山茱萸、龙骨、牡蛎、五味子、山药、乌梅、罂粟壳、诃子肉等。由于哮证在病因病机上风、痰、食、瘀以及肺脾肾虚常相互影响,相兼为患,其治疗原则是控制发作和预防复发,故在治疗过程中还需配合清热、化痰、止咳、宣肺、消食、化瘀等品,灵活运用。

1. 镇肝解痉法　适用于寒邪入里化热而哮证初起者。症见哮证暴作,呼吸急促,喘息胸闷,难以平卧,咳嗽痰少,两肺满布哮鸣音,舌红苔白,脉滑数,方如自拟镇肝定喘汤(全蝎6g,僵蚕10g,地龙10g,炙麻黄3g,杏仁6g,石膏20g,紫苏子9g,白芥子9g,葶苈子9g,金银花15g,黄芩9g,甘草6g)或《中西医结合儿科试用新方》之抗敏定喘散。郭子光在1989年第1期《实用中医内科杂志》曾发表《顿挫咳喘32例的经验》一文,认为全蝎、地龙、僵蚕对哮喘痉咳有顿挫之效,三者同用有协同之功。因为有些患者单用僵蚕、地龙加大剂量虽也有效,但不迅捷,有时难起顿挫之功。此三药可能是通过缓解支气管痉挛而起作用。

2. 清肝豁痰法　适用于外邪侵袭入里化热、痰多气闭哮喘较久者,症见发热喘咳,面赤汗出,烦躁不安,口渴,痰黄不易咯出,肺有哮鸣音及湿啰音,舌红苔黄,脉数,方如麻地定喘汤[冯益真,陈玉书. 麻地定喘汤为主治疗小儿喘息性疾病200例疗效观察. 山东中医杂志,1991(2):20]或天竺黄丹(《证治准绳》)。喘息重症用麻杏不效者,则据王鹏飞先生之经验,方用自拟银黛灵仙汤:威灵仙9g,银杏9g,紫苏子6g,橘红9g,青黛3g,紫菀9g,寒水石9g,钩藤9g,莱菔子6g,天竺黄6g,明矾末0.6g,竹沥30mL。

3. 平肝降逆法　适用于过食膏粱厚味引发哮证者。哮证发作无明显季节性,多在午夜至黎明发作,喉中痰鸣,不能平卧,白昼喘息轻微或暂得缓解,双肺可有散在或少许哮鸣音,兼见腹满噫气、手足心热、便秘尿黄、口渴喜饮、舌红苔黄厚腻等。食积著者方如消积定喘汤[毕可恩. 小儿哮喘. 江西中医药,1992(3):7],肺胃热重者,方如清热降逆汤(《医学见能》)。

4. 疏肝理气法　适用于哮证反复发作、肝气不畅者,有反复发作的哮证病史,发作时见喘咳胸满,呕哕口苦,痰稠难咯,双肺有哮鸣音,苔白厚或黄腻;或由情志郁悒、肝气不畅,或由喜乐过度肝用太过而致哮证发作者。方如小柴胡汤加味或《医学见能》之加味逍遥散。因猝然暴怒,激动肝气肝火,更夹冲气上冲,胃气上逆,迫挤肺之吸气不能下行作喘者,可用《医学衷中参西录》之方:川楝子、生白芍、生赭石细末、厚朴、清半夏、乳香、没药、龙胆、桂枝尖、紫苏子、甘草,磨取铁锈浓水煎服。张建明在《上海中医药杂志》1992 年第 4 期曾有《疏肝理气法在哮喘治疗中的运用》之报道。

5. 柔肝解痉法 适用于哮证反复发作、体虚肝亏者。暴受寒邪而发作,哮鸣气促,喘息抬肩,痰白清稀,肢冷形寒,面晦带青,两肺满布哮鸣音,苔白脉数。证属肺寒肝急兼气阳虚者,方如小青龙汤(《伤寒论》)。症见哮喘胸闷,张口抬肩,难以平卧,精神委顿,额汗唇绀,痰黄量少,溲黄便秘,舌红苔黄,脉细而数,属肺热肝急而气阴虚者,方如参蛤散合哮宁二方[李传方. 标本兼治青少年慢性反复发作性哮喘 30 例观察. 中医杂志,1985(10):41]。

6. 敛肝定喘法 适用于元气至虚而欲上脱者,多大汗不止,或少止复汗出而伴寒热往来之象,此时宜重用敛肝之品,即能阻塞元气将脱之路。阴阳两虚,喘逆迫促,有将脱之势者,方如《医学衷中参西录》之参赭镇气汤;阴虚不纳气作喘逆者,方如《医学衷中参西录》之薯蓣纳气汤;肾虚不纳气者,当治以滋阴补肾之品,而佐以生肝血、镇肝气及镇冲降逆之药,方如熟地黄、山药各 30g,白芍、柏子仁、枸杞子、山茱萸、生赭石细末各 15g,紫苏子、甘草各 6g。热多者加玄参,汗多者加生龙骨、生牡蛎(《医学衷中参西录》)。

评《食湿与小儿疾病》

《食湿与小儿疾病》一书为山东中医学院(现山东中医药大学)附属医院主任中医师、教授毕可恩等编著。该书明确提出了小儿疾病的病因学与成人不同,"食积"与"湿邪"在小儿发病中占有重要地位。

随着人们物质生活水平的逐步提高和对下一代的普遍关心,小儿饮食营养十分丰富,加上小儿不知自节,因此食积较为多见,常因饮食营养过剩而致病。由于小儿胃强脾弱,体属纯阳,故食积可造成积、滞、湿及化热、伤津、伤脾胃等一系列病理变化,造成正气耗损,抵抗力下降,易感外邪而发生多种疾病。

该书上篇扼要介绍了小儿食积的形成、表现、一般治疗规律、小儿的合理喂养及小儿脾胃病常用方药和中成药。该书紧密结合临床实际,又着重介绍了与食积有关的 17 种病证的病机、证候和施治方药。对小儿食积的病理变化划分为食积早期、食积化热、郁热伤津、脾胃并伤四个阶段。并对其病因病理、证候、施治方药予以阐述,认为有食积者首应消导,脾气虚弱者继以补脾,食积与他症并存时则他症与食积并治。临证时权衡轻重缓急,或以消积为主,或治他症为主,以自拟消积化滞汤、消积清热生津汤、清热生津汤、补脾化积汤随证施治。针对不同病证用自拟解肌清里消积汤治疗夹食感冒及高热惊厥;消积化痰汤治疗积咳;消积定喘汤治疗食哮;消积定痫汤治疗食痫;消积泻心汤治疗口疮口臭;消积安神汤治疗夜啼;消积益脾滋液汤治疗营养不良及贫血;消积养胃汤治疗厌食;消积解毒汤治疗疮疖;消积通便汤治疗便秘等。附有病例,疗效卓著,足资效法。

该书下篇对湿邪的成因提出首责于脾,与小儿稚阴稚阳的生理特点及调护不周有关,并重视精虚生湿。该书对肠道病毒及细菌感染等外邪在小儿湿证中的作用有所忽视,即"湿邪致病,其部位有内外之不同,而其因并无内外之分"。所列与湿邪有关的疾病,多属肠道病毒感染及细菌感染所致。在治疗上虽引喻嘉言"未病前予饮芳香正气药,则邪不能入,此为上也。邪既入,则以逐秽为第一义。上焦如雾,升而逐之,兼以解毒;中焦如沤,疏而逐之,兼以解毒;下焦如渎,决而逐之,兼以解毒"之说,却仍强调治疗大法以化湿为主。以化湿为主的治法在临床上广泛运用行之有效,说明化湿法亦能祛邪,故不提祛邪为主亦属常理。

下篇中以自拟藿茵苓翘汤及加减法治疗湿热感冒、湿热乳蛾、湿热口疮、手足口病、小儿中毒性脑病、流行性乙型脑炎;七味白术散加减治疗小儿鼠伤寒沙门菌肠炎;自拟化湿疏络汤治疗小儿急性偏瘫;三仁汤、甘露消毒丹、清气化痰丸、涤痰汤化裁治疗小儿散发性脑炎;桂枝芍药知母汤化裁治疗小儿痹证;自拟化湿退黄汤治疗小儿胆汁黏稠症;自拟滋阴渗利汤治疗小儿泌尿系感染;自拟荆防平胃散、荆防苓连汤治疗秋季腹泻;自拟补脾清肠汤治疗小儿慢性腹泻;自拟补脾清涩汤治疗小儿虚寒性痢疾等,均收到较好疗效。

该书虽将食、湿与疾病的关系分为上下篇,但对食与湿的关系缺乏系统论述。另外,食湿仅是疾病发生的内在因素,均可造成正气受损而易受邪侵,发病是内外因相互作用的结果,因此,《食湿与小儿疾病》过分强调食湿在小儿发病中的地位,有失偏颇。

小儿湿热咳嗽的证治经验

小儿咳嗽为常见多发病,然外感湿热之邪所致的湿热咳嗽鲜有论述。十几年来,我用清热祛湿法治疗小儿湿热咳嗽,效果满意。兹不揣浅陋,介绍如下。

一、小儿湿热咳嗽的发病机制

小儿湿热咳嗽相当于肠道病毒感染所致,以咳嗽为主要临床表现的呼吸道炎症。其成因主要是外感湿热之邪,但其发病则与脾胃功能状态密切相关。湿热之邪四季均有,但以夏秋较为多见。小儿胃强脾弱,胃强则乳食不知自节,脾弱则运化不及,水湿易停滞于内;形气未充,肺气不足,卫外不固则易受邪侵;体属纯阳,阳常有余,外感时邪或内有积滞湿阻,则易于化热。若内湿外邪相合,多成湿热之证。薛生白云:"太阴内湿,湿饮停聚,客邪再至,内外相引,故病湿热。"由于湿邪重浊黏腻,与热相合,蕴蒸不化,胶着难解,故小儿湿热咳嗽病势缠绵,病程较长,其发展演变比较缓慢,证候也较为复杂,往往脾湿、肺热、痰浊并见。由于湿邪易阻气机,故小儿湿热咳嗽主要表现为邪在气分,有时可兼及卫分,均以气机出入升降失常为主。湿热相合,胶着难解,伤津化热较慢,很少深入营血,且湿热弥漫,易形成邪留三焦之证。

二、小儿湿热咳嗽的证治经验

柯萨奇病毒、埃可病毒及新型肠道病毒感染所致的呼吸道炎症是很常见的。临床表现复杂多样,常见有咳嗽、发热、咽痛、呼吸困难等呼吸道症状,纳呆脘闷、大便不爽、舌苔白腻厚浊等消化道症状和小便不利、头身重痛、口淡不渴、黏腻不爽等水液代谢失常症状。从临床实践来看,小儿湿热咳嗽在发病初期多属湿热郁阻,肺气失宣;中期多属湿热蕴痰,肺失宣肃;后期多属湿热未清,肺失肃降。针对病邪的性质,清热祛湿为治疗小儿湿热咳嗽的法则。临证治疗时,需随证变法,灵活运用。

1. 初期治宜宣化湿热,畅肺止咳　肺为华盖,其位最高,主宣发肃降,外合皮毛。湿热之邪侵袭,则肺感邪而郁闭,气机阻滞,卫阳壅遏,肺气不宣,升降失常而出现咳嗽流涕、身热不扬、恶寒少汗、头身困重、不饥不渴、苔腻脉濡等证候。治宜宣化湿热,畅肺止咳。湿邪郁表,化热不显者,用《医原》藿朴夏苓汤加减治疗;湿渐化热,则用《温病条辨》三仁汤加减治疗。二方组方原则相近,都能开上、畅中、渗下,宣化湿热,用于小儿湿热咳嗽初期,酌加桔梗、枇杷叶、前胡、紫菀、白前、浙贝母等化痰止咳之品,每奏良效。

王某,男,3岁3个月,1994年11月21日初诊。咳嗽、流涕、身热、纳呆,经用青霉素、利巴韦林等静脉滴注治疗3天,症状加重而来诊。现咳嗽频作,喉中痰鸣,身有低热,神疲倦怠。查体:体温37.5℃,咽微红,双肺呼吸音粗糙,有散在痰鸣音。舌质淡红、苔白腻,脉浮细数。血常规检查正常,胸透示肺纹理增加。中医诊断:咳嗽,湿热犯表,肺失宣畅。西医诊断:急性支气管炎。治法:宣化湿热,畅肺止咳。处方:藿香6g,厚朴3g,半夏3g,茯苓6g,杏仁3g,薏苡仁6g,白前6g,荆芥3g,桔梗3g,浙贝母6g,苍术3g,白蔻仁3g。水煎少量频服。2剂后咳嗽减轻,痰少,身不热,舌苔黄腻。前方去荆芥、白前、苍术、桔梗,加黄芩6g,滑石6g,石菖蒲3g。又服2剂,偶有咳嗽,无痰,纳尚欠佳,舌苔微黄,前方去厚朴、半夏、杏仁、浙贝母、黄芩、滑石,加芦根10g,佩兰6g,炒谷芽、炒麦芽各10g,炒扁豆6g,3剂后告愈。

2.中期治宜清热利湿,化痰止咳 湿热邪气,蕴蒸不解,阻滞气机,酿生痰浊,而痰鸣咳嗽、身热、头重身倦、咽痛、口渴、神识昏蒙、时清时昧,舌苔黄腻,脉滑而数。治宜清热利湿,化痰止咳。湿浊偏甚,神识昏蒙者,用《温病全书》菖蒲郁金汤加减治疗;热势偏盛,咽痛明显者,用《温热经纬》甘露消毒丹加减治疗。两方均能清泄湿中蕴热,利湿化痰,使气机调畅,诸症自解。用于小儿湿热咳嗽中期,恰为对证。临证处方时,青蒿、金银花、青黛、大青叶、板蓝根、赤芍、天竺黄等品可随证选入。

傅某,男,5岁,1995年8月15日初诊。发热咳嗽7天,伴咽痛烦躁,喉中痰鸣,纳呆恶心。用先锋霉素V及地塞米松静脉滴注后热可暂退,咳渐剧,喉中痰鸣,咽痛不减。午后夜间仍高热烦躁,纳呆口渴,小便量少。查体:体温38.9℃,咽红,扁桃体Ⅱ°肿大,充血较著,双肺有散在大中水泡音,舌质红、苔黄腻,脉滑数。血白细胞总数$4.8×109/L$,分类正常,胸透示双肺纹理增加、粗乱。中医诊断:咳嗽,湿热蕴毒,痰浊阻肺。西医诊断:咽炎、支气管炎。治法:清利湿热,化痰止咳。处方:石菖蒲6g,郁金6g,炒山栀子6g,连翘15g,竹叶6g,牡丹皮6g,青蒿15g,滑石18g,藿香10g,黄芩10g,金银花15g,浙贝母10g,射干10g,杏仁6g,鲜竹沥30mL。2剂后热退,痰少,咳轻,咽痛减,苔仍黄微腻,脉滑。上方去青蒿、竹叶、郁金,加枇杷叶9g,白蔻仁3g,改滑石为9g。服3剂,咽已不痛,纳增,咳嗽轻微,无痰,上方出入,调治 6 天,咳止,纳好,胸透正常,临床治愈。

3. 后期宜轻清湿热,肃肺止咳　湿热缠绵,日久不解,湿阻血瘀,热伤肺津,痰多耗阴,而出现咳嗽、痰鸣、知饥不食、食不甘味、精神倦怠、口渴、舌红、苔薄黄腻,边尖剥脱,脉滑细。治宜轻清湿热,肃肺止咳。湿热未清,肺热痰多者,用《千金备急要方》苇茎汤加减治疗;湿热未清,肺胃不降者,用《温热经纬》薛氏五叶芦根汤加减治疗。两方均属性味平淡之剂,皆能轻清湿热,涤除余邪,临证选加杏仁、丝瓜络、川贝母、桑白皮、瓜蒌皮,而达肃肺止咳之目的。

庄某,女,4 岁,1990 年 10 月 6 日初诊。初病发热咳嗽,痰鸣气喘,某医院 X 线片示支气管肺炎,住院 15 天好转出院。现咳嗽,入夜及晨起时较著,痰少难咯,夜寐不宁。查体:体温正常,呼吸平稳,形瘦神疲,左肺有少许中小水泡音,舌质红、苔花剥而黄腻,脉细滑。中医诊断:咳嗽,余邪未净,肺失肃降。西医诊断:支气管肺炎。治法:轻化湿热,肃肺止咳。处方:芦根 15g,薏苡仁 15g,桃仁 6g,杏仁 6g,冬瓜仁 15g,川贝母 6g,枇杷叶 9g,瓜蒌皮 6g,桑白皮 6g,丝瓜络 6g。服 5 剂后,寐安,偶尔咳嗽,无痰,肺部啰音消失。唯胃纳欠佳,上方去杏仁、枇杷叶、瓜蒌皮、桑白皮,加藿香 6g,枳壳 6g,佩兰 6g,鸡内金 6g,炒谷芽、炒麦芽各 6g。调理 1 周后,诸症悉除,复查胸片,炎症完全吸收。

小儿咽喉炎性咳嗽证治

小儿咽喉炎性咳嗽不同于气管和肺部疾病所致的咳嗽,目前虽有单方治验报道,但尚乏系统论述。兹就其证治做一探讨。

一、小儿咽喉炎性咳嗽的发病特点

咳嗽是一种保护性反射动作。其主要病因有呼吸道疾病、胸膜疾病、心血管疾病、中枢性因素等。在呼吸道各部位,如咽、喉、气管、支气管和肺部,刺激性气体吸入、异物、炎症、肿瘤、出血等,均可引起咳嗽。咽喉部位病变引起的咳嗽以往未引起重视,一般是按外感内伤分类论治,因治疗的病位不明确,所以疗效不佳。1991 年邵健民在《干祖望治疗耳鼻喉病经验拾零》文中录一验案,一 84 岁男性患者素有咽炎,近日感冒咽痒即咳,干咳频作,干老用桑菊饮加减治疗,服药 5 剂而愈。邵健民将此病症称为"咽喉源性咳嗽",以桑射汤为基本方治疗20例全部有效。1993年3月,在《干祖望教授治疗喉源性咳嗽经验》中,干老正式提出了"喉源性咳嗽"这一病名。1993年在山东济南召开的"全国中医耳鼻喉科学术会议"上,对"喉源性咳嗽"进行了专门讨论。此后,咽喉部位炎症引起的咳嗽得到临床医生的重视,有关治验报道增多。

小儿咽喉炎性咳嗽的治验报道较少见。在《蝉防止咳饮治疗小儿咽喉炎性咳嗽86例》一文中提出,小儿咽喉炎性咳嗽的病因多由病毒感染引起;胸透或胸部摄片检查提示两肺正常或仅是肺纹理增粗;白细胞计数 $< 10 \times 10^9/L$,中性粒细胞略高。临床特点:病程较长,咽痒即咳,无痰或少痰,痰黏稠不易咳出,伴咽痛,以晚间或晨起、异气刺激咳重,甚至痉挛性咳嗽,发热或不发热,咽部充血,或扁桃体肿大,或伴咽后壁淋巴滤泡增生,或有分泌物,西药抗感染治疗无效。

我认为,小儿咽喉炎性咳嗽不同于其他部位病变所致的咳嗽,也不同于成人咽喉源性咳嗽。其发病机制,内因当责之小儿肺气不足,卫外不固而易受邪毒侵袭;胃强脾弱,饮食不知自节而易食积生痰;阳常有余,阴常不足而易化热伤阴;心理承受能力差,社会适应能力弱,受责或所欲不遂而易肝郁气滞,或化火,或生痰,或致瘀。外因当责之感受邪毒与六淫,毒借六淫之势,六淫助毒之威,二者常相夹为患。感受邪毒之后,正邪相争,搏结于咽喉,化热化火,生痰蕴脓,伤津耗气,致气滞血瘀,肺气不畅,咽喉不利,而见小儿咽喉炎性咳嗽诸症。

二、小儿咽喉炎性咳嗽的辨证论治

小儿咽喉炎性咳嗽属于中医学"喉痹""咳嗽"范畴。在治疗过程中,应始终注重解毒利咽,咽喉清利,咳嗽得止。同时,咽喉是司饮食、行呼吸、发声音的器官,上连口鼻,下通肺胃,又是经脉循行之要冲,咽喉与脏腑在生理功能和病理变化上相互影响,故在治疗过程中,还需注意调整脏腑功能、扶助正气以驱邪解毒,畅利咽喉。我于临证时据其发病特点分五型治疗。

1. 寒郁正虚型 症见咳嗽咽痒,干咳或少痰,或有涕嚏,声重。查见咽部充血轻微,咽后壁淋巴滤泡增生,舌质淡,苔薄白或腻。多因体弱受寒,或受责及所欲不遂后感受寒凉,邪郁壅遏咽喉,肺气不利所致。治宜扶正解毒、疏风散寒,方用《小儿药证直诀》败毒散加减。药用:柴胡、前胡、茯苓、浙贝母各10g,金银花、连翘各15g,川芎、枳壳、桔梗、羌活、人参、半夏、僵蚕、甘草各6g。

2. 风热瘀阻型 症见咳嗽痰少,咽痛或痒,时时干咳,或有浊涕,或声重音嘶,或有身热。查见咽部充血明显,咽后壁淋巴滤泡增生,呈米粒样或串珠状,舌红苔薄黄,多为邪郁化热、气血瘀阻咽喉所致。治宜疏风清热、解毒利咽,方用自拟桑菊射干汤。药用:桑叶、菊花各10g,桔梗、杏仁、前胡、牛蒡子、射干、赤芍、枇杷叶各6g,麻黄3g,金银花30g,蝉蜕、黄芩、青果、甘草各6g,大青叶、板蓝根各15g,浙贝母10g。

3. 湿热郁滞型　症见咳嗽咽痛,痰少纳呆,或头身困重。查见咽部充血明显,咽后壁淋巴滤泡增生,或有白色分泌物附着,舌红苔黄腻。多为湿盛体质感邪化热,或夏秋暑湿季节受邪所致。治宜清热祛湿、解毒利咽,方用《温热经纬》甘露消毒丹加减。药用:滑石18g,金银花24g,连翘、蒲公英、青蒿各15g,藿香、薄荷、黄芩、射干、浙贝母、赤芍、杏仁各10g,白豆蔻3g,石菖蒲、蝉蜕、僵蚕各6g。

4. 食郁蕴毒型　症见咳嗽痰黏,咽痛梗阻。查见咽部赤红肿胀,咽后壁淋巴滤泡增生,或有脓状物覆盖,舌红,苔黄厚或腻。多为食积化火,或邪郁化火,蕴毒成脓所致。治宜解毒利咽、化痰止咳,方用自拟化积消毒饮。药用:金银花30g,野菊花、蒲公英、紫花地丁、连翘、板蓝根、瓜蒌各15g,黄芩、浙贝母、炒山楂、炒神曲、炒麦芽各10g,僵蚕、杏仁、全蝎各6g,炮山甲3g。

5. 虚火耗津型　症见咽燥干咳,或痰少,晨有阵咳,甚则呕吐。查见咽部黯红,侧索肿胀,咽后壁淋巴滤泡增生,甚则融合成片,黏膜干燥,舌红苔少或剥脱。多为体瘦阴虚感邪,或邪郁日久,热毒伤阴所致。治宜滋阴解毒、利咽止咳,方用《重楼玉钥》养阴清肺汤加减。药用:麦冬、生地黄、川贝母、青果、炙枇杷叶、板蓝根、连翘各10g,桔梗、生甘草、牡丹皮、薄荷、射干、蝉蜕、炙桑白皮各6g,玄参、金银花各15g。

三、用药心得

在辨证分型治疗的基础上,要注意随证加减,并配合含片或雾化吸入疗法,结合饮食调护及心理疏导等综合治疗,可获满意疗效。随证用药:咽喉痒咳属风邪未尽,肺气不利,选用小剂量的疏风宣肺之品,如麻黄、荆芥、蝉蜕、僵蚕。喉中似有异物、频频清嗓是气机不畅或肝郁不疏,选用疏肝利气之品,如柴胡、枳壳、藿香、厚朴。阵咳痰少难咯是痰热伤津,选用清化痰热之品,如桑叶、菊花、桔梗、杏仁、前胡、炙枇杷叶、川贝母、百部。咽干不适,苔少或剥,唇舌红赤是邪毒耗津,阴液不足,宜选用滋阴生津之品,如玄参、麦冬、知母、芦根。咽痛、咽充血红赤是热毒攻喉,宜重用清热解毒利咽之品,如牛蒡子、射干、青果、生甘草、金银花、大青叶、板蓝根、蒲公英、紫花地丁、黄芩、连翘等。咽后壁淋巴滤泡增生、扁桃体肿大等是血瘀痰阻,选用活血化瘀、祛湿化痰之品,如赤芍、牡丹皮、马勃、川芎、滑石、瓜蒌等。咽部有脓状物是邪毒蕴结、热盛肉腐,选用散结排脓之品,如蝉蜕、僵蚕、全蝎、炮山甲、白芷、皂角刺等。舌苔白厚腻是食积,选用炒山楂、神曲、炒麦芽、鸡内金、莱菔子、槟榔;苔黄厚腻是食积化热,或湿热,宜加胡黄连、蒲公英、连翘、金银花,或青蒿、石菖蒲、栀子;舌尖边红赤是肝郁化火,宜用牡丹皮、栀子、黄连、郁金;苔少或剥脱、舌质嫩红是阴津耗伤,重用滋阴生津之品。干咳日久,舌淡苔白,是肺脾气虚,宜用黄芪、人参、五味子。

儿童习惯性痉挛从肝论治心得

儿童习惯性痉挛,或称精神－习惯性抽动,或称抽搐,属小儿精神性表现紧张性行为之一,是一种心身疾病,在儿童时期相当多见。据其临床表现,属于中医学"目扎""抽搐"范畴,在多年的临床实践中,我们体会到从肝论治本病疗效较好,兹述如下。

一、发病机制

在学龄期或学龄前期的儿童中,常见到一些不自主的刻板动作,如反复地眨眼、弄鼻、张嘴、舔舌、做怪脸、摇头、耸肩、作咳嗽声或手足突然抖动一下等,称为习惯性痉挛,或称精神性习惯性不自主动作。这些动作虽然表现的部位不同,持续时间不一,原因也各异,但其共同点是:①基本形式是一群或数群肌肉的小抽动,常表现为迅速重复而刻板的动作。②自己不易控制,有时可勉强克制片刻,但过后又复发。在休息、学习或游戏时均可出现,但不影响原来动作。分散注意力可略减少。③神经系统检查均无阳性体征。反射、肌力、精细动作、共济运动等均正常。其年龄分布多在5~6岁以后发病,学龄期发病率较高。

本病的临床表现与中医学"目扎""抽搐"相符。《小儿药证直诀·肝有风甚》指出:"凡病或新或久,皆引肝风,风动而止于头目,目属肝,风入于目,上下左右如风吹,不轻不重,儿不能任,故目连扎也""目连扎不搐,得心热则搐"。我们认为,本病多属小儿所欲不遂,肝郁化热化火,神机受累,筋用无主,致肌肉拘挛而不能自控;或热病伤津耗阴,或其他疾病日久耗伤阴血,致水不涵木、血不荣筋,肝经失于濡养而筋肉拘挛,故见习惯性痉挛诸症。其病位在脑(心),但与肝密切相关,基本病机为肝心失调,初起多为实证,继而实中夹虚,日久则由实转虚。

二、证治心得

根据业师刘清贞主任医师的临床经验,结合临床治疗体会,儿童习惯性痉挛应从肝论治。治疗方法为初起疏肝解郁、清肝泻火;继而清热平肝、滋阴息风;日久则滋养肝肾、条达肝气。并可采取转移注意力、心理疗法及引导家长注意合理教养等措施配合治疗。

1.疏肝解郁,清肝泻火 适用于肝气郁结,化热化火者。患儿多由精神因素如所欲不遂、受责气郁、应试紧张等原因起病,初起表现多为反复眨眼,眼睑跳动,或伴耸肩、头痛、手足抖动等,可伴有胸闷太息,或心烦躁动,夜寐不宁等。舌质略红或暗红、苔薄白或苔黄腻,脉弦或弦滑。偏肝郁气滞者可选用丹栀逍遥散加减,偏肝火旺盛者可选用龙胆泻肝汤加减。

田某,男,6岁,1998年2月9日初诊。20天前因顽皮受责后出现挤眉眨眼,揉鼻擦脸,张口吐舌,家长认为是不良习惯,反予严斥。病症日增,频繁眨眼,头痛阵作,时作怪脸,经某医院检查脑电图、CT均正常,予硝基安定等口服未效。现患儿时有眨眼,眼睑跳动,揉鼻擦脸,口苦咽干,大便不干,小便少,心烦躁动。舌质红、苔黄稍厚腻,脉弦滑。证属肝郁化火,上扰清窍,治用疏郁清肝泻火法。处方:龙胆6g,栀子9g,黄芩9g,柴胡9g,车前子9g,石菖蒲9g,郁金9g,甘草6g。水煎服。服3剂后眨眼次数明显减少。烦躁减轻,续服6剂,症状消失。3个月后随访,未再发作。

2.清热平肝,滋阴息风 适用于肝经郁热,化火伤阴,或热病伤津,肝阳偏亢者。患儿多因焦虑日增,气郁化热化火而伤阴,或热病伤津,水不涵木,肝阳偏亢而病症加重。多表现为紧张时眨眼、摇头、耸肩、手足抖动等症状明显或频繁,放松时可减少。可伴有烦躁不安,睡眠不宁。舌质红或红嫩、苔黄花剥或少苔,脉弦细或弦细数。偏肝郁化火伤阴者可选用镇肝熄风汤加减,偏热病伤津阳亢者可选用羚角钩藤汤加减。

王某,女,8岁,1998年4月16日初诊。频繁眨眼反复发作2年余。初起时眼睑跳动,口周肌肉抖动疑为小舞蹈病,查红细胞沉降率、抗"O"均在正常范围,肌张力不降低,无运动障碍,予阿司匹林及中药秦艽、金银花、桂枝等治疗无明显改善。每于感冒发热后眨眼睑跳频繁,偶尔伴手臂抖动或口周肌肉抖动,平时症状略轻。近半个月因感冒后症状较重,现感冒症状消失,仍频繁眨眼,左睑时有抽动,偶有口周及右上肢抖动,纳佳,寐欠安,大便如常,心情不稳,时有烦躁。舌质红、苔少花剥,脉弦细。证属肝经郁热,兼热病伤津,治用清热平肝、滋阴息风法。处方:龙胆6g,栀子10g,黄芩9g,白芍10g,川楝子10g,玄参10g,生地黄10g,车前子10g,钩藤10g,菊花10g,牡丹皮10g,全蝎6g,薄荷6g,桔梗6g,甘草6g。水煎服,每日1剂。4月23日复诊,眨眼次数明显减少,心不烦,无其他症状,舌质略红、苔中部稍黄厚、尖边剥脱,脉细滑。上方去薄荷、桔梗,6剂后症状完全消失。1个月后又感冒,但无眨眼睑跳等症状。

3. 滋阴柔肝,条达肝气 适用于久病损及肝肾,阴精不足,肝木失荣,肝阳上亢者。患儿多因先天不足,或久病耗阴,肝经失于濡养而筋肉拘挛。主要表现为眨眼、目涩,目赤或痛,寐少梦多,烦躁不宁,可伴睑部抽动,口舌生疮,或胁胀太息,或手足抖动等。舌质红或嫩,苔少或花剥,或呈地图舌状,脉细或细滑。偏肾虚肝旺可选用杞菊地黄汤或丸,偏肝虚阳亢者可选用一贯煎加减。

盛某,女,5岁,1998年1月5日初诊。2个月前左眼外侧轻微撞伤,皮下出血成斑,遂觉眼部不适,时有眨眼、目痛,有时耳鸣头晕,曾查脑电图、CT、出凝血时间均正常。予抗生素眼药水、复合维生素B、吡硫醇等治疗未效,眨眼更加频繁,左睑跳动。现频繁眨眼,左眼干涩微痛,眼睑抽动时作,夜寐梦多。眼结膜充血,舌红嫩、苔少、中部稍黄燥,脉细。证属伤后气郁,日久化热,损伤肝阴,筋肉失养。治用滋阴柔肝,条达肝气法。处方:白芍10g,全蝎6g,蝉蜕10g,菊花10g,牡丹皮10g,枸杞子10g,生地黄10g,车前子10g,柴胡6g,栀子6g,龙胆6g,当归10g,川楝子6g,甘草6g。水煎服,每日1剂。1月8日复诊,眼不痛,眨眼次数少,睑跳不明显,寐安,眼结膜充血不明显,苔少、中部稍黄不厚,脉细滑。上方去全蝎、龙胆、川楝子,加沙参、生麦芽各10g。1月12日三诊,已不眨眼,无睑跳,眼部无明显不适,舌略红、无苔,上方继用3剂,后服用杞菊地黄丸2盒,以资巩固。1998年3月13日因咳嗽来诊,家长述眨眼睑跳等未再复发。

儿童精神 - 习惯性抽动怎么办?

在学龄期及学龄前期的儿童中,常可见到一些不自主的刻板动作,如反复地眨眼、挤眉、做鬼脸怪相、嗤鼻、弄鼻、咬唇、舔舌、咧嘴、呲牙、点头、摇头、扭颈、伸脖、耸肩、手或臂抽动、握拳,晃腿、摇膝、动足等(简单性运动抽动),或出现如单纯反复吭、咳、哼、咯、清嗓等(简单发声抽动),称儿童精神 - 习惯性抽动,也叫抽动症或称习惯性痉挛,是一种短暂性抽动障碍。

儿童精神 - 习惯性抽动属儿童神经症常见类型之一,是儿童抽动障碍中最多见的一种类型。国内报道其发病率为 1% ~7% ,多见于学龄前和学龄早期儿童,以男童为多见。主要临床表现为简单性运动抽动,较为局限,一般以眼、面肌抽动为多见,在数周或数月内症状波动或部位转移,可向颈部或上下肢发展;少数可出现简单发声抽动;同一患儿的抽动一般比较固定、刻板,但也可以表现为各种抽动症状的综合;部分患儿的若干抽动症状,在不同的阶段可此起彼伏。病程持续时间一般不超过 1 年。既不属于癫痫,也不同于小舞蹈症,通常对患儿日常学习和适应环境无明显影响。患儿可伴有其他神经症状,如睡眠不宁、夜惊、遗尿等。

儿童精神 - 习惯性抽动动作是多种多样的,抽动症状频率和症状严重程度不一,其共同点为:①基本形式是一群或数群肌肉的小抽动,抽动发生时常突然、快速、刻板、重复交替出现。②孩子抽动时往往无目的性,自己不易控制,有时可勉强克制片刻,但过后又复发,意识清楚,抽动时动作范围较小,休息、学习、活动时都可出现,但不影响原来的动作,注意力分散时抽动减少或消失,睡眠时则停止发作。③躯体检查包括神经系统检查,通常无异常发现。其诊断标准如下:①起病于童年。②有运动抽动(单一部位或多个部位),或发声抽动。③抽动能受意志克制短暂时间(数分钟至数小时)。④抽动症状的严重程度、发生的频度及部位可以改变。⑤抽动症状一日内出现多次,日日如此,至少持续 2 周,但不超过 1 年。⑥排除锥体外系神经疾病和其他原因所引起肌肉痉挛。

儿童精神 - 习惯性抽动可能有关的病因有下列几个方面。

(1)大多由精神、心理、社会因素引起,如受惊吓、家长的责备、学习上要求过高、生活中不能满足自己的欲望、感情上受到忽视或偏爱、家庭中的争执等、某种紧张气氛、情绪上的紧张等,抽动成为心理应激的一种表现,患儿起初多有心理上的焦虑或紧张,继而出现习惯性抽动;也有少数是模仿他人的动作而得。发病还与小儿的精神类型有关,属神经质、胆怯及情绪不稳定者易有这种倾向。内向、怕羞、胆小、遇事敏感、不合群的小孩,当遇到不顺心的事情后就容易产生这类抽动反应。

(2)也有的起因于一些躯体疾病,起始往往由于局部激惹而产生抽动,如眼结膜炎或倒睫刺激引起眼部不适而频频眨眼,咽炎引起咽部不适而清嗓咯痰,也可以因衣着不适、皮肤发痒等引发,成为一种保护性或习惯性的动作,儿童由于大脑兴奋性较高,上述因素久而久之在大脑皮质形成惰性兴奋灶,易形成抽动反应且容易固定,当局部疾病消除后,抽动症状仍继续存在,而出现习惯性抽动。

(3)遗传因素:短暂性抽动障碍可有家族聚集性,患儿家族成员中患抽动障碍者较为多见,故认为可能与遗传因素有关。

(4)器质性因素:围生期损害,如产伤、窒息等因素可能与本症有关。

(5)药源性因素:某些药物如中枢神经兴奋剂、抗精神病药等,长期服用可能产生抽动的不良反应。

儿童精神-习惯性抽动的治疗以减少患儿焦虑、紧张的情绪为主,并消除可能有关的病因,配合转移注意力、心理疗法、药物疗法、合理教养等措施。

要消除各种紧张因素,合理教养并重视孩子的心理状态,使孩子活泼快乐地生活,家长、老师多开导劝慰,亲属及周围人不宜对孩子的症状表示过分注意,以免孩子紧张不安,使病理惰性更加固定;更不应责骂或惩罚,否则抽动次数更加频繁;应避免过高的学习目标与要求,引导孩子从事正常学习、文体活动,鼓励孩子与其他孩子一起玩,以转移注意力;向孩子说明疾病的性质及可治愈性,以消除顾虑,要发挥孩子自己的主观能动性,建立信心,逐渐控制抽动的发作;及时治疗眼部、咽部、皮肤等部位的疾病;部分儿童可以服用一些抗焦虑药。儿童精神-习惯性抽动属中医学"目扎""抽搐"范畴,病位在脑(心),与肝密切相关,基本病机为肝心失调,初期多为实证,继而实中夹虚,日久则由实转虚。治疗初宜疏肝解郁、清肝泻火,继而平肝清热、滋阴息风,久则滋养肝肾、条达肝气,可辨证选用丹栀逍遥散、龙胆泻肝汤、镇肝熄风汤、羚角钩藤汤、杞菊地黄汤、一贯煎等方药。

儿童夜惊及梦游症的防治

一个 9 岁男孩因入睡后 1 小时左右突然惊叫、下床转悠反复发作 20 天来诊。家长述:孩子在考完试后经常玩游戏、看影碟,20 天前看了"霹雳王",当天夜里,入睡后一个小时左右突然惊叫坐起,口喊"对不起,妈妈",同时抽打自己耳光,一问"怎么啦,孩子",就下床围着桌子转悠,约十几分钟后自己回床入睡,早晨醒后对夜里的情况浑然不知。此后,病情反复发作,家人都很紧张。经问望闻切及检查,确诊为"梦游症",经讲解病情发生的机制,家长、患儿都愿配合治疗,服用安神定志汤及地西泮等药物数天后未再发作。

儿童夜惊是发生于睡眠过程中的一种意识朦胧状态。病因主要是受惊恐惧或精神紧张,主要表现为入睡一段时间后突然惊醒坐起,神志迷糊,目瞪呈凝视状,面部表情恐怖,躁动不安,有时喊叫,内容多与受惊因素有关,一般持续十几分钟后即可入睡,睡醒后对夜惊内容大多完全遗忘,偶有片段记忆;部分患者在夜惊发作时伴有梦游症,发生于睡眠过程非眼快动期的第四相——慢波睡眠,表现为患者起床走动,做一些机械的动作,醒后完全不能回忆。发作次数不定,可一夜一至数次,也可隔几天、几十天发作一次。

治疗夜惊及梦游症可对症处理,苯巴比妥、地西泮等药物能减轻紧张情绪,加深睡眠;体针、耳针、灸疗也有一定疗效;中医学认为惊恐伤及心神,治法是宁心安神镇惊,常辨证选用琥珀、珍珠母、龙齿、钩藤、首乌藤、炒酸枣仁、远志、天麻、全蝎、莲子心、人参、甘草等。

预防夜惊及梦游症应注意培养和塑造孩子勇敢、沉着、顽强的性格,平时注意参与社会交往,避免睡前听看令人紧张恐怖的故事或影片。孩子有惊恐现象时,亲属特别是母亲应宽慰孩子,使孩子安静入睡。

肠系膜淋巴结炎验案 3 则

肠系膜淋巴结炎是引起小儿急慢性腹痛的原因之一,常易反复发作,中医学将其归属于"腹痛"范畴。崔文成教授从事中医儿科临床、教学、科研工作多年,对本病的诊疗有独到之处。我有幸随师临诊,感悟一二,现将崔师辨治小儿肠系膜淋巴结炎的经验介绍如下。

一、辨治经验

肠系膜淋巴结炎常发于 7 岁以下的小儿,一般认为因病毒、细菌感染沿血液循环到达远端回盲部淋巴结,引起该端淋巴结感染而发病。本病好发于冬春季节,常在急性上呼吸道感染病程中并发,或继发于肠道炎症之后。典型症状为腹痛、发热、呕吐,有时伴有腹泻或便秘。因既往普通多普勒超声检查对腹腔淋巴结扫描阳性率极低,而腹部彩色多普勒超声检查诊断阳性率明显提高,成为目前诊断本病的重要依据。西药治疗对本病腹痛症状的缓解虽然较快,但整体功能恢复相对较慢,而中医药在此方面有独特的优势。

崔文成教授认为,本病病位在脾及肠胃,内因责之小儿形气未充,肺脾肾虚,卫外不固,感受毒邪;外因责之毒邪侵袭;诱因责之恣食生冷、肥甘、油腻之品,聚湿生痰。本病发病是诸多因素综合作用的结果,病机是毒壅气滞,痰湿交阻,结于腹部,不通则痛,不荣则痛。崔师临证根据患儿不同临床表现,将本病辨证分为湿热腹痛、食滞腹痛、脾虚腹痛等证型,治法以解毒散结为主,方药常用消瘰丸合香连丸、香砂平胃散、橘皮竹茹汤等,以使气机宣通、血脉流畅,每收良效。

崔文成教授临床治疗肠系膜淋巴结炎,认为无论是何种证型均可酌情配合解毒散结的药物,这也是由本病病机所决定的。同时也可适当配合理气药、活血药、消食药,以利于本病的康复。患者经过中医的辨证治疗,一般情况下腹痛都可以治愈。兹举验案数则如下。

二、验案举隅

病例1:患儿,男,5 岁,2008 年 5 月 16 日初诊。

患儿发病前有上呼吸道感染病史,5 天前在晚饭 2 小时后出现腹痛,5～6 分钟缓解;此后在活动、晨起时疼痛多次。今日 10 时许又腹痛,疼痛较重,难以忍受,遂由家长陪同来医院就诊。刻诊:脐周腹痛伴腹胀;咽红,心肺未见异常;腹软,未扪及包块,脐部有轻微压痛,脐周叩呈鼓音;舌红、苔黄微腻,脉滑数。血常规示正常范围,腹部彩色多普勒超声见多发肿大淋巴结。诊断:小儿肠系膜淋巴结炎;辨证:湿热蕴结,毒壅气滞;治法:解毒散结,化湿清热,行气止痛;方用消瘰丸合香连丸加减。处方:玄参5g,浙贝母5g,牡蛎5g,夏枯草5g,半夏

10g,黄连6g,延胡索10g,木香6g,炒白芍15g,炙甘草15g,生姜3片,大枣3枚。水煎服,每日1剂。

复诊(5月19日):患儿服药后疼痛明显减轻,晨起时已无腹痛,活动后时有腹痛;舌略红,舌根有少许黄腻苔,脉缓。证属湿热病后,气阴两伤;治以益气养阴,佐以祛湿散结;方以四君子汤加减。处方:党参10g,茯苓15g,山药10g,麦冬10g,炒白芍10g,炙甘草10g,木香3g,浙贝母5g,牡蛎5g,生姜3片,大枣3枚。水煎服,每日1剂。

4剂后腹痛症状消失,腹部彩色多普勒超声检查未见异常肿大淋巴结,患儿痊愈。后随访4个月,未见复发。

按语:该患儿有典型的上呼吸道感染病史,感染后致病因子随淋巴管进入局部淋巴结,最后停留在回盲部淋巴结,引起肠系膜淋巴结炎。患儿舌红、苔黄微腻,脉滑数,为湿热之象。故治疗当以化湿清热为主,佐以解毒散结、行气。二诊时从患儿舌、脉分析,证属湿热病后,气阴两伤。治疗上加党参10g,茯苓15g,山药10g,麦冬10g,益气养阴,从整体上进行调理,以利于本病康复。

病例2:患儿,女,9岁,2008年5月18日初诊。

患儿8天前因贪吃美食后出现腹痛,自服保和丸后腹痛有所缓解,但仍有阵发性腹痛。刻诊:右下腹痛伴腹胀;形体偏胖,双下眼睑略黯,咽红,心肺未见异常;腹软,右下腹近脐部有中度压痛,脐周叩诊呈鼓音;舌红、苔黄厚腻,脉弦滑。腹部彩色多普勒超声见多发肿大淋巴结。诊断:小儿肠系膜淋巴结炎;辨证:食滞化热,毒壅气滞;治法:消食化积,解毒散结,行气止痛;方用香砂平胃散合消瘰方加减。处方:藿香10g,砂仁6g,苍术10g,厚朴10g,炒山楂、炒神曲、炒麦芽各10g,鸡内金10g,连翘15g,黄连6g,党参10g,延胡索10g,玄参10g,浙贝母10g,牡蛎10g,夏枯草10g,炒白芍15g,炙甘草15g,生姜3片,大枣3枚。水煎服,每日1剂。并嘱患儿近期减少进食量,尤其是睡前2小时勿食零食。

复诊(5月22日):患儿服药后疼痛减轻;舌红、苔黄略厚腻,脉滑。上方去黄连、炒山楂、炒神曲、鸡内金,改苍术5g,厚朴5g,连翘10g,加炒谷芽10g,山药10g,茯苓10g。

上方服5剂后痊愈。随访3个月,未见复发。

按语:该患儿乃食积之后损伤脾胃,化湿生痰,痰湿交阻,结于腹部,不通则痛。故用香砂平胃散、炒山楂、炒神曲、炒麦芽、鸡内金以消食化积,行气止痛,并佐以解毒散结。二诊时患儿厚腻舌苔消退较快,再加上患儿最近饮食控制很好,故去炒山楂、炒神曲、鸡内金,加谷芽。麦芽主升,谷芽主降,二者消食、调节脾胃气机。又因久用行气药耗伤气阴,故变苍术 5g,厚朴 5g,加茯苓 10g,山药 10g,再配合炒白芍 15g,炙甘草 15g,以益气养阴,促进康复。

病例 3:患儿,女,7 岁,2008 年 5 月 21 日初诊。

患儿反复脐周痛半年,加重 1 天。刻诊:脐周疼痛,伴嗳气、食欲差,形体偏瘦,面色黯淡;心肺未见异常;腹软、胀,脐周叩呈鼓音;舌淡红,舌根部有黄腻苔,脉滑。腹部彩色多普勒超声见脐周多发肿大淋巴结。诊断:小儿肠系膜淋巴结炎;辨证:脾虚气滞,毒热蕴结;治法:健脾化积,解毒散结,行气止痛;方用香连丸、橘皮竹茹汤合消瘰方加减。处方:木香 6g,黄连 6g,炒白芍药 10g,延胡索 10g,炒山楂、炒神曲、炒大麦芽各 6g,鸡内金 10g,党参 10g,陈皮 6g,竹茹 10g,浙贝母 10g,夏枯草 10g,牡蛎 10g,玄参 10g,炙甘草 15g,生姜 3 片,大枣 3 枚。水煎服,每日 1 剂。

复诊(5 月 24 日):患儿服药 1 剂后嗳气症状已止;2 剂后痛减,大便偏稀。现仍感食欲差,腹胀;舌淡红,舌根部仍有少许黄腻苔,脉滑。方用小儿启脾丸加减:党参 10g,炒白术 10g,茯苓 15g,炙甘草 10g,陈皮 5g,山药 10g,炒谷芽 5g,炒麦芽 5g,延胡索 10g,浙贝母 10g,牡蛎 10g。

6 剂后腹痛症状消失,腹部彩色多普勒超声检查未见异常肿大淋巴结,患儿痊愈。随访 4 个月,未见复发。

按语:由于该患儿先天禀赋不足,脾胃虚弱,再加上后天饮食不节,遂生此病,故治疗上用橘皮竹茹汤健脾降逆,用香连丸合消瘰方化湿解毒散结。复诊时由于患儿服药后痛减,大便偏稀,根据其平素纳呆,患病日久,故用小儿启脾丸加减,以调理脾胃。

凉血解毒透表法治疗银屑病验案 1 则

银屑病是一种易于复发的慢性炎症性皮肤病,红色丘疹或斑块上覆有多层银白色鳞屑为其特征性损害。本病病因及发病机制未完全明确,但与遗传因素、感染链球菌、免疫功能异常、代谢障碍及内分泌变化等有关,临床有寻常型、脓疱型、红皮病型及关节病型四种类型,其中以寻常型银屑病最常见。我曾用凉血解毒透表法治疗1例银屑病患儿,获得阶段性的理想疗效,现整理如下,分享同道。

一、病案实录

赵某,女,10岁。2013年3月24日初诊。

患儿半年前患皮疹、鳞屑,于某省级皮肤病医院就诊,经检查诊断为寻常型银屑病,经外涂、内服药物治疗,皮疹可暂消退数天,多在7天后复发。现症:皮肤损害部位广泛,头面、躯干、四肢均见,以四肢伸侧为多,为红色丘疹、斑块上覆有多层银白色鳞屑,瘙痒心烦,夜寐不安。追问病因,与家长期望高、学习压力大密切相关。患者形丰体胖,身高如成人;舌红绛、苔黄厚腻、花剥,脉沉滑。

辨证:郁火血热,湿浊伤阴,血燥生风;治法:疏肝解郁,凉血化浊,养阴祛风,消斑透疹;方以神犀丹化裁。处方:水牛角15g,生石膏30g,黄芩10g,玄参10g,石菖蒲6g,滑石10g,生地黄10g,连翘10g,淡豆豉10g,天花粉10g,大青叶15g,板蓝根15g,紫草10g,蝉蜕10g,白蒺藜10g,甘草3g。取免煎颗粒7剂,每日1剂,每日3次。西药处方:氯雷他定(华畅)10mg,每日1次,服6天。同时告知患儿本病有季节规律,春季为治疗的有利时机,冬季气候寒冷,表皮血管收缩,皮肤血供差,肌肤失养而病情严重,夏季因气候温热,表皮血管舒张血供好,肌肤得养而病情最轻;并告嘱患儿本病有治愈的可能,使其从心理上有所释放。

二诊(3月31日):皮疹呈红色丘疹、红斑脱屑、不痒;时有心烦,夜寐不安;舌尖红、赤,苔黄厚、花剥。停用氯雷他定(华畅),于上方去黄芩、大青叶、淡豆豉、蝉蜕、白蒺藜,加栀子10g,黄连3g,金银花10g,赤芍10g,牡丹皮6g,牛膝10g,生牡蛎30g,焦神曲10g。取免煎颗粒7剂。

三诊(4月7日):皮疹呈红色丘疹、脱屑;心烦减轻,寐安;舌红尖赤、苔黄花剥。上方去滑石、金银花、牛膝、生牡蛎、甘草,加浮萍10g,地肤子10g,天冬10g,黄芩10g。取免煎颗粒7剂。

四诊(4月14日):皮疹仍有脱屑,心不烦,舌红尖赤、苔黄花剥。守方取免煎颗粒7剂。

五诊(4月29日):皮疹消退、局部红痕,近3天有涕嚏、咳嗽、无痰,舌红、苔黄中厚。守上方7剂,加宣肺合剂5瓶,每日3次。

六诊(5月19日):皮疹完全消退、无痕迹、无症状,舌红、苔黄中厚,脉滑。守上方7剂。

随访至今正常生活、上学,未复发。

二、临证体悟

银屑病俗称"牛皮癣",又名"白疕""疕风""蛇风""松皮癣"等。《医宗金鉴·外科心法》认为其由风邪客于皮肤,血燥不能营养所致;"白疕之形如疹疥,色白而痒多不快,固由风邪客皮肤,亦由血燥难荣外"。

银屑病治疗过程中,特别是治疗前与患者沟通并对患者病情进行评估是重要环节。精神压力与银屑病的关系非常密切,其既可诱使银屑病发病,常见于精神受刺激后几周到几个月内发生;亦可导致已有的银屑病加重。故而,减轻患者精神压力为治疗成功的关键之一。

神犀丹见于《温热经纬》所引叶天士方,可清热开窍、凉血解毒,主治温热暑疫、邪入营血证。本例初诊以神犀丹化裁。方中水牛角、生地黄清心凉血;玄参、天花粉养阴生津;金银花、连翘、黄芩清热泻火;紫草、大青叶、板蓝根凉血解毒;石菖蒲芳香开窍;淡豆豉宣泄透邪;生石膏、滑石清气利湿;蝉蜕、白蒺藜祛风除痒;甘草调和诸药。

二诊因风祛不痒,皮疹干燥、脱屑,故停用氯雷他定。中药处方去淡豆豉、蝉蜕、白蒺藜;心烦,夜寐不安为火扰心神,故加栀子、黄连、金银花、赤芍、牡丹皮、牛膝、生牡蛎以清心凉血安神,加焦神曲以助胃化积。

三诊因心烦减轻、寐安,去滑石、金银花、牛膝、生牡蛎、甘草;皮疹呈红色丘疹、脱屑,舌红尖赤、苔黄花剥,加浮萍、地肤子透表开郁、化湿行水、清热解毒,加天冬助养阴生津。药证相符,病情逐渐减轻,皮损渐复。

此后四诊守方。五诊有涕嚏、咳嗽、无痰,故加宣肺合剂以宣肺止咳,达邪外出。六诊时无皮疹、无症状,达到了《中医病证诊断疗效标准》(1994 年)中的"治愈"标准,且随访至今未复发,获得了阶段性的理想疗效。

按语:水牛角凉血以清血热,可作为犀角的代用品,因其成分与犀角大同小异。配大青叶,清热解毒、凉血化斑;配石膏,气营两清、祛热泻火;配生地黄,滋阴清热、凉血解毒。

浮萍主治皮肤病之风、湿、热、毒者,可辛寒透表、祛风行水、清热解毒,其上宣肺气、外达皮毛,发汗泄热、下通水道、入气分而兼清血热正其专长。前人谓其"发汗之功胜于麻黄,利水之力捷于通草"。热气郁于皮肤则作痒,味辛而气清寒,故能散皮肤之湿热也。寒能除热,燥可除湿,故下水气。血热则须发焦枯而易堕,凉血则营气清而须发自长矣。主消渴者,以湿热之邪祛,则津液自生而渴自止也。质轻气味皆薄,虽曰发汗,无过汗之虑,然非实热不可轻试。

肺咳病名病因病机治法方药新探

"肺咳"是一个独立的疾病,病名始于《素问·咳论》。"咳嗽"既有症状的含义,也有病名的含义。历代医家将"肺咳"或误认作咳嗽症状,或误认作咳嗽病名,众说纷纭。《素问·咳论》提出了治疗咳的针刺取穴总原则,"治脏者治其俞,治腑者治其合,浮肿者治其经",后世治疗肺咳方药众多,亦见仁见智。有鉴如此,兹对"肺咳"从病名、病因、病机、治法、方药等方面进行探讨,以期提高临床疗效。

一、肺咳病名界定与辨析

1. 肺咳病名界定　"肺咳"是一个独立的疾病,病名始见于《素问·咳论》第三十八,是五脏咳之一。现为《中医临床诊疗术语—疾病部分》(GB/T 16751.1–1997)标准病名。

2.《素问·咳论》对"咳"有五脏咳、六腑咳之分　咳,病位在肺,肺气失于宣降,气逆而咳。如《素问·宣明五气》第二十三云:"五气所病……肺为咳。"《素问·厥论》第四十五言:"手太阴厥逆,虚满而咳,善呕沫,治主病者。"《灵枢·胀论》第三十五曰:"肺胀者,虚满而喘咳。"《素问·咳论》有专篇论述:"五脏六腑皆令人咳,非独肺也。"

五脏咳是根据五脏经脉所过部位出现的症状而命名的,而六腑咳则包括脏腑本身的病变。

(1)五脏咳:分为肺咳、心咳、肝咳、脾咳、肾咳。《素问·咳论》指出:"五脏各以其时受病,非其时,各传以与之。"即五脏主五时,肝旺于春,心旺于夏,脾旺于长夏,肺旺于秋,肾旺于冬,当五脏所主之时受邪,则五脏自病,由五脏传之于肺,则为咳。

(2)六腑咳:分为胃咳、胆咳、大肠咳、小肠咳、膀胱咳、三焦咳。

《素问·咳论》云:"五脏之久咳,乃移于六腑。"即五脏久咳不已,传于六腑为六腑咳,六腑咳的特点与本腑的功能有关,如胃气以通降为顺,胃气上逆则呕。胆为清静之腑,内藏胆汁,故胆气逆则呕胆汁。大肠为传导之腑,咳则传导失职,气不收摄,则二便不固。小肠为受盛之腑,受胃中之饮食精微,分别清浊而传送于大肠,故咳久则小肠气奔而失气。膀胱为州都之腑,内存小便,故咳久则膀胱之气不固而遗尿。三焦为水谷之通路,原气之别使,久咳三焦气虚,原气不足不能温脾助胃气,故水谷精微运化失职,则不欲饮食而腹满。

（3）五脏咳六腑咳的传变次序:从《素问·咳论》所载五脏咳、六腑咳的证候来看,五脏咳为咳嗽剧烈的初期阶段,而六腑咳则是咳嗽日久不愈出现了如"咳而呕""咳而遗矢""咳而遗溺"等证候,且大多有虚象。可见,六腑咳在病程上比五脏咳长,故传变次序上是先五脏后六腑。

3.肺咳病名的辨析

（1）咳与嗽的区别与联系:金代刘完素《素问病机气宜保命集·咳嗽论》第二十一首次将咳、嗽分开,并明确定义:"咳谓无痰而有声,肺气伤而不清也;嗽是无声而有痰,脾湿动而为痰也。咳嗽谓有痰而有声,盖因伤于肺气,动于脾湿,咳而为嗽也。"咳嗽是中医以证候命名的病名。

（2）肺咳的证候:《素问·咳论》云:"肺咳之状,咳而喘息有音,甚则唾血。""多涕唾而面浮肿气逆"。《诸病源候论·咳嗽病诸候》言:"七曰肺咳。咳而引颈项而唾涎沫是也。"唾血乃邪气壅肺,肺气上逆,损伤肺络所致。唾血者,随咳而出,其病在肺,与呕血不同。现在临症可见患儿剧咳时有毛细血管破裂而见眼周、面部皮下细小出血点者。

（3）肺咳属于咳而不属于嗽:汉代张仲景《伤寒论》中为咳,《金匮要略》中为咳嗽上气,痰饮咳嗽。咳而喘息有音,当属哮病。哮病主要表现为喉中哮鸣有声,呼吸气促困难,甚则喘息不能平卧,发作与缓解均迅速。相当于西医学的咳喘类疾病,如哮喘、喘息性支气管炎、咳嗽变异性哮喘等。儿童咳嗽变异性哮喘的中医病名为肺咳、咳嗽上气。

二、肺咳的病因是伏饮与肺寒

1.内因是"伏饮"　先天禀赋薄弱,后天肾脾肺虚,三焦气化不及而饮伏于肺,形成"伏饮"。

肺脾肾阳虚体质是内因。先天禀赋薄弱,后天肾脾肺虚,三焦气化不及而饮伏于肺,形成"伏饮",也就是激素水平低下,体液代谢失常,导致呼吸道黏膜水肿。儿童肺脏娇嫩,脾常不足,肾常虚。若肺脾肾三脏功能失调,三焦气化不及则致水液代谢失常。肺通调水道失常,宣发肃降不及,水津失于输布,凝而为饮,内伏于肺;脾为后天之本,寒饮不化是脾失健运;肾为先天之本,肾阳为一身阳气之根,命门之火不足,则三焦气化不利,不能温煦蒸化水液,使水湿聚而为饮。即所谓:痰之本,水也,源于肾;痰之动,湿也,主于脾;痰之末,饮也,贮于肺。

2. 外因是"肺寒"　天人之际是皮肤与黏膜。气寒、形寒、寒饮伤肺而致"肺寒"。"夫肺为华盖,口鼻相通,息之出入,气之升降,必由之路,故专主气。经曰形寒饮冷则伤肺,由儿衣太薄及冷饮之类伤于寒也"。

(1)天气寒冷致咳:肺气通于天,天气寒冷,寒邪可以直接从气道吸入肺系伤阳气。就是呼吸道黏膜受到冷空气刺激以后,会发生痉挛、渗出等病理变化而致咳。

(2)形寒寒饮致咳:形寒即衣被单薄,则外寒从皮毛内入伤肺。寒饮即饮食生冷,寒气直接从胃循经脉上行至肺而遏抑肺气,则形成肺寒,因《灵枢·经脉》第十云"肺手太阴之脉,起于中焦,下络大肠,环循胃口,上膈属肺""形寒寒饮则伤肺",就是皮肤、消化道黏膜受到寒冷刺激以后,会间接导致呼吸道发生痉挛、渗出等病理变化而致咳。

(3)伏饮与肺寒可互为因果:阳虚易受外寒,气寒、形寒、寒饮伤肺而"肺寒";肺寒初则阻遏阳气,久则耗伤阳气,导致阳虚,三焦气化不及而饮伏于肺,形成"伏饮"。

3. 肺咳的表现　肺寒咳嗽,是因小儿本来肺气素虚,加以起居不慎,如感受寒冷,或喜食生冷之类的食物,如酸奶、冰淇淋、雪糕等,以致寒邪伤肺,肺气不宣,发生咳嗽。其主要症状为,咳嗽不已,面色发白或泛青,鼻流清涕,喉有痰声,痰多清稀,舌苔薄白质淡。风寒袭肺,水饮内伏,主要症状是打喷嚏、流清涕、干咳、咽喉痒、胸闷、夜间咳嗽重,睡眠不安,听诊双肺呼吸音粗,舌淡红、苔白腻,脉浮。

三、肺咳的病机

1. 以其时受病,秋季多发肺咳　《素问·宣明五气》云:"五气所病……肺为咳。"《素问·咳论》言:"皮毛先受邪气,邪气以从其合也,五脏各以其时受病,非其时各传以与之。"故《难经》云:"形寒饮冷则伤肺,使气上而不下,逆而不收,冲雍咽膈,淫淫如痒,习习如梗,是令咳也。"

2. 内外合邪,两寒相感气逆而发肺咳　内外合邪,两寒相感,中外皆伤,气逆而上行,则发为肺咳。《灵枢·邪气脏腑病形》云:"形寒寒饮则伤肺,以其两寒相感,中外皆伤,故气逆而上行。"《素问·咳论》曰:"皮毛者,肺之合也,皮毛先受邪气,邪气以从其合也。其寒饮食入胃,从肺脉上至于肺,则肺寒。肺寒则外内合邪,因而客之,则为肺咳。"因此,内外合邪是"形寒寒饮"伤肺的条件,肺气虚弱是"形寒寒饮"伤肺的关键。

《素问·咳论》言:"此皆聚于胃,关于肺,使人多涕唾而面浮肿气逆也。"历代注家对此多有不同认识,如杨上善认为此指六腑咳而言;王冰认为此指久咳不已,上中二焦受病的病机;吴昆认为此两句是承"三焦咳状"而言;而张介宾注云:"此下总结诸咳之证,而并及其治也。诸咳皆聚于胃,关于肺者,以胃为五脏六腑之本,肺为皮毛之合。如上文所云皮毛先受邪气,及寒饮食入胃者,皆肺胃之候也。阳明之脉起于鼻,会于面,出于口,故使多涕唾而面浮肿。肺为脏腑之盖而主气,故令人咳而气逆。"以上诸说,张介宾所注更符合临床实际,指出了咳的主要病因在于外寒及寒饮,病机关键在于肺胃失调,突出了咳与肺胃的密切关系。"聚于胃,关于肺"是总结诸咳的,提示治疗咳嗽当调治肺胃,如张仲景在治饮的方剂中,多用干姜、细辛、五味子、半夏,体现了治咳重视肺胃之旨。

3. 五脏六腑皆令肺咳 由于脏腑相关,表里相合,故肺咳可影响五脏、六腑;五脏六腑有病亦可涉及肺而为咳,"五脏六腑皆令人咳,非独肺也",五脏各在一定的时令受病而后传肺脏,如"乘春肝先受邪,乘夏心先受邪,乘秋肺先受邪,乘至阴脾先受邪,乘冬肾先受邪",五脏受邪而后传肺致咳嗽。各脏咳又传六腑,而六腑又可传五脏,以及脏间横传,皆可致咳。

四、肺咳的治法是益肺化饮,散寒止咳

人体水液代谢是以肾脏为主,由胃、脾、肺、膀胱等脏腑共同协作完成的复杂过程,《素问·经脉别论》言:"饮入于胃,游溢精气,上输于脾,脾气散精,上归于肺,通调水道,下输膀胱,水精四布,五经并行,合于四时五脏阴阳,揆度以为常也。"三焦是水谷精气、津液出入的通道,有"总司人体气化"的功能,使水液从皮肤排出则为汗,从尿道排出则为尿,从肠道排出则为粪,从口鼻呼出则为"汽",还有涕、泪、涎、唾等。

人体水液的正常代谢状态,呈现为"上焦如雾,中焦如沤,下焦如渎",三焦气化依赖于肺脾肾三脏功能的相互协调。肺主通调水道,为水之上源;脾胃为后天之本,乃水谷之海,主运化水谷精微,为水之中源;肾主一身水液,主气化,为水之下源。《圣济总录》曰:"人之有形,借水饮以滋养……三焦调适……则能宣通水液,行入于经,化而为血,灌溉周身。三焦气涩,脉道闭塞,则水饮停滞,不得宣行,聚成痰饮,为病多端……善疗此者,要以宣通气脉为先,则水饮无所凝滞。"《小儿药证直诀》云:"此肺气不足,复有寒邪,即使喘满,当补肺脾,勿服凉药。"《医贯·咳嗽论》言:"盖肺为清虚之府,一物不容,毫毛必咳。又肺为娇脏,畏热畏寒。火刑金故嗽,水冷金寒亦嗽。故咳嗽者,必责之肺,而治之之法,不在于肺,而在于脾。不专在脾,而反归重于肾。盖脾者肺之母,肾者肺之子,故虚则补其母,虚则补其子也。"现代医者也认为"治喘之法,不只在于肺肾,亦在于脾"。宣通肺气由内而至外,通调水道由脾至肺,故用药虽主要不在止咳而咳可止,正为治本之法。

1. 益肺　益者溢也,使动用法,使肺溢。"益肺"就是要达到助肺布精而熏肤充身泽毛、若雾露之溉的状态。

2. 化饮　化是气化,"化饮",就是使饮化。化饮是清除障碍物,就是要达到温复气化而祛除伏饮。

3. 益肺化饮,散寒止咳　益肺化饮,须恢复三焦气化;恢复三焦气化,须起肾阳,温脾阳。恢复三焦气化是系统工程,最终目的就是要达到温复气化而祛除伏饮,助肺主气布精而熏肤充身泽毛、若雾露之溉的状态,收到寒去而咳止的疗效。因肺为娇脏,不耐寒热,温之则肺热叶焦,故不称"温肺""再有叮咛,凡咳嗽初起,切不可误用寒凉及滋阴之药,闭其肺窍,为害不小。俱以辛散为先着,俟痰应之后,渐加滋阴则得矣"。肺为娇脏,既恶寒喜温,又畏火喜清,过寒则伤阳,过热则损阴。小儿病理变化"易寒易热",故运用辛甘发散之品宜缓不宜峻,若能注意调节药性的寒热温凉,庶无偏倚之弊。小儿阴阳稚弱,易虚易实,故方药必须紧随邪正之进退而转换,方能切合病机之演变而获良效。

五、肺咳方药

1. 清半夏是治疗肺咳的主药　《金匮要略·痰饮咳嗽病脉证治第十二》曰:"病痰饮者,当以温药和之。"半夏辛散温燥有毒,主入脾胃兼入肺,能行水湿,降逆气,而善祛脾胃湿痰。水湿去则脾健而痰涎自消,逆气降则胃和而痞满呕吐自止,故为燥湿化饮,降逆止呕,消痞散结之良药。古人将半夏毒性归纳为"戟人咽""生令人吐""熟令人下",故用半夏时应经过严格炮制。主要成品有生半夏、清半夏、姜半夏、法半夏、竹沥半夏和半夏曲。清半夏是治疗肺咳的主药，长于化饮，以燥湿为主，功用燥湿化饮、降逆止呕、消痞散结，治湿痰冷饮，呕吐，反胃，咳喘痰多，胸膈胀满，痰厥头痛，头晕不眠。用半夏燥湿化饮降逆治疗喘咳的方剂众多。如小青龙汤在《伤寒论》治外寒内饮证；无外寒也可用，在《金匮要略·痰饮咳嗽病脉证治第十二》治肺寒气逆证，是"半夏"加麻黄、桂枝、干姜、细辛、五味子、白芍、炙甘草。《金匮要略·肺痿肺痈咳嗽上气病脉证治第七》言："咳而上气，喉中水鸡声，射干麻黄汤主之。"射干麻黄汤治内饮重外寒轻证，是"半夏"加射干、麻黄、紫菀、款冬花、生姜、细辛、五味子、大枣。加射干是针对郁热。《金匮要略·肺痿肺痈咳嗽上气病脉证治第七》曰："火逆上气，咽喉不利，止逆下气者，麦门冬汤主之。"是"半夏"一升加麦冬、人参、甘草、粳米、大枣。麦冬用量多达七升，在大量麦冬的制约下，半夏温燥之性被抑而降逆之功犹存，既降肺胃之逆气，又不致燥伤阴津。半夏温散宣通，开胃行津，又可减轻麦冬滋腻之性，使其补而不滞。两药相合，润燥并用，相反相成，是本方配伍之精妙所在。《金匮要略·肺痿肺痈咳嗽上气病脉证治第七》言："肺胀，咳而上气，烦躁而喘，脉浮者，心下有水气，小青龙加石膏汤主之。"治外感痰喘挟热之寒包热证，即小青龙汤加石膏二两，是"半夏"加麻黄、桂枝、干姜、细辛、五味子、白芍、炙甘草、石膏。咳而脉浮者，厚朴麻黄汤主之。是"半夏"加麻黄、厚朴、杏仁、干姜、细辛、五味子、小麦、石膏。本证特点，一是喘甚，二是满甚，以厚朴、麻黄为主药，因厚朴宽胸利气，降胃气上逆消满，石膏辛凉宣泄肺中郁热以除烦，小麦养心神，敛心气，全方旨在散饮降逆，止咳平喘。咳而上气，此为肺胀，其人喘，目如脱状，脉浮大者，越婢加半夏汤主之。是"半夏"加麻黄、甘草、生姜、大枣、石膏。

泽漆汤是半夏加黄芩、泽漆、紫参、桂枝等，可以看成是小柴胡汤去柴胡、大枣，加泽漆、紫参、白前、桂枝，生姜加"二两"成为"五两"。寒饮犯肺兼少阳证，是半夏加干姜、五味子内化寒饮，柴胡、黄芩、甘草(炙)和解少阳。《伤寒论》第96条："……或咳者，小柴胡汤主之。……若咳者，去人参、大枣、生姜，加五味子半升、干姜二两。"用的是"柴胡半斤，黄芩三两，半夏半升(洗)，五味子半升，干姜二两，甘草(炙)三两"。

《圣济总录》卷六十五肺寒汤主治"肺胃虚寒，咳嗽痰盛，呀呷有声，呕吐停饮，咽喉干痛，上气喘满，面目虚浮，自汗恶风，语声嘶破，背寒中冷，心下悸动，哕逆恶心,全不入食。是半夏加干姜、细辛、五味子、款冬花、紫菀、甘草、桂枝、麻黄、杏仁、生姜、大枣"。药物组成:"款冬花二两,紫菀(去土)二两,甘草(炙)二两,桂枝(去粗皮)二两,麻黄(去节)二两,干姜(炮)二两,五味子二两,杏仁(汤浸,去皮尖,炒)二两,半夏(汤煮软,焙干)二两,细辛(去苗叶)一两"。制备方法:"上为粗末"。用法用量:"每服三钱匕,水一盏,生姜五片,大枣二枚(擘破),同煎至七分,去滓温服,不拘时候"。

2. 益肺化饮方 在中医学发展历史上,方剂经历了从无到有的发展过程,汉代医家张仲景保存了汉以前200余首优秀方剂,但并未对这些方剂进行任何理论论述。益肺化饮法是对张仲景辨证施治经验的继承。张仲景治肺中寒饮咳嗽大抵用"姜辛味夏"这个基础方,益肺化饮方是《金匮要略·痰饮咳嗽病脉证并治第十二》桂苓五味甘草去桂加姜辛夏汤方去茯苓加大枣而成。

益肺化饮方组成:半夏 6g,干姜 3g,细辛 3g,五味子 6g,大枣 10g,炙甘草 3g。用法:用水 300mL,煮取 100mL,分温 3 次以上口服,或保留灌肠。也可制成配方颗粒,用适量水冲调匀,分温 3 次以上口服,或保留灌肠。

3. 益肺化饮方方解 方中半夏止咳降逆,燥湿化饮为君;臣以干姜温中祛寒而蠲水邪;细辛内起肾阳以助肺化饮,外达肌表以散风寒;佐以五味子敛肺滋肾,配干姜温而不伤肺阴,配细辛辛散而亦敛肺,合甘草酸甘而护肺阴;大枣补脾益气,调和营卫,助干姜温脾以化水饮;使以甘草,既与干姜、细辛、半夏合用辛甘化阳以温化水饮,又与五味子合用酸甘化阴以防干姜、细辛、半夏温燥伤阴,还与大枣合用甘补中气以调和药性。诸药合用,起肾温脾而复三焦气化以内除伏饮、外散肺寒,助肺主气而熏肤充身泽毛、若雾露之溉,共奏益肺化饮、散寒止咳之功。

科研成果

乳蛾解毒合剂治疗小儿扁桃体炎临床研究

1993 年 5 月至 1994 年 12 月,笔者用本院生产的乳蛾解毒合剂治疗小儿扁桃体炎 100 例,疗效满意,现将结果报告如下。

一、一般资料

全部病例随机分为治疗组和对照组。治疗组 100 例,男 57 例,女 43 例;<7 岁 59 例,>7 岁 41 例,平均 6.10 岁。对照组 30 例,男 17 例,女 13 例;<7 岁 13 例,>7 岁 17 例,平均 7.33 岁。两组患者的病情、病程经统计学处理,无显著性差异,具有可比性。诊断标准参照 1988 年国家中医药管理局颁发的《全国中医内外妇儿病证诊断疗效标准》制定:①扁桃体肿大、充血或有脓点及渗出物;②发热;③咽痛。排除病例标准:①年龄在 1 岁半以下及 14 岁以上者;②合并有心、肝、肾和血液系统等严重原发性疾病者;③猩红热、白喉等法定传染病;④未按规定用药,无法判断疗效,或资料不全等影响疗效及安全性判断者。

二、观察方法

分别于治疗前后对患儿进行临床观察及检验。重点观察发热、咽痛、扁桃体肿大、脓点及渗出物,白细胞计数在治疗前后的变化,记录结果。

三、治疗方法

1. 治疗组 服用本院制剂室生产的乳蛾解毒合剂[批准文号济卫药制(91)Z0807 - 17],由蒲公英、赤芍、锦灯笼、青蒿等组成,每次 10 ~ 30mL,口服,每日 3 次,连用 3 ~ 7 天。

2. 对照组 服用银黄口服液(鲁南制药厂生产),每次 10 ~ 20mL,口服,每日 3 次,连用 3~7 天。

观察期间,一律不应用抗生素或磺胺类药物等化学药物及其他治疗方法,发热超过 38.5℃,必要时可肌内注射阿尼利定对症处理。

四、疗效判定标准

参照 1988 年《全国中医内外妇儿病证诊断疗效标准》,制订疗效标准如下:①痊愈:发热等全身症状、咽痛消失,扁桃体充血、脓点及渗出物均消失;②好转:发热等全身症状、咽痛减轻,扁桃体充血、脓点及渗出物均减轻;③无效:发热等全身症状及咽痛无改善或加重,扁桃体充血、脓点及渗出物均未改善或加重。

五、治疗结果与疗效分析

1. 治疗结果　治疗组 100 例中,痊愈 69 例,好转 24 例,无效 7 例,总有效率 93%;对照组 30 例中,痊愈 6 例,好转 20 例,无效 4 例,总有效率 86.67%。两组治疗结果经统计学处理,$P < 0.001$,差异极显著,说明乳蛾解毒合剂疗效明显优于对照组。

2. 疗效分析

(1)退热作用比较:治疗组,用药前发热 94 例,用药后体温降至正常 80 例,有效率 85.11%。对照组,用药前发热 26 例,用药后体温降至正常 15 例,有效率 57.69%。经统计学处理,$P < 0.01$,差异极显著,说明治疗组退热作用好于对照组。

(2)止痛作用比较:治疗组,用药前咽痛 95 例,用药后咽痛消失 84 例,有效率 88.42%。对照组,用药前咽痛 26 例,用药后咽痛消失 15 例,有效率 57.69%。经统计学处理,$P < 0.01$,有非常显著差异,说明治疗组的止痛作用好于对照组。

(3)消肿作用比较:治疗组,用药前扁桃体肿大总值 221,用药后消肿值 70,有效率 31.67%。对照组,用药前扁桃体肿大总值 70,用药后消肿值 8,有效率 11.43%。经统计学处理,$P < 0.01$,差异极显著,说明治疗组的消肿作用好于对照组。

(4)消除脓点及渗出物的作用比较:治疗组,用药前有脓点及渗出物 36 例,用药后消失例 29 例,有效率 80.55%。对照组,用药前有脓点及渗出物 13 例,用药后消失 5 例,有效率 38.46%。经统计学处理,$P < 0.01$,差异极显著,

说明治疗组消除脓点及渗出物的作用强于对照组。

（5）对白细胞计数的影响：治疗组，用药前白细胞计数异常42例，用药后正常35例，有效率83.33%。对照组，用药前白细胞计数异常11例，用药后正常9例，有效率81.82%。经统计学处理，$P > 0.05$，无明显差异，说明治疗组与对照组同样具有良好的抗菌抗炎作用。

（6）不良反应：未见明显不良反应。

六、讨论

扁桃体炎系腭扁桃体的非特异性炎症，也可伴有一定程度的咽黏膜及其他淋巴组织的炎症，但以腭扁桃体的炎症为重，中医学称其为乳蛾。基于对"毒"在温病发病中意义的认识，我们认为小儿扁桃体炎的发病机制——毒（包括西医学的各种病原微生物）是发病的决定性因素，六淫是毒侵入人体的外在条件，人体正气弱而不能灭毒或不能抗毒外出是发病的内在因素。毒是发热的原因，发热是毒强而正气奋起抗毒产生特异性抗毒能力的表现，毒灭则热除。故在组方设计中，重用蒲公英、锦灯笼解毒退热，辅以赤芍、马勃凉血消肿，青蒿、荆芥穗芳香清透，佐用玄参、甘草滋阴解毒，使以桔梗引药直达病所。诸药相伍，在注重解毒的同时，采用凉血滋阴先证而治，使毒解热退，瘀散肿消，共奏其效。

小儿扁桃体炎目前尚无专用中成药。为了验证乳蛾解毒合剂的临床疗效，我们选用银黄口服液作为对照用药。结果表明：乳蛾解毒合剂治疗小儿急性扁桃体炎及慢性扁桃体炎急性发作的痊愈率为69%，总有效率为93%，与银黄口服液对照组比较，有极显著差异（$P < 0.001$），说明乳蛾解毒合剂在痊愈率及总有效率方面明显优于银黄口服液。乳蛾解毒合剂有良好的退热、止痛、消肿、消除脓点及渗出物的作用，与银黄口服液对照，均有显著差异（$P < 0.01$），故不论从症状改善还是体征消失，乳蛾解毒合剂均明显优于银黄口服液。结果还提示，乳蛾解毒合剂与银黄口服液对白细胞计数的影响无显著差异（$P > 0.05$），同样具有良好的抗菌抗炎作用。临床未发现乳蛾解毒合剂有明显不良反应。药效学研究及毒理学研究结果也表明，乳蛾解毒合剂有解热、镇痛、抗炎、抗菌、抗病毒作用，安全无毒。

乳蛾解毒合剂的良好作用，取决于药物组成成分及其合理的配伍。文献资料表明，解毒方药清热之效不外通过以下几个方面的作用来实现。

（1）抗病原微生物作用。解毒方药多具有广谱抗病原体活性的作用,而且不同解毒清热方药合用,还可出现抗菌的协同增效、延缓耐药性产生等多种效果。

（2）提高机体的免疫功能。解毒清热方药无论对增强非特异性免疫功能,抑或特异性体液免疫或细胞免疫功能,均有广泛的激活作用,所以既能有效地提高机体的抗感染免疫能力,又能显著提高抑制其变态反应。

（3）对抗毒素的毒害作用。主要是:①抑制毒素生成,使毒素减活灭活;②对抗毒素所致机体功能障碍和组织损害;③加速机体对毒素的消除。

泻肺止咳合剂治疗小儿痰热咳嗽临床研究

咳嗽是儿科常见病证,痰热咳嗽是其最常见的中医证型。我们用泻肺止咳合剂治疗该病证,取得良好疗效,报道如下。

一、临床资料

本组共 130 例患者,随机分为治疗组 100 例,对照组 30 例。治疗组中男 54 例,女 46 例;年龄 1～13 岁;病程 2～10 天;病情轻度 6 例,中度 81 例,重度 13 例;肺部啰音 100 例;X 线片异常 23 例。对照组中男 16 例,女 14 例;年龄 2～13 岁;病程 4～10 天;病情轻度 3 例,中度 27 例,重度 0 例;肺部啰音 30 例;X 线片异常 17 例。两组资料经统计学处理,$P > 0.05$,具有可比性。

全部病例均进行中西医双重诊断。咳嗽诊断依据《中医儿科病证诊断疗效标准》。痰热咳嗽辨证参照高等医药院校 5 版教材《中医儿科学》制订:咳嗽,痰黄白黏稠,咯吐不爽,咳时面赤唇红,或发热口渴,或烦躁不宁,或小便短赤,或大便干结,或纳呆不饥,甚或鼻衄,舌质红,苔黄或燥或腻或剥,脉滑或数或实或细。急性支气管炎诊断标准依据《临床常见疾病诊疗标准》。凡符合上述诊断标准,年龄 1～14 岁、病程 2～10 天即纳入观察范围。

二、治疗方法

治疗组口服泻肺止咳合剂(济南市中医医院制剂室生产)。药物组成:桑白皮、葶苈子、黄芩、知母、地骨皮、连翘、天葵子、车前子、胆南星、浙贝母、杏仁、瓜蒌、牛蒡子、鸡内金、陈皮、桔梗、甘草。≤3 岁每次 20mL, >3 岁每次 30mL,每日 3 次。7 天为 1 个疗程。

对照组口服急支糖浆(四川涪陵制药厂生产)。≤3 岁每次 20mL,>3 岁每次 30mL,每日 3 次。7 天为 1 个疗程。

三、疗效评定标准

根据国家中医药管理局 1994 年 6 月 28 日颁布的《中医儿科病证诊断疗效标准·咳嗽》疗效评定标准制订。治愈:咳嗽消失,听诊肺部干、湿性啰音消失,如有发热则体温降至正常;好转:咳嗽减轻,呼吸音清晰,痰减少;无效:症状及体征未见改善或加重。

四、治疗结果

1. 治疗组治愈 91 例,平均所需治愈天数($\bar{x} \pm s$)为(4.68 ± 2.11)天;对照组治愈 17 例,平均所需治愈天数($\bar{x} \pm s$)为(6.29 ± 1.45)天。经统计学处理,$P < 0.01$,有显著性差异。治疗组疗程明显少于对照组。

2. 治疗组主要证候消失情况明显优于对照组。其中以肺部啰音、咯痰、大便干结、舌苔黄厚、纳呆的改善尤为突出。

3. 治疗组主要证候显效时间均优于对照组,其中以咳嗽、纳呆、大便干结、舌苔黄厚等证候的显效尤为快速。

4. 除大便干结外,各项证候的消失时间治疗组均短于对照组。

五、讨论

小儿痰热咳嗽的形成,或因感邪化热生痰,或积滞湿阻化热生痰,或厚味积热生痰,或五志化火生痰。火热灼津,炼液成痰,痰阻气逆,导致咳嗽。治当清热泻火以祛其本,祛痰降气以治其标。泻肺止咳合剂方中,桑白皮、葶苈子泻肺火而祛痰热,为君药。黄芩、知母、地骨皮、连翘、天葵子清热解毒,降泻肺火;车前子、胆南星、浙贝母、杏仁清化痰热,降气止咳,共为臣药。瓜蒌、牛蒡子通腑泄热以助肺气肃降;鸡内金、陈皮理气消积,以绝生痰之源,共为佐药;桔梗宣肺引经,甘草解毒止咳且调和药性,共为使药。诸药共奏泻火祛痰,通腑消积,降气止咳之功。

现代药理研究证实:连翘、黄芩、桑白皮、知母、瓜蒌、牛蒡子、地骨皮有抗病原微生物及其毒素的作用;陈皮、甘草、黄芩能提高免疫功能,杏仁、浙贝母、车前子、桔梗、甘草有镇咳作用,知母、地骨皮有解热作用;葶苈子、桑白皮、车前子、黄芩有强心利尿作用,黄芩、桔梗、陈皮、甘草、连翘、杏仁有抗炎作用,胆南星、车前子、桔梗、陈皮、甘草有祛痰作用。

儿童善太息的诊疗经验

善太息是儿科临床常见的一个症状,主要表现为儿童常自感胸闷气短,频繁叹气(长出气)以缓解胸闷,可见于多种疾病中。太息是以呼气为主的深呼吸,与叹气同义。正常人也会有间歇的深呼吸,若频频叹气,则为病理状态,称为"善太息"。通过辨证求因,我将善太息分为肝胆郁热、心气不足、痰阻气机等证型进行施治。

一、肝胆郁热

儿童虽较成人少有情志内伤,但儿童神气怯弱,心理尚未健全,情绪不稳定,对外来刺激缺乏应激能力,易出现气机紊乱,脏腑功能失调。儿童生性执拗,极易激怒,若所欲不遂,常哭闹不休,或郁怒不语。朱丹溪谓"小儿易怒,肝病最多",郁怒不解则伤肝及胆而发病。

《灵枢·胀论》曰:"胆胀者,胁下胀痛,口中苦,善太息。"临床发病前多有精神情绪方面的诱因。治疗须耐心做家长及患儿的思想工作,进行心理疏导后辅以药物治疗。常用方如龙胆泻肝汤加减,口苦重者为肝胆郁热、横逆犯胃,加竹茹、黄连;胸胁胀痛重者加川楝子、青皮、枳实。

典型病例:刘某,女,10岁,善太息10余天。起因于考试失误,心中懊悔不已,遂出现太息胸闷,胁痛头胀,口苦心烦,睡眠不安。舌红苔黄,脉弦数。辨证属肝胆郁热。处方:先予心理疏导,后开方药疏肝理气,清胆泄热:龙胆10g,柴胡10g,黄芩10g,青皮6g,川楝子10g,车前子10g,竹茹10g,陈皮10g,厚朴10g,白芍6g,甘草4g。药进3剂,症状消失。

二、心气不足

此型患儿多有反复呼吸道感染史,可导致心肌损害或心肌炎。此时长出气是心功能不足的表现。机制是心肌收缩乏力,心脏射血量偶有减少,导致一过性肺淤血,反射性地引起肺扩张,表现为深吸气,紧接着肺收缩,就表现为长出气。儿童反复受邪,损伤心脉,心气不足,难以鼓动血脉,血流不畅,气机不利而出现太息胸闷、气短心悸、乏力多汗、少气懒言、面色无华、脉数无力或结代。治宜补气养心,常用方如生脉散、保元汤加减。气虚多汗加浮小麦、生牡蛎;心悸不宁加炙甘草、生龙骨;胸痛加丹参、郁金、赤芍。

典型病例:石某,男,6 岁,善太息 6 个月。初起有感冒症状,10 余天后出现太息胸闷,曾诊为心肌炎,经治疗后症状减轻。近 7 天又有涕嚏、太息、胸闷、心悸、自汗、懒言少动等症。现面色淡白,舌淡苔薄白,脉细无力,心率 98 次/分钟,律尚整,复查心肌酶谱、心电图均在正常范围。经辨证属心气不足。先嘱患儿静养,注意休息,避免剧烈活动,宜清淡饮食,不宜过饱,后开处方补益心气。处方:西洋参 10g,五味子 6g,白芍 10g,麦冬 10g,黄芪 10g,陈皮 10g,生龙骨10g,生牡蛎 12g,炙甘草 6g。水煎服。药进 3 剂,症状减轻,继进 6 剂,症状消失。

三、痰阻气机

此型多见于素体肥胖、嗜甘喜甜的儿童。儿童脾常不足,饮食不节、饮食偏嗜易使脾失健运,痰浊内生。"脾为生痰之源,肺为贮痰之器",痰阻气机,故太息时作,胸闷气短,或伴咳嗽咳痰等症状。治宜健脾化痰,行气降逆,常用方如半夏厚朴汤加减。若痰多加浙贝母、瓜蒌、冬瓜仁;胸闷加薤白、桑白皮;便秘加大黄、莱菔子、枳壳;有热加黄芩、黄连。

典型病例:李某,女,6 岁,太息伴咳嗽 7 天。患儿素嗜肥甘,近日受凉后出现太息胸闷、咳嗽咳痰、痰黄黏稠、大便秘结、舌唇红、苔黄厚、脉滑数,经辨证属痰热阻肺,气机不畅。先嘱患儿节食,宜清淡饮食,适量运动,后开处方化痰清热,理气降逆。处方:陈皮 10g,半夏 6g,茯苓 6g,黄芩 10g,黄连 6g,厚朴 10g,枳壳 6g,瓜蒌 20g,浙贝母 10g,炒莱菔子 10g,桑白皮 10g。服 3 剂后太息止,咳嗽轻,大便通,再进 3 剂症状消失。

儿童病毒性心肌炎从毒论治

病毒性心肌炎是由各种病毒引起的心肌局限性或弥漫性的急性、亚急性或慢性炎症病变,近年来已成为儿童常见的心脏疾病。

一、从毒论治学说

提出儿童病毒性心肌炎从毒论治的新学说,基本病因为毒邪(包括各种病毒),毒邪侵心有三途:①犯肺侵心,常继发于呼吸道疾病之后;②犯脾胃侵心,常继发于肠道疾病之后;③犯血脉侵心,常无前驱症状,而直接出现心脏证候。

发病的主要诱因有过度疲劳、反复感染、发热、缺氧、营养不良、接受类固醇或放射治疗等。从感染病毒到出现心肌炎症状的时间,为伏毒(潜伏)期。基本病机是毒伤气阴。毒邪侵心,耗气伤阴,造成心体受损,心用失常而发病。

二、临床诊疗经验

在治法上须扶正与除毒兼顾,核心是处理好除毒与扶正的关系。

1. 据正气与毒邪斗争的趋势,分为三期:①急性期,邪胜正衰,病趋恶化,治疗重在祛毒宁心;②恢复期,正胜邪却,则病趋好转和痊愈,治疗重在扶正养心;③迁延期,正邪相争,势均力敌则病情时轻时重,迁延缠绵,宜扶正祛毒兼顾。

2. 据病因、病位,分为三型:①温热毒邪犯肺传心,发病为温热温病心肌炎,治疗常用银翘散、生脉散、芩连二陈汤加减;②湿热毒邪犯脾侵心,发病为湿热温病心肌炎,治疗常用新加香薷饮、平胃散、甘露消毒汤、菖蒲郁金汤、王氏清暑益气汤加减;③伏毒攻心,而暴发急重症,出现心脏证候,发病为伏毒温病心肌炎,随症治之。

三、善太息的鉴别与治疗经验

将善太息分为肝胆郁热、心气不足、痰阻气机等证型进行鉴别而施治。心肌炎时善太息,是宗气不足的表现,治宜补气养心,常用方如生脉散、保元汤加减。

四、经方治疗儿童心肌炎的心得体会

1. 炙甘草汤又名复脉汤,是治心律失常的底方,宜守方百日以上方可见功。

2. 橘皮竹茹汤重用生甘草补虚宁心清胃,甘缓止呕,可治心源性的呕吐。

3. 葶苈大枣泻肺汤合防己黄芪汤加减,可治水气凌心,心气不足之心悸(心肌心包炎)。

五、参连正心片治疗儿童心肌炎的临床研究

经对《温热经纬·卷四·薛生白湿热病篇·三十八条》后王孟英所定清暑益气法进行分析,保留其中的西洋参甘益气阴、黄连寒除毒邪,结合指导老师刘清贞主任中医师的临床用药经验和自己的心得体会,化裁而成参连正心方,又经改进,由医院制剂室制成"参连正心片",经临床研究,确有疗效。该课题于2006年12月26日通过济南市科技局组织会议鉴定,达国内领先水平。

甘寒除毒法治疗儿童心肌炎的理论研究

从 20 世纪 80 年代起,心肌炎的发病率呈上升趋势,严重威胁着儿童的健康。心肌炎的病因可分为感染性和非感染性两大类,非感染性的有变态反应性、放射性、化学性、物理性、药物性等心肌炎;感染性心肌炎以病原微生物感染为主要病因,包括病毒、支原体、立克次体、细菌、寄生虫等。近年来,由于病毒感染增多,病毒性心肌炎已成为儿童常见的心脏疾病。因此,要提高早期诊断水平以尽早治疗,更应在中西医结合方面大力挖掘、创新。

心肌炎是西医病名,属中医学"伤寒""温病""胸痹""心悸""怔忡""虚劳"等范畴,在历代文献中有很多相关记载。中医药治疗病毒性心肌炎已有多年的经验,自从 1960 年首次报道中西医合作救治病毒性心肌炎 1 例获得成功以来,中医药治疗该病的报道日趋增多,特别是近 10 年的研究结果表明中医药治疗有良好的前景。陈宝义认为:气阴损伤是贯穿心肌炎整个病程的病理变化,补益心气、养护心阴是心肌炎的基本治法;石恩权创益气解毒法治疗病毒性心肌炎疗效显著,认为气阴两虚、邪毒内陷是基本病理特点,临床上以气阴两虚、痰热扰心型为多见,治疗当益气养阴清热涤痰,方用温胆汤加党参或太子参、丹参、苦参、石菖蒲、生地黄、牡丹皮等药物而获效。徐敬才老中医治疗小儿病毒性心肌炎从心、脾、肾论治,强调调治气阴为主,清热祛湿为辅,临床疗效显著。

一、病毒性心肌炎的基本病机是毒伤气阴

1992 年以来,我们对儿童心肌炎进行临床诊疗研究,积累了一定的经验。基于"毒"在温病发病中意义的认识,对儿童病毒性心肌炎从毒论治,认为其基本病因为毒邪(包括各种病毒),基本病机是毒伤气阴。心用为气,心体为阴,毒邪侵心,耗伤气阴,造成心体受损,心用失常而发病。一旦确诊急性心肌炎或心肌损害,则毒邪已经侵心,耗伤气阴,基本病机是毒伤气阴,所以甘寒除毒法贯彻始终,是儿童病毒性心肌炎的基本治法。

"毒"作为温病的原因,指存在于自然界中具有生物活性的一类致病物质,包括西医学认识到的各种病原微生物。毒是温病发病不可缺少的、决定温病特异性的因素。不同的毒可选择性地入侵不同的脏腑经络,产生不同的温病,没有毒,相应的温病就不会发生。不同地域和气候变化是毒滋生繁殖的重要条件,故毒有地方性和季节性,而毒的传播则取决于社会因素。因此,毒能否侵入人体,取决于人所处的地域、季节和社会因素。

毒邪侵心有三条基本途径:①犯肺传心,常继发于呼吸道疾病之后;②犯脾胃侵心,常继发于肠道疾病之后;③犯血脉侵心,常无呼吸道疾病或肠道疾病的前驱症状,直接出现心脏证候。

毒邪侵袭人体,与环境、社会因素密切相关;儿童罹患病毒感染的机会很多,而多数不发生心肌炎,在一定条件下才发病。发病的主要诱因有过度疲劳、反复呼吸道感染或反复消化道感染、发热、缺氧、营养不良、接受类固醇或放射治疗等。发病与否,取决于毒邪的强弱和正气的盛衰及其相互作用的结果,如《医宗金鉴·痘疹心法要诀·痘型顺逆》云:"气胜毒,则毒为气驭,其毒解矣,故顺也;毒胜气,则气为毒蚀,其气竭矣,故逆也。"

若正气胜毒,灭毒或排毒外出,则毒消而不病;反之则毒留体内而为"伏毒",毒强则病发,毒弱则未必骤发,其后可因饱食劳碌、忧思恼怒、外感六淫等致正气受损,毒邪失制而发病。伏毒在机体正气下降时发病,故《素问·评热病论》云"邪之所凑,其气必虚",因此,人体正气弱而不能灭毒或排毒外出,是发病的内在因素。

伏毒是毒邪内伏于人体,由于毒邪本身的特性,或毒邪毒力不足,机体正气尚强,可耐受制约毒邪而暂时不发病。对毒邪来说,毒邪在人体内隐藏、潜伏的过程就是伏毒,又称潜伏期;对人体来说,正气尚强,可耐受制约毒邪这个过程就是耐毒,或称耐毒期,时间可长可短。

一旦确诊或疑似为急性心肌炎,则毒邪已经侵心,耗伤气阴。儿童体质如旭日东升,草木方萌,属纯阳之体,感受毒邪后易于化热,易于伤阴。毒(病毒为外来之邪)侵人体,邪正斗争,正不胜邪,正气未能灭毒或抗毒于心外,毒邪侵心,耗气伤阴,伤阴则心体受损,耗气则心用失常,导致心体(心肌)受损,心用(心功能)失常而发病,出现各种证候。故毒伤气阴是儿童病毒性心肌炎的基本病机。

心体为阴,心气以心体为物质结构基础而发挥心主血脉的功能。血液的正常运行,必须以心体正常、强健,心气充沛,血液充盈和脉道通利为其最基本的前提条件。全身的血都在脉中运行,依赖于心脏的搏动而输送到全身,发挥其濡养的作用,故《素问·五脏生成》说:"诸血者,皆属于心。"因此,心脏的搏动是否正常,对心主血脉的功能起着十分关键的作用。心脏的正常搏动主要依赖于心体心气。心体正常、强健,才能维持正常的心气,血液才能在脉内正常的运行。

心体受损即心脏形态结构改变,如心肌细胞肿胀、细胞膜通透性增加,可有心肌酶及心肌肌钙蛋白的渗漏增多;心脏瓣膜肿胀,可有心脏杂音;可有心脏扩大等。

心用失常即心脏的功能失常,主要表现为心脏传导系统失常和血液循环不足。

心脏传导系统失常主要表现为心悸、心慌,脉结代,恶心呕吐等。

血液循环不足又分体循环不足和肺循环不足。毒邪侵心,气阴既伤,鼓动无力,血行不畅,体循环不足失其濡养全身的功能,主要表现为乏力,食欲缺乏,恶心呕吐,头痛头晕,眠差,烦躁,手足凉,面色苍白,口唇发绀,肌痛,多汗;肺循环不足阻瘀于内,主要表现为胸闷,心慌,胸痛;心肌炎时长出气(太息)是宗气不足的表现,表现为深吸气,紧接着肺收缩,继而表现为长出气。其发病机制是心肌收缩乏力,心脏射血量偶有减少,导致一过性肺淤血,反射性引起肺扩张。

二、甘寒除毒法是儿童心肌炎的基本治法

《医宗金鉴·凡例》云"方者一定之法,法者不定之方也""法者不定之方",用甘寒除毒法治疗儿童病毒性心肌炎,可有效地阻止其病变的发展,并使其向痊愈转归。

防治毒邪可概括为治毒与扶正两个方面。应治毒以解决主要矛盾。外毒以避之、解之为主,使正气免遭损伤;内毒以排之、解之、耐之为主,增强或调节机体清除毒邪的能力,以达到祛除"毒"因,治愈毒病,使"五脏元真通畅,人即安和"的目的。

针对儿童病毒性心肌炎毒伤气阴的基本病机,在治疗法则上须扶正与除毒兼顾,参照甘温除热法、甘寒泻火的提法,确立了甘寒除毒法用于临床治疗儿童病毒性心肌炎。

甘寒除毒法即甘寒泻火而补元气,扶正以除毒的治疗方法,是对李东垣甘寒泻火法和王孟英清暑益气法的继承和发展。

金代李东垣曾有"甘寒泻火"的方法,是"借用大寒之气于甘味中,故曰甘寒泻热火也"(《脾胃论·随时加减用药法》)。李东垣强调脾胃内伤的病机主要在于气火失调、升降失常,而二者的关键又在于气虚,清阳不升,因此,在脾胃内伤病的治疗上,其虽主张施以益气泻火、升清降浊之法,李氏认为,脾胃内伤热中证"唯当以辛甘温之剂,补其中而升其阳,甘寒以泻其火则愈矣"。

《脾胃论》曰:"脾胃既虚,不能升浮,为阴火伤其生发之气,营血大亏,营气伏于地中,阴火炽盛,日渐煎熬,血气亏少;且心包与心主血,血减则心无所养,致使心乱而烦……盖甘寒泻热火,火减则心气得平而安也。"

治疗儿童病毒性心肌炎须扶正与除毒兼顾,核心是处理好除毒与扶正的关系,而甘寒除毒法贯彻始终。急性期重在除毒,毒除则心安;迁延期、慢性期宜扶正与除毒兼顾;恢复期重在扶正,正盛则毒却。

儿童病毒性心肌炎据病因、病位、临床表现可分三型。①犯肺传心,常继发于呼吸道疾病之后,发病之初表现为"感冒"样,患儿有发热,流涕,咳嗽,咽痛等症状者,为温热温病心肌炎,治疗常用参连正心片及银翘散、芩连二陈汤、黄连解毒汤、白虎汤、桑白皮汤、生脉散、炙甘草汤、天王补心丹等方剂加减。②犯脾胃侵心,常继发于肠道疾病之后,发病之初表现为"胃肠炎"样,患儿有发热,皮肤出疹,恶心呕吐,腹痛、腹泻等症状者,为湿热温病心肌炎,治疗常用参连正心片及新加香薷饮、藿香正气散、平胃散、甘露消毒汤、菖蒲郁金汤、王氏清暑益气汤、炙甘草汤、归脾汤等方剂加减。③犯血脉侵心,常无呼吸道疾病或肠道疾病的前驱症状,直接暴发心脏急重症,出现气急多汗、活动受限、下肢浮肿、头晕眼花,甚至晕厥休克,猝然死亡,为伏毒温病心肌炎,治疗上须扶正与除毒兼顾,采用中西医结合措施,随症治之。

儿童病毒性心肌炎有血瘀证者宜活血化瘀,热毒血瘀者选紫草、丹参、郁金等凉血化瘀,气虚血瘀者选党参、黄芪、甘草等益气行血。有心律失常者宜及时纠正,快速型的属火热,宜用黄连、苦参等,慢速型的属虚寒,宜用桂枝、甘松等。心肌酶谱久不恢复正常者,宜选用白芍、五味子等。儿童病毒性心肌炎善太息治疗主要是益气养阴,补气养心,常用参连正心片及生脉散、炙甘草汤、归脾汤、保元汤等方剂加减。

三、甘寒除毒法代表制剂参连正心片组方方义分析

"方者一定之法",研制成甘寒除毒法代表制剂"参连正心片"。

经对《温热经纬》后王孟英所定的清暑益气法进行分析,保留其中的西洋参甘益气阴、黄连寒除毒邪,结合临床用药经验体会,化裁而成参连正心方,又经剂型改革制成片剂。将儿童常用的每日剂量按西洋参1.5g,黄连1.0g,紫草0.25g,甘松0.25g的比例,由医院制剂室研究制订了制备工艺及质量标准,研制成甘寒除毒法代表制剂参连正心片。

在参连正心片组方设计中重用西洋参甘寒泻火而补元气,扶正护心为主药;黄连、紫草凉血解毒,除毒宁心为辅药;甘松行气止痛、开郁醒脾为佐使。

西洋参味苦微甘,性寒。归心、肺、肾经,微甘益气阴,味苦、性寒清虚火,具有补气养阴,清火生津之功,可用于热病气阴两伤。《医学衷中参西录》载"能补助气分,并能补益血分"。《药性考》有"补阴退热。姜制益气,扶正气"之说。《本草从新》:"补肺降火,生津液,除烦倦。虚而有火者宜。"现代药理研究证实:西洋参根茎含的苷类主要是人参皂苷,能明显提高人体的免疫功能;对大脑有镇静作用,对生命中枢则有中度的兴奋作用。

黄连,味苦性寒,归心、肝、胃、大肠经。功用清热燥湿,泻火解毒,并以泻心经实火见长,用于心火亢盛,烦躁不眠等症。《日华子本草》谓其"治五劳七伤,益气,止心腹痛,惊悸烦躁,润心肺,长肉,止血"。现代药理研究证实,黄连中的小檗碱、黄连碱能抗微生物(如病毒、细菌),在一般剂量或小剂量时,能兴奋心脏,增加冠状动脉血流量。

紫草,味甘性寒,归心肝经。能清热凉血及活血,解血分热毒,透疹。现代研究表明,紫草有强心、解热、降压、抗菌等作用。

甘松,味辛甘,性温。归脾胃经。甘松温而不热,甘而不滞,香而不燥,能疏畅气机,有开郁醒脾、行气止痛之功。《本草图经》载其"主下气,治心腹痛"。《本草纲目》曰"甘松芳香,能开脾郁"。现代药理研究证实,甘松具有中枢镇静作用,能抗心律失常,缓解平滑肌痉挛。

现代药理研究资料显示,西洋参、黄连、甘松还具有显著的抗心律失常作用。诸药合用,甘益气阴,寒除毒邪,扶正祛邪,养阴益气,凉血解毒共奏其效。全方甘益气阴、补而不燥、无助火动血之弊,寒除毒邪、清热凉血而不伤脾胃,有扶正祛邪之功效,恰合小儿体属纯阳、感受毒邪后易化热伤阴、虚而有火和脾常不足的病理生理特点。

益肺化饮颗粒治疗儿童咳嗽变异性哮喘理论研究

咳嗽变异性哮喘最早于 1972 年由 G. Lauser 提出,认为任何年龄均可患此病,报告年龄为 56 天至 88 岁。本病是以慢性咳嗽为主要或唯一临床表现的特殊类型哮喘,很少出现喘息和呼吸困难,又称咳嗽型哮喘、过敏性咳嗽;无明显肺部阳性体征,常被误诊为支气管炎或反复上呼吸道感染。临床上主要表现为咳嗽持续或反复发作超过1个月,常伴夜间或清晨发作性咳嗽,痰少,经较长时间抗生素治疗无效,用支气管扩张剂可使咳嗽发作缓解,往往有个人或家族过敏史。此类患儿若长期使用抗生素,不能获得及时有效治疗,使气道反应性逐渐增强,1/3～1/2的咳嗽变异性哮喘患儿可发展为典型哮喘。

西医认为,该病本质是因变应原或其他诱因引起的气道慢性非特异性炎症,以及形成的气道高反应性和顽固性咳嗽,故药物治疗主要应用支气管扩张剂、抗炎、抗过敏等方法,一般疗程较长、不良反应大且易复发。如何取得最大的疗效且保证儿童健康的成长是首要问题。近年来,随着对儿童咳嗽变异性哮喘的认识不断深入,中医药在本病的基础和临床研究上也随之深化,并取得可喜成果。

一、儿童咳嗽变异性哮喘的中医理论

1. 儿童咳嗽变异性哮喘的病名是肺咳、咳嗽上气 中医学历代著作中,尚未发现与儿童咳嗽变异性哮喘相对应的病名记载,从儿童咳嗽变异性哮喘的发生、发展所表现出的临床证候特点分析,笔者认为儿童咳嗽变异性哮喘的中医病名是咳嗽上气。咳为有声,嗽为有痰,上气是喘、短气,咳嗽上气常见于西医学的儿童咳嗽变异性哮喘、哮喘等疾病过程中。

2. 儿童咳嗽变异性哮喘的病因是肺寒与痰饮内伏于肺 内因是肾脾肺阳虚而痰饮内伏于肺。脾、肺、肾三脏息息相关,上焦如雾,肺通调水道失常,宣发肃降不及,阳虚寒凝则雾不散而聚为水湿痰饮,停积于肺,肺为伏饮贮痰之器,故其标在肺;脾为后天之本,寒饮不化是脾失健运,故其本在脾;肾阳为一身阳气之根,命门之火不足,则一身阳虚不能化水,故其根在肾。外因是气寒、形寒、寒饮伤肺而肺寒:①肺气通于天,乍寒骤冷,寒邪可以直接从气道吸入肺系伤阳气。②形寒即衣被单薄,则外寒从皮毛内入伤肺。③寒饮即饮食生冷,寒气直接从胃循经脉上行至肺而遏抑肺气,则肺寒。因《灵枢·经脉》第十:"肺手太阴之脉,起于中焦,下络大肠,环循胃口,上膈属肺。"

3. 儿童咳嗽变异性哮喘的病机 笔者认为儿童咳嗽变异性哮喘的中医病机是肺寒。中医学认为,咳嗽上气是寒伤人体,初则阻遏阳气,久则耗伤阳气。因人体肾脾肺阳虚,痰饮内伏于肺,复加感受寒邪、饮食、情志等因素诱发,导致痰随气升,气因痰阻,相互搏结而致。《灵枢·邪气脏腑病形》第四:"形寒寒饮则伤肺,以其两寒相感,中外皆伤,故气逆而上行。"《素问·咳论》第三十八:"皮毛者,肺之合也,皮毛先受邪气,邪气以从其合也。其寒饮食入胃,从肺脉上至于肺,则肺寒,肺寒则外内合邪,因而客之,则为肺咳。"

二、益肺化饮法治疗儿童咳嗽变异性哮喘的提出

称"益肺"是因为肺主气,为水之上源;肾中阳气为全身阳气之根,肺的宣降、三焦气化、膀胱气化,以及脾的运化水湿等功能,都需肾中阳气之蒸化才能进行。细辛能起肾之阳气,干姜温脾以运化水饮,半夏燥湿化痰、止咳降逆,五味子主益气、敛肺滋肾,甘草、大枣益气补中,诸药合用,祛除痰饮而温复气化,助肺主气而熏肤充身泽毛、若雾露之溉,故称益肺。痰饮内伏于肺的机制是肺脾肾阳虚。肺为娇脏,不耐寒热,温之则肺热叶焦,故不称"温肺"。肺在上焦,上焦如雾;脾在中焦,中焦如沤;肾在下焦,下焦如渎……人体水液代谢是由脾、胃、肺、肾、膀胱、三焦等脏腑共同协作完成的复杂过程。肺气外达皮毛,内行水道。《素问·经脉别论》云:"饮入于胃,游溢精气,上输于脾,脾气散精,上归于肺,通调水道,下输膀胱。"《灵枢·本藏》第四十七:"三焦、膀胱者,腠理毫毛其应。"三焦是水谷精气、津液出入的通道,其气化功能是指三焦能使气化为津液,从腠理皮毛排出则为汗,从膀胱排出则为溺,从膀胱经脉发泄则为"气"。所以《素问·灵兰秘典论》云:"三焦者,决渎之官,水道出焉。"肾阳的气化作用,是指肾主水液代谢的功能,是通过肾阳的气化作用,一方面将归于肾之水液,使清者再上升归于肺而输布全身,浊者下注入膀胱排出体外;另一方面是肾中阳气为全身阳气之根,肺的宣降、三焦气化膀胱气化,以及脾的运化水湿等功能,都需肾中阳气之蒸化才能进行,才能维持全身水液代谢的平衡。膀胱气化有两个方面:一是指膀胱的排尿作用,即《素问·灵兰秘典论》所说"膀胱者,州都之官,津液藏焉,气化则能出矣"。二是指由膀胱经脉发泄则为"气",即膀胱壁对津液及电解质的渗透再吸收作用。三焦水道是否通调,与肺的宣发与肃降有密切关系,故称"肺为水之上源"。

综上所述,在水液代谢过程中,虽以肾脏为主,以肺之宣降为其动力,而三焦却是贯彻始终的水液通道,所以称三焦为"中渎之腑",有"总司人体气化"的功能。脾、肺、肾三脏息息相关,脾肾阳虚,水湿痰饮停积于肺。肺通调水道失常,宣发肃降不及,则水湿痰饮停积于肺。水湿痰饮上贮于肺,肺为贮痰之器,故其标在肺;脾为后天之本,寒饮不化是脾失健运,故其本在脾;肾为先天之本,肾阳为一身阳气之根,命门之火不足,则一身阳虚不能化水,故其根在肾。

三、益肺化饮颗粒的组成及方解

方药组成:干姜、细辛、炙甘草各3g,五味子、半夏各6g,大枣10g,(江阴天江药业有限公司)制成配方颗粒,水冲调匀,分多次温服。方解:益肺化饮颗粒方是张仲景《金匮要略·痰饮咳嗽病脉证并治第十二》桂苓五味甘草去桂加姜辛夏汤方去茯苓,加大枣而成。干姜,辛热,温脾以运化水饮,温肺以通调水道,《神农本草经》谓其“主胸满咳逆上气,温中止血,出汗,逐风,湿痹,肠澼,下利。生者尤良,久服去臭气,通神明”。如小青龙汤治咳逆倚息不得卧;厚朴麻黄汤治咳而脉浮;半夏干姜散治干呕、吐逆、吐涎沫;甘姜苓术汤治肾着,皆取干姜温中祛寒而蠲水邪。细辛辛温,温肺化饮,起肾之阳气,助表邪外出,《神农本草经》谓“主咳逆”。如咯痰清稀多泡沫,舌苔水滑,是有水饮,当用细辛;小青龙汤方有五味子、芍药和炙甘草,可消除细辛的不良反应;如果患者汗出口渴,舌红少苔,心胸烦热,应慎用细辛,用则配麦冬、沙参等养阴。半夏燥湿化痰,止咳降逆,《神农本草经》谓“主伤寒,寒热,心下坚,下气,喉咽肿痛,头眩,胸张,咳逆,肠鸣,止汗”。《伤寒论》用半夏者有43方,其中内服37方,外用6方,概取生半夏,用水洗之,即可入药,佐以少量生姜以制其毒,随证配伍。五味子敛肺滋肾,酸收敛气,《神农本草经》云:“主益气,咳逆上气,劳损羸瘦,补不足。强阴,益男子精。”配干姜温肺散寒化痰,两药相合温肺去饮止咳,宣而不伤肺气,温而不伤肺阴;配细辛,辛散酸收,温肺亦敛肺;合甘草,酸甘而护肺阴,酸收而敛燥咳。大枣补脾和胃,益气生津,调和营卫,《神农本草经》云:“主心腹邪气,安中养脾,助十二经,平胃气,通九窍,补少气,少津液,身中不足,大惊,四肢重,和百药。久服轻身长年。”与干姜相配,既可以温脾以化水饮,又能补脾益气,兼而起到调和营卫的作用。甘草补脾益气,甘缓以调和诸药,《神农本草经》云:“主五脏六腑寒热邪气,坚筋骨,长肌肉,倍力,金创,解毒。”与干姜合用助其温化水饮,与细辛合用助其起肾阳,与五味子合用又可酸甘化阴,防止姜、辛、夏太过温燥。

四、益肺化饮法对张仲景辨证施治经验的继承

《金匮要略·痰饮咳嗽病脉证治第十二》曰:“病痰饮者,当以温药和之。”仲景治肺中寒饮咳嗽大抵用“姜辛味夏”这个基础方。张仲景治疗咳嗽上气水饮内伏于肺,常将“姜、辛、味、夏”配合使用,兼有外寒,实加麻黄,虚加桂枝,喘

加杏仁，水饮不化因于脾者加茯苓、因于肾者加泽泻；水饮郁而化热，有咽喉症状者加射干，日久伤阴者加麦冬；肺经有热，有表证者加用石膏，无表证者加用善清肺热之黄芩；兼少阳证则加柴胡。本方以干姜为君，能温脾肺之寒，温化肺中寒饮，又使脾能散精上归于肺，通调水道，下输膀胱，则水液能在体内正常运行，不致停蓄为患。细辛为臣，内以温肺化饮、起肾阳，外助干姜以散风寒；半夏为臣，其燥湿化痰以助姜辛之功，又能降逆。五味子反佐，酸温收敛，止咳平喘，又以防姜、辛耗散肺气，若单独应用，有碍发散表寒，若与干姜、细辛合用，三味药相配，则一散一收，一开一阖，收中有散，散中有收，收散相伍，相反相成，邪去而正不伤。甘草、大枣共为佐使药，其中大枣补脾益气，兼而又能起到调和营卫的作用；甘草既可辛甘化阳以温化水饮，与五味子合用又可酸甘化阴，防止姜、辛、夏太过温燥，还可起到调和诸药的作用。在此基础上，有风温者加金银花、连翘、大青叶、板蓝根，湿温加石菖蒲、白豆蔻、薏苡仁等，诚如高保衡、孙奇等在《金匮要略方论·序》所言："尝以对方证对者，施之于人，其效若神。"

消瘰止痛颗粒治疗肠系膜淋巴结炎的理论研究

肠系膜淋巴结炎系非特异性炎症，是引起小儿腹痛的原因之一，常易反复发作，近年来发病有增加趋势。

本病常发于 3～14 岁，以 5～8 岁多见，好发于冬春季节。常在上呼吸道感染、中耳炎、扁桃体炎、高热时伴腹痛；或继发于肠道炎症后。典型症状为发热、腹痛、恶心、呕吐，有时伴便秘或腹泻。腹痛的性质不固定，可表现为隐痛或痉挛性疼痛。腹痛可在任何部位。因回肠系膜具有活动性，压痛点可随患儿体位改变而变化，腹痛位置不固定。因病变主要侵袭末端回肠的一组淋巴结，故在右下腹痛较常见。压痛部位多靠近中线或偏右，少有反跳痛及腹肌紧张。偶可在右下腹部扪及小结节样肿物，为肿大的肠系膜淋巴结。病理表现为淋巴结的增生、水肿、充血。起病后白细胞可正常或轻度增高。《超声医学》诊断标准：临床疑诊本病患儿，应行腹部高频彩超检查，可证实右下腹或脐周有单个或多个肿大淋巴结；彩色多普勒血流显像显示淋巴结内血流明显增多。

本病病因尚不完全清楚，多为病毒感染。发病机制可能是由于小儿机体免疫系统活跃，免疫功能旺盛，机体发育不完善，因呼吸道或消化道细菌、病毒经血液循环或淋巴系侵及肠系膜,也可能是通过细菌移位或炎症介质移位到淋巴引流相对应的肠系膜淋巴结口,尤其是回肠末端系膜淋巴结易发生急性炎症。

一、肠系膜淋巴结炎的中医病名是腹痛瘰疬

因其病位在腹部,有淋巴结肿大,故相当于中医学的"腹痛""瘰疬"范畴。内因责之小儿形气未充、肺脾肾虚、卫外不固、易于感触毒邪,诱因责之恣食生冷、肥甘、油腻之品及少食蔬菜、易聚湿生痰,外因责之毒邪侵袭,发病是诸多因素综合作用的结果,病机是毒壅气滞,痰湿交阻,结于腹部,不通则痛、不荣则痛。

二、湿热蕴结证病机是毒壅气滞,湿热交阻,不通则痛

小儿肠系膜淋巴结炎临床表现多为腹痛、呕吐等胃肠道疾病症状,病位在脾胃而脾胃多湿,小儿体属纯阳、感邪后易于化热,故小儿肠系膜淋巴结炎中医辨证以湿热蕴结较为常见。症见脐周腹痛拒按,胸闷不舒,咽红,烦渴引饮,小便短赤,大便秘结或溏滞不爽,舌红、苔黄腻,脉滑数。腹部彩色多普勒见多发肿大淋巴结。病机是毒壅气滞,湿热交阻,不通则痛。我以解毒燥湿清热散结为治法,研制出了消瘰止痛颗粒,为临床治疗儿童急性肠系膜淋巴结炎湿热壅滞证提供一种新的中药制剂,已使众多患儿受益。

三、消瘰止痛颗粒组成及方解

1. 消瘰止痛颗粒方药组成　牡蛎30g,浙贝母10g,夏枯草10g,连翘10g,黄连6g,醋延胡索10g,木香6g,砂仁3g,炒白芍10g,生姜3g,大枣10g,炙甘草3g。取江阴天江药业有限公司生产的中药配方颗粒,每日1剂,水冲100mL分3次以上温服,7天为1个疗程。

2. 方解　方中君以牡蛎,咸平微寒,化痰、软坚、散结。臣以浙贝母,苦寒,清热、化痰、散结;夏枯草、连翘、黄连清热燥湿,泻火解毒,消肿散结。佐以延胡索、木香、砂仁、炒白芍活血行气止痛;使以生姜、大枣、甘草,不仅能强健脾胃,运化药力,以达病所,更能有效防止病情反复发作。全方共奏散结燥湿,清热解毒,行气止痛,强健脾胃之功。

3. 消瘰止痛颗粒对消瘰丸的继承和发展　《医学心悟》卷四之消瘰丸方中贝母以浙贝母为佳。浙贝母苦辛微寒,善消痰散结,且兼开郁清热,为君药。牡蛎味咸微寒,可助贝母软坚散结,兼能潜阳益阴,为臣药。玄参苦甘咸寒,既可滋肺肾之阴,又可清降虚火,使液充火降则痰无由生,其咸能软坚也助君臣散结

消瘰，为佐药。本方药少力专，炼蜜为丸，药力缓和，清热润燥消痰而不伤正，是治疗温热伤阴、痰火凝结之瘰疬痰核的良方。本方用药以咸寒清润为特点，具有清热养阴、润燥化痰、软坚散结之功用。

消瘰止痛颗粒以解毒燥湿清热散结为治法，主要针对儿童急性肠系膜淋巴结炎湿热壅滞证，故去掉咸寒滋润之玄参以防助湿，另加清热燥湿，泻火解毒，消肿散结，行气止痛，强健脾胃之品。是治疗湿热壅滞、痰火蕴结之腹痛瘰疬的良方。本方用药以燥湿散结为特点，具有散结燥湿，清热解毒，行气止痛，强健脾胃之功用。

消瘰止痛颗粒治疗肠系膜淋巴结炎的临床研究

自2008年5月至2012年4月，我们在济南市中医医院治疗肠系膜淋巴结炎腹痛湿热蕴结证60例，其中治疗组（消瘰止痛颗粒组）30例，对照组（炎琥宁组）30例，并对消瘰止痛颗粒的临床疗效及其安全性进行了评价。现将研究结果报道如下。

一、研究方法

1. 诊断标准

（1）肠系膜淋巴结炎西医诊断标准：参照第7版《诸福棠实用儿科学》及2002年《超声医学》。①大多数发生在3~14岁，以5~8岁多见，好发于冬春季节。②在呼吸道感染或消化道感染后继发。③典型症状为腹痛、发热、恶心、呕吐，有时可伴有咽痛、倦怠不适、便秘或腹泻。腹痛可在任何部位，右下腹痛较常见。腹痛的性质不固定，可表现为隐痛或痉挛性疼痛，在两次疼痛间隙患儿感觉较好，压痛部位为靠近中线或偏高，少有反跳痛及腹肌紧张。偶可在右下腹部扪及具有压痛的小结节样肿物，为肿大的肠系膜淋巴结。④病理表现为淋巴结的增生、水肿、充血。⑤起病后白细胞可正常或轻度增高或淋巴细胞比例升高。⑥腹部彩超见右下腹或脐周有单个或多个肿大淋巴结，彩色多普勒血流显像显示淋巴结内血流明显增多。

（2）肠系膜淋巴结炎中医诊断标准：中医属湿热蕴结证，参照2002版《中药新药临床指导原则（试行）》及田德禄主编21世纪全国高等中医院校课程教材《中医内科学》中的有关规定：①主症：腹痛。②次症：脘腹胀闷、口渴少饮、食少纳呆、便溏不爽或便秘、身热不扬、腹胀满、恶心呕吐。③舌脉:舌红苔黄腻,脉滑或滑数。

以上主症必备,次症兼具3项,结合舌象脉象,即可诊断。

2.病例选择标准

(1)纳入病例标准:①符合上述肠系膜淋巴结炎的诊断标准。②年龄在3~14岁的儿童。③中医辨证为湿热蕴结。

(2)排除病例标准:①不符合纳入标准者。所有病例均排除外科急腹症、肠痉挛、阑尾炎、结核性淋巴结炎、肠虫症等其他腹部疾病。②过敏体质及对受试药物处方中药物过敏者。③未按规定用药:无法判断疗效或资料不全影响疗效或安全性判断者。④合并肝、肾、造血系统、内分泌系统等严重原发性疾病患者。

(3)中止和撤出临床试验标准:①不能坚持治疗者。②出现严重不良反应者。③试验过程中出现严重并发症者。

3.治疗方法

(1)观察组:消瘰止痛颗粒(浙贝母、夏枯草、牡蛎、连翘、黄连、延胡索、木香、砂仁、炒白芍、生姜、大枣、炙甘草)。以上药物均取江阴制药厂生产的免煎颗粒,各1包,水冲服,分早晚2次温服,7天为1个疗程。

(2)对照组:炎琥宁注射液(每支装4mL 80mg,吉林敖东洮南药业股份有限公司,国药准字H20046111)。用法:炎琥宁注射液10mg/(kg·d)加葡萄糖100~250mL,静脉滴注,每日1次,7天为1个疗程。

4.疗效评定标准　参照1993年中华人民共和国卫生部制定颁布的《中药新药临床研究指导原则(试行)》分级评分标准拟定。治愈:临床症状、体征消失或基本消失,证候积分减少≥95%。显效:症状和体征明显改善,积分减少≥70%。有效:症状和体征有减轻,证候积分减少≥30%。无效:症状和体征无改善或加重,积分减少<30%。

疗效指数计算公式(尼莫地平法):疗效指数=(治疗前积分-治疗后积分)/治疗前积分×100%。

5.统计方法　计量资料均用 $\bar{x} \pm S$ 表示,检验样本的正态性。若正态分布采用 t 检验,不是正态分布则采用秩和检验;计数资料用百分率表示,采用校正卡方检验;等级资料采用 Ridit 分析。所有资料的统计分析均采用 SPSS 软件

16.0 版。

二、研究结果

1. 总疗效比较　与对照组相比，$P<0.05$，两组有显著差异。

2. 治疗后症状积分的变化　与对照组比较，$P<0.05$，两组有显著差异。

3. 安全性检测　患儿血常规及肝肾功检查结果治疗前后均在正常范围。说明治疗组药物消瘰止痛颗粒对肝、肾功能及造血系统均无明显不良反应，应用安全。

三、讨论

肠系膜淋巴结炎系肠系膜淋巴结非特异性炎症，是 1921 年由 Brenenan 首先报道，因此也称 Bremenan 综合征。因本病的部位在腹部，有淋巴结肿大，故相当于中医学的"腹痛""瘰疬"范畴。肠系膜淋巴结炎常易反复，是引起儿童急性腹痛的常见原因之一，近年来发病率有增加的趋势。中医药治疗有一定优势。

我们认为，肠系膜淋巴结炎病位在脾及肠胃，外因责之毒邪侵袭；内因责之小儿形气未充、肺脾肾虚、卫外不固、易于感触毒邪；诱因责之恣食生冷、肥甘、油腻之品，损伤脾胃，聚湿生痰。因此，本病是诸多因素综合作用的结果。病机是毒壅气滞，痰湿交阻，结于腹部；又因小儿阴常不足，阳常有余，患病之后容易化热，故湿热蕴结较为常见。

消瘰止痛颗粒以消瘰丸、芍药甘草汤和香连丸加减，通过软坚散结、理气止痛、清热燥湿、健脾益气为组方原则，同时结合了现代药理研究，可谓组方精妙严谨，虑之周详。方中君以牡蛎，咸平微寒，化痰、软坚、散结。臣以浙贝母，苦寒，清热、化痰、散结；夏枯草、连翘、黄连清热燥湿，泻火解毒，消肿散结。佐以延胡索、木香、砂仁、炒白芍活血行气止痛；使以生姜、大枣、甘草，不仅能强健脾胃，运化药力，以达病所，更能有效防止病情反复发作。全方共奏散结燥湿，清热解毒，行气止痛，强健脾胃之功。

研究结果表明：消瘰止痛颗粒是治疗肠系膜淋巴结炎湿热蕴结证的有效方剂，总有效率、疼痛缓解时间、腹部彩超改善情况，改变小便异常、大便异常、舌苔异常，两组治疗后各项症状及体征，都提示治疗组优于对照组，值得临床推广和应用。

杂　谈

医院文化建设基本途径的思考

一、对医院文化的认识

广义的文化是人类在社会历史发展过程中所创造的物质财富和精神财富的总和；狭义的文化特指精神财富。文化是人类群体的特征，是一种除政治、经济、军事外的观念形态，是精神活动的产物，具有相对的独立性与稳定性。政治、经济对文化的发展、变化起着决定性影响。从管理心理学的角度来看，文化是影响某一群体行为的态度、类型、价值观和准则，是在一定环境中人们集体精神的体现，决定着该人群总体的行为方向。我国理论文化界人士指出，先进文化是一个民族发展的精神动力。

医院文化由企业文化衍化而来，是美国学者在 20 世纪 80 年代初首先提出并很快流行于世界的一种管理思想。从宏观上讲，医院文化是某家医院在建设和发展过程中逐步形成的物质文明和精神文明的总和；从微观上讲，医院文化是指某家医院员工在长期的医院管理和服务过程中，自觉优化形成的一种理想信念、价值观念和行为规范。我国医院文化是在中华文明基础上，以现时期先进文化为主导、融合中西医学文化及边缘文化所衍生的、多学科综合的一种行业文化。其涵盖范围极广，是一个医院总体水平、综合实力在观念形态的反映，不仅带有这个医院的烙印，并且对医院各个方面的工作起着重要作用。我国的医院文化建设是卫生系统精神文明建设中的一朵奇葩，首在天津迎春怒放，现已香飘全国。其主要内容是提倡具有与时俱进、开拓进取精神的价值观念、群体意识和行为规范，强调一家医院独有的特征和个性，要求医院的全体员工共同参与。

二、医院文化建设的三条途径

1. 对社会——积极塑造独具特色的医院形象　医院形象是社会公众和患者对医院的整体印象和评价,是医院文化的综合反映和外部评价。良好的医院形象是指在公众和患者中有较高的诚信度、知名度和美誉度。塑造良好的医院形象可以提高医院对患者和公众的吸引力,提高医院的市场竞争力;同时,还可以增强职工的凝聚力和向心力,从而迸发出巨大的工作积极性、主动性和创造性。因此,良好的医院形象必然促进医院物质文明和精神文明协调发展,使医院取得良好的社会效益和经济效益。

构成医院形象的基本内容有医疗质量、特色优势、职工素质、技术设备、外在环境、医德医风、管理水平、领导形象、公关形象、媒体形象等。塑造独具特色的医院形象要突出医院自身的特点和优势,确立目标,统一认识,对医院形象进行整体规划,并贯彻实施到各项工作之中。加大管理力度、发挥领导干部的表率作用、加强医德医风建设、加强教育和培训以全面提高职工素质、提高医疗服务质量和医疗服务艺术水平等是塑造医院内在形象的重要措施;医院建筑、设施、室内外环境等物质形态是医院的外在形象,布局以方便患者诊疗为原则,装饰以适应患者的特殊心理感受为基准;建立医院象征性的标识系统如院旗、院徽、院歌、院训、院服等,通过日常工作和公共活动来体现,同时积极参加各种社会公益活动,显示医院的服务宗旨和整体实力以塑造医院的公关形象;及时宣传报道医院的宗旨、特色优势、专科特长、名医专家、高新技术、科普讲座、预防保健措施、好人好事、医院动态、改革热点及难点等,增进与患者和公众的沟通,使公众和患者从媒体宣传中获得对医院的好感,扩大医院的知名度,塑造医院的媒体形象。

2. 对职工——争取获得人力资本的最大收益　医院职工是医院形象的塑造者,医院文化的方方面面都必须通过职工的努力才能实施并起作用。医院对职工的教育、培训、保健与服务,职工个人及其家庭的教育、实践等获得和增加技术、技能、信息及知识存量的过程,就是人力资本的形成过程。人力资本是与物质资本相对的一个概念,它是通过花费在劳动者身上的保健、教育及培训等方面的开支所形成的资本。这种资本就其实体来说,是活的人体所拥有的体力、健康、经验、知识和技能及其他精神存量的总称。它可以在未来特定的经济和技术活动中,为劳动者带来剩余价值或利润收益。人力资本研究的是人力资本投资形成、投资收益效率计算及其对经济增长和医院技术实力提高的贡献等。在当今知识经济时代,作为人类经验积累的知识、技术及信息等逐渐被视为独特的商品,尤其是经验型知识和高精尖的理论创新或操作技能,直接内化为人的自身,形成某种特殊的劳动能力,使劳动力表现为具有商品性的知识存量,由此形成的劳动力已转化为人力资本。

由于人力资本的所有者是个人,因此,人力资本最终能否发挥作用、发挥何种作用或多大作用,关键在于是否有一个符合人力资本产权特性的管理和制度体系。就医院而言,最主要的人力资本就是重要学科带头人以及围绕其组成的合理梯队结构,特别是能够创造性地发挥专长和才干,为医院的建设及发展做出一定贡献的人。启动、协调和促进职工的积极性、主动性和创造性,使医院所拥有的人力资本获取最大收益(不仅是货币收益,还包括精神心理收益和社会收益),是医院文化建设的重要方面。医院精神集中反映了职工的思想信念和共同的价值观,是医院文化的思想基础,也是凝聚人心、激励广大职工拼搏进取的强大精神动力。大力弘扬医院精神,重视以人为本的管理,创造良好的工作环境和使人力资本增值的条件、及时而科学合理的用人,避免空耗、内耗、强化互补,防止人力资本流失。同时,努力做好激励工作,重视人才政策研究和职工的感情及社会需求,积极开展丰富多彩的文化活动、不断优化文化环境建设,增强医院的凝聚力,是医院文化建设的重要途径。

3. 对患者——提供优质高效安全放心的服务　医疗质量关系着患者的生命、康复和生存质量,是患者选择医院的首要因素,也是医院文化的核心要素。特色优势体现医院的个性特征,是一家医院以鲜明的文化特色区别于其他医院的标志。张文康部长在 2002 年 3 月 19 日《推进改革,加强管理,改进服务,提高质量》中讲到:随着社会经济的发展、人民生活水平的提高,人民群众对医疗服务的要求越来越高,需求的多层次、多样化也越来越明显。在医疗服务领域中具体的服务对象是人,因此,我们的医疗服务不仅要提供良好的医疗技术服务,还应在医疗服务的过程中体现以人为本的思想,尊重患者、关爱患者、服务患者的人文精神要在医疗服务的过程中得到体现。要切实改变见病不见人的单纯技术服务的观念,使患者在服务过程中感受到对人的尊重和人间的真情,这应该成为医院文化建设的重要内容。当前,患者选择医生不仅是看重医疗技术水平,还注重医疗服务的态度和服务质量。医学是一门高技术、高风险的科学,应体现人文精神和科学精神的结合。医务人员应尊重患者的知情权和治疗自主权,让患者有权获得优质、高效、价格合理的服务。同时应不断地学习和积累经验,提高医疗服务的技术水平和服务艺术水平,提高服务质量,使患者产生亲切感、信赖感和安全放心感。

中医药文化的特征和内涵

"天人合一"的整体观念是中医药文化的突出特征,"天人合一"追求人与自然及社会的和谐,就是要实现生命过程与自然过程及社会过程的协调统一,从而进一步实现生命过程中精、气、神、形的和谐统一,自然、生命和社会之道融会贯通。

中医药文化包括中医药学内在的价值观念、思维方式和外在的行为规范、器物形象等,主要内涵:①对待生命过程的乐观态度。尽天年而享五福,既不厌世轻生,又不妄意延龄。②医乃仁术的核心价值观,"执中致和"的核心理念。③医患信任合作,患为本、医为标的角色认定。④辨证论治,因时、因地、因人制宜,和而不同的认知方式。⑤适事为故、满意为度,既不失于救治,又不过度医疗的医疗行为准则。

中医学具有科学和人文多层属性,包含有天文、地理、环境、气候、心理、伦理、情志、甚至宗教、艺术等复杂内涵,非常符合人体生命的复杂状况。数千年的中医药实践,为中医药文化的创新发展提供了丰富营养,支撑起一个特色优势明显的中医药学体系。中医学几乎完整地保存着中华民族文化的精髓,不仅是所谓"应用科学",更重要的是生命之道与自然之道,同时也是精神文化与社会艺术,为实现人类心理的协调与精神的和谐,提供了天人合一的文化背景与形神兼备的艺术境界,有助于构建和谐社会,并对未来科学的革命性发展产生着深远的影响。中华民族文化与中医学的复兴必将为人类未来文明的诞生做出巨大的贡献。

一、"天人合一"的整体观念是中医药文化的突出特征

在中华文明中,中医药对生命、健康和疾病的认知及治疗方法的伟大实践,保障了中华民族的生存。中医药文化的突出特征是"天人合一"的整体观念。"天人合一"追求人与自然及社会的和谐,就是要实现生命过程与自然过程及社会过程的协调统一,从而进一步实现生命过程中精、气、神、形的和谐统一,自然、生命和社会之道融会贯通。

文化是按照人文自身的规律教化天下,使人们追求真、善、美的文明程度不断提高。在这个意义上可以说,文化的根本使命就是"立人"。先进的文化可以全面提高人的素质,正确应对国家、民族和整个人类所面临的危机和挑战。先进的文化在时代的转换中代表时代前进的方向。人的精神境界、心灵的境界,也就是我们说的人生境界。冯友兰先生把人生境界分成四个品味:自然境界,功利境界,道德境界,最高一层是天地境界,就是人不但是社会的一部分,而且是宇宙的一部分,达到了天人合一的境界。

北京大学艺术学院院长、北京大学哲学系资深教授、博导叶朗先生认为,人生可以分为三个层面:①日常生活的层面,是人生的最基本的层面。②工作的层面,事业的层面,是人生的一个核心的层面。③审美的层面,诗意的层面,是人生不可缺少的一个层面。审美的人生是爱的人生,是感恩的人生,是激励自己追求高尚情操和完美精神境界的人生。在追求审美人生的过程中,也在不断地拓宽自己的胸襟,涵养自己的气象,不断地提升自己的人生境界,不断提升人生的意义和价值,最后达到最高的人生境界,就是审美的人生境界。

1. 人与大自然的和谐——天人合一　天即自然界,人是自然界的一部分。人体与自然界是一个密切联系着的整体,人依赖自然界得以生存,同时自然界的运动变化又作用于人体。天体的斗转星移,四季的寒热温凉,土地的高下柔刚,五味的酸甜苦辣,都对人体生理病理产生直接或间接的影响,保护生态环境是保护人类健康的根本前提,人与自然的协调发展是人类健康生存之道。

人的生命活动要顺应自然界的运动变化,使自身的精神活动、起居作息、饮食五味、工作时序等与日(地球自转的周期)、月(月亮围绕地球公转的周期)、年(地球围绕太阳公转的周期)、甲子(月亮、地球、太阳周期的最小公倍数)等等的规律相适应,调摄人的精、气、神、形,以求实现和保持人天的统一和谐而保持健康,即"得道"。

《黄帝内经》将摄生者分为与道同生的真人、通达于道的至人、顺从于道的圣人、符合于道的贤人。《灵枢·本神》:"智者之养生也,必顺四时而适寒暑,和喜怒而安居处,节阴阳而调刚柔。如是则僻邪不至,长生久视。"《素问·上古天真论》:"上古圣人之教下也,皆谓之虚邪贼风,避之有时,恬惔虚无,真气从之,精神内守,病安从来!"《素问·生气通天论》:"苍天之气,清静则志意治。顺之则阳气固,虽有贼邪弗能害也。此因时之序。"如一天之内,早晨阳气初生,日中阳气至盛,日西阳气渐衰,入夜阳衰阴盛,故宜昼作夜息。一月之中,朔后渐渐至盈可补,望后渐渐至亏可泻。一年之间,春养肝以养生,夏养心以养长,长夏养脾以养化,秋养肺以养收,冬养肾以养藏;春夏养阳,秋冬养阴。

2. 人自身生命的和谐——形与神俱　人体是一个有机整体,脏腑经络、四肢百骸及所有组织器官都相互联系,相互影响。阴平阳秘,气血平正,五脏元真通畅是健康的根本。《素问·至真要大论》:"谨道如法,万举万全,气血平正,长有天命。"《金匮要略》:"若五脏元真通畅,人即安和"。《素问·上古天真论》指出,只有"形与神俱",才能"尽终其天年,度百岁乃去"。

所谓养形,主要是指脏腑、精血、肢体、五官九窍等有形机体的摄养。形体是产生神的根本,只有健康的形体,才会焕发出充沛的精神,只有"形体不敝",才能"精神不散"。

所谓养神,乃指调摄精神,理顺心理。神伤则形伤,神亡则形亡,《素问·移精变气论》谓"得神者昌,失神者亡"。在养神方面,中医学强调精是构成形体的物质基础,人体脏腑经络的功能,均赖精所化生的"气"而发挥能动作用,故常"精气神"并称。精气充足则能养"神",而"神"则能统帅精气的生成和敷布,使形体能发挥正常的生理功能。

形者神所依,神者形所根,调神与养形是统一的。养形当须益气,益气必先保精,保精贵在凝神,精、气、神、形合于一,以求实现和保持人的生命过程的和谐。

3. 人与社会的和谐——和谐社会　人与社会也是一个密切联系着的整体,强调社会因素对人的影响。凡社会制度的变革、生活环境的变迁、战争灾祸的发生,都会对人群健康状态产生不同程度的影响。

东方文化强调社会的协调与稳定,是社会本位论,重视社会、国家、民族高于重视个人,把社会的生存和发展视为每个个体的生存和发展的决定性前提,并以社会整体的利益作为衡量个人价值的标准,有价值的个人不是把生命根基建立在个人的自我完成的基础上,而是强调最充分地使自我适应于社会整体的要求,否则便无价值。因此,东方人、特别是中国人更强调个人与社会之间的统一与和谐。

东方文化是人与自然和人际关系最为和谐的文化。在当今文化转型的时代，要改变在竞争进化宇宙观下形成的西方天人对立的关系，改变人对自然的对峙、斗争、控制、征服的关系，中华文化将具有历史作用。人与自然的协调、和谐、适应的关系是中华文化"天人合一"发展的新含义。中华文化的人际关系可归结为"和谐至上"。首先提倡群体成员的和谐一致，尊重"谦和"美德，以和为贵，友好合作；父母以子孙为重叫"慈"，儿孙以父母为重称为"孝"；为群体的"公"出发称为"义"，为个人的"私"出发称为"利"，比"义"更高一层为"仁"。这种"和谐至上"的中华文化比西方的"自我中心"文化更胜一筹。

诺贝尔奖获得者、现代物理学家普里高津得出这样的结论：中华文化"着重研究整体性和自发性，研究协调与协同。现代科学的发展更符合中国的哲理。"天人合一"是贯穿中华传统文化主轴的观念，这是人与自然相互依赖关系的最高整体尺度。中华的先民们在长期的农业生产中认识到必须顺应自然的四季变化（所谓天时），在充分利用种子、水、肥、土地等资源（所谓地利）的同时，还必须维持群体内的群策群力、和谐一致的关系（所谓人和）。因此，"天人合一"有人类对自然规律的能动地适应与遵循的积极意义。小农生产认识问题尽管粗糙，但却是非常全面性、整体性的认识和实践。英国比较文明历史学家汤恩比考察了世界历史上出现过的许多文明，发现中国文明不仅历史悠久，而且拥有无与伦比的同化力和非凡的再生力。最重要的是，这个东方大国在历史上从来也没有对其疆域之外表示过帝国主义的野心，是一个"大而不霸"的大国。中国深知她支持其他国家，其他国家也在支持着她的道理。这种协作联合精神正是未来世界的方向。

二、中医药文化的主要内涵

中医药文化包括中医药学内在的价值观念、思维方式和外在的行为规范、器物形象等，主要内涵有以下几点。

1.尽天年而享五福——乐观对待生命过程　医学的对象是人的生命，生命是医学的本原。生命问题是一个极其复杂的问题，中医学具有科学和人文多层属性，包含有天文、地理、环境、气候、心理、伦理、情志、甚至宗教、艺术等复杂内涵，非常符合人体生命的复杂状况。

中医学把促进和实现人体自身精、气、神、形的合一和谐，人与社会的合一和谐，人与自然的统一和谐作为最高原则；主张在复杂的生命过程中享五福而尽天年,既不厌世轻生,又不妄意延龄。

(1)生命的和谐状态就是健康:中医学关于生命的一个重要学说是"气",气不可断,气聚则生,气散则死。《庄子·知北游》曰:"人之生,气之聚也。聚则为生,散则为死。"

中医把人体看成是生生化化的一个容器,人体和环境相互作用,有一个完整的边界,人的皮肤黏膜就是边界屏障,也就是"天人之际"。《素问·宝命全形论》:"人以天地之气生,四时之法成。"《灵枢·经脉》:"人始生,先成精。"《素问·六微旨大论》:"升降出入,无器不有。故器者,生化之宇。"《素问·六微旨大论》:"出入废,则神机化灭;升降息,则气立孤危。"《素问·五常致大论》:"神去则机息,……气止则化绝。"《灵枢·天年》:"五脏皆虚,神气皆去,形骸独居而终矣。"

人的生命是精、气、神、形合一的运动的过程。生命过程的主导在神气,形只是精气神的载体。人在与自然、社会相合的同时,实现自己生命状态精、气、神、形的协调统一。生命的和谐状态就是健康。健康的标准因年龄、性别、民族、行业、职责要求而异。

(2)尽终天年:天年即人类的自然寿命。尽终其天年就是要活过百岁后回归大自然。人的生长老壮已的生命过程,是单向而不可逆的,是动态的,时间是有限的。人的出生到死亡过程在时间上有个大限,即天年。据我国文献记载,人的自然寿限在一百至一百二十岁间,《尚书·洪范》以百二十岁为寿,《素问·上古天真论》称"尽终其天年,度百岁乃去",《灵枢·天年》曰:"人之寿百岁而死"。现代研究也表明,人类的正常寿命应在百岁以上。

影响人的寿命的因素很多。疾病、自然灾害、战争、人祸、公害、意外伤害、厌世轻生等可造成夭折横亡;加强自身摄生保健,良好的医疗卫生条件,健全的社会保障体系,适宜的自然环境,和谐的家庭环境、社会环境等有助于长寿。但妄意延龄不可取,秦始皇长生不老的愿望难实现。

(3)享受五福:人在生命过程中达到人与社会、自然的和谐,享受五福是美好的愿望和理想。《尚书·洪范》五福为"一曰寿,二曰富,三曰康宁,四曰攸好德,五曰考终命"。也就是说,生命活过百岁,物质生活富有,身体健康、心灵安宁,遵行美德常做好事,年老善终,是人生的五福。

2.医乃仁术是中医药文化的核心价值观 医学的服务对象是人,是有生命的人。人的生长壮老已的生命过程,都与医有着密切的关系。医学的目的是实现生态和谐——人体自身精、气、神、形的和谐,人与社会的和谐,人与自然的和谐。医的作用体现在优生优育以维护人类自身的再生产,预防保健以维护社会生产力,治病解痛以保障社会生产力,尽终善已以安然回归大自然。

人的生命可分为健康、亚健康、疾病三种状态。但病与不病、愈与未愈、健康与亚健康,诊断的精确度是无止境的,证据的搜集也是无止境的。因为天地之间有万物,整体之中有局部,组织内部有细胞,细胞之中有分子,分子之中有原子。《庄子·杂篇·天下》:"一尺之捶,日取其半,万世不竭。"

医学的诊断不应仅仅是找疾病,还得找人体的积极因素。《汉书·艺文志·方技略》称"方技者,皆生生之具",认为方技是帮助生命生存、发展的工具和技术。医学的本质功能是为人民健康服务——努力发现和发展人的自我健康能力,成为对人的自我健康能力发展服务的一门学问。医乃仁术是中医药文化的核心价值观。医乃仁术,保卫生命,为人类造福,超越了"趋利避害"的生物本性。所谓"仁"即"爱人",是人与人之间相亲相爱的表达。对于医者而言,是对患者要怀抱一颗仁心,设身处地地为患者着想,让医生与患者的交流在充满爱的氛围中进行,而不是程序化的诊治。"术"就是治病的技术和手段。掌握技术,即可"上以疗君亲之疾,下以救贫贱之厄,中以保身长全,以养其生"。

医生要把患者当亲人,患者要把医生当亲人。患者从医生那里得到救治,医生从患者那里得到经验。患者是医生的老师。医生只有竭尽全力才能体现仁术。医乃仁术,术之有限,仁爱无边。医学必须以人为中心,应当将患者看作是患了疾病的"人",治疗手段也不仅仅局限于技术手段。医生对患者的体贴、关爱,患者对医生的信任、配合,都可能起到技术所达不到的治疗效果。

3.“执中致和”是中医药文化的核心理念 执中谓持中庸之道,无过与不及。执中是人类在长期同疾病斗争过程中创造的一种对付疾病的积极手段,是体现人的因素促使矛盾转化的一个作用过程,这实质上就是中医学倡导的整体观念下的辨证施治思想,亦即中医治疗学的理论核心。"中和"是《周易》中给人们提供的从时间、空间、条件、关系等全方位分析问题、认识事物的思维方式和价值取向。《中庸》更明确地界定了"喜怒哀乐之未发谓之中,发而皆中节谓之和"将"中和"思想提升到天下之大本和达道的高度,《中庸》云"中也者,天下之大本也,和也者,天下之达道也,致中和,天地位焉,万物育焉""万物并育而不相害,道并行而不相悖"。

适中是生理状态的前提,失中是疾病发生的条件,执中是治病健身的法宝,致和是防病疗疾的归宿。中医追求的正是"执中致和":"与万物并育而不相害""与万物沉浮于生长之门"(《素问·四气调神大论》)。中医用药疗疾的目的是"去其偏胜,得其中和"。

4. 医患信任合作,患为本,医为标的角色认定 医患的共同敌人都是疾病,医患之间应该亲密的配合协作,共同抗敌。

(1)医学实践中的矛盾和难题:医学实践是发生在医与患之间的社会实践活动,医患关系是个复杂的问题,在复杂的医学实践中,时常会发生法律与伦理的矛盾和难题。如"见死不救"和"见死难救"、人体实验、器官移植、安乐死、优生学、人类辅助生殖技术、残疾新生儿处置等,是社会诸多矛盾在医患双方的体现,根源在于道德行为主体之间利益的复杂矛盾:①义利之争是伦理学理论的基本冲突。②不同的时代、不同的阶级、不同的地区和国家有不同的医学伦理学说。③生命科技的迅猛发展。④医学伦理观念的急剧变化。⑤卫生法制建设的相对滞后。

趋利避害是生物界的基本行为,无共同利益就不可能有同一的道德。生死边缘,在举证倒置的法规下,如何让医者做出最利于患者的选择,而不是最利于法庭举证的选择,这不仅取决于医,还取决于社会大环境。

(2)中医学强调医患关系是病患为本,医工为标患为本:人体本身具有自我调节、自我更新、自我修复的能力,这是生命的根本特征。人体本身就具有"自和"的能力,每一个人都内藏化解疾病、保持健康的神机,张仲景《伤寒论》:"凡病,阴阳自和者,必自愈"。患者所处的时代、自然、社会及家庭环境、政治经济状况、职业、经历、嗜好、体质、人格特点、对健康及疾病的态度、行为因素等,都是构成"本"的重要基础。

1)化不可代,时不可违:气化作为生命活动的标志贯穿于生命始终。一方面,机体通过气的升降出入运动,吐故纳新,生化不息,维持正常的新陈代谢;另一方面,机体通过脏腑气化功能,把纳入体内的水谷和清气转化为精、气、血、津液等自身物质,激发和推动各项生理活动,各脏腑之气的升降出入正常协调,经络的流注、气血津液的运行输布畅通无阻。同时,通过脏腑气化功能,把体内的代谢产物排出体外,使"浊阴出下窍""清阳出上窍",吐故纳新,维持气机升降出入的正常和阴阳平衡。《素问·五常政大论》曰"化不可代,时不可违",是指患者须谨慎调养使自身元气化生而逐渐恢复健康,其他人是不能替代自身元气化生的;这个过程需要一段时间而不可违越,须耐心等待。

2)医为标:疾病是自身生命运动失和的状态及表现,病证是气化、气机失调的反映。有化才有生,中医以"化"为中心,调理失常的气机,调其升降出入,调动和激发人体的自愈能力。

3)医的角色是和疾病做斗争的战士:可分为上医医国、中医医人、下医医病。医是和疾病做斗争的战士,把治病、救人、济世看作三位一体,符合大多数人的利益和要求,有利于人类物质文明和精神文明的进步。《黄帝内经》称医治者为工,并将其分为:"治未病""上守神"的上工,"救其萌芽""守门户"的中工,"治已病""粗守形"的下工。晋代杨泉《物理论》:"夫医者,非仁爱之士,不可托也;非聪明理达,不可任也;非廉洁纯良,不可信也。"

4)标本不得,邪气不服:医若仅看到疾病的一般表现,不深察患者所固有的特定情况,则可发生误诊或贻误诊疗时机的严重后果,《素问·移精变气论》:"逆从倒行,标本不得,亡神失国。"如华佗遇到曹操,曹操头风终不治,《素问·五脏别论》称凡"拘于鬼神者,不可与言至德;恶于针石者,不可与言至巧;病不许治者,病必不治,治之无功矣",《素问·汤液醪醴论》曰"病为本,工为标,标本不得,邪气不服。此之谓也"。

司马迁在《史记·扁鹊仓公列传》以扁鹊之口,述"病有六不治"的观点:"使圣人预知微,能使良医得蚤从事,则疾可已,身可活也。人之所病,病疾多;而医之所病,病道少。故病有六不治:骄恣不论于理,一不治也;轻身重财,二不治也;衣食不能适,三不治也;阴阳并,脏气不定,四不治也;形羸不能服药,五不治也;信巫不信医,六不治也。有此一者,则重难治也。"这些表现为患者消极所致的医患不得,往往使及时而正确的治疗不能获得应有的效果,甚可贻误病机。解决这些问题的关键在于患者本身,但医者也应想方设法与之建立相得关系,以便帮助患者祛除疾病,恢复健康。《灵枢·师传》曰:"人之情,莫不恶死而乐生,告之以其败,语之以其善,导之以其所便,开之以其所苦,虽有无道之人,恶有不听者乎。"

5)标本相得,邪气乃服:医患信任合作,可"运斤成风",是诊疗疾病的关键所在,如华佗遇到关公可以刮骨疗毒,"标本相得,邪气乃服"。

5.适事为故、满意为度——和而不同的认知方式　面对许多涉及需求与服务的难题,依法执业、热忱服务、适事为故、满意为度是医疗卫生工作中的执业原则。有些疾病可以自愈,有些疾病可以治愈,很多疾病(医学)无法治愈。关键在于分清治与不治,可治与不可治,能治与不能治。和而不同的实质是因时因地因人制宜——根据时间、地点、患者的个体差异,辨证施治,适事为故,满意为度。既不失于救治,又不过度医疗。

(1)医疗行为以适事为故:适事为故,就是医疗行为要因时、因地、因人制宜,根据时间、地点、患者的个体差异,采取不同的治疗方法,恰到好处,以平为期,以"致中和"。

1)"自和"本能:疾病痊愈终归得依靠人体本身的自愈能力,祛邪是维持阴阳平衡的积极措施。《金匮要略》:"若人能养慎,不令邪风干忤经络;适中经络,未流传脏腑,即医治之……""见肝之病,知肝传脾,当先实脾。"用药物或其他方法参与体内"化"的过程,只是保护、帮助与促进这"自和"本能,可在一定程度上实现生命过程的自我和谐,使疾病向痊愈转化。这就是中医治病的出发点。

2)机不可失:中医诊病在于知机,《庄子·至乐》曰:"万物皆出于机,皆入于机。"知机就是把握信息,求因、求属、求势;治疗在于调理病机、调动生机,机不可失。即《黄帝内经》"审察病机,无失气宜""谨守病机,各司其属""谨察阴阳所在而调之,以平为期""疏其血气,令其调达,而致和平""因而和之,是谓圣度"。

3)适事为故:中医诊疗捕捉的焦点是证而不是病,中医学最突出的特点是辨证论治。《素问·至真要大论》:"寒者热之,热者寒之,微者逆之,甚者从之,坚者削之,客者除之,劳者温之,结者散之,留者攻之,燥者濡之,急者缓之,散者收之,损者温之,逸者行之,惊者平之,上之下之,摩之浴之,薄之劫之,开之发之,适事为故。"

4)药食同源:《周礼》云医师的职能是"聚毒药以供医事""聚"是聚合,不是分析。商汤的宰相伊尹是汤剂药之祖,中医学认为药食同源,中医治病使用的药物取之于自然生成物(植物、动物或者矿物),在处方时还要考虑药物的重量、采药的时间和地点等因素,是通过聚合之方剂应用到具体的人身上产生聚合效应。邹润安《本经疏证》:"凡药,所以致生气于病中,化病气为生气者也。

凡用药,取其禀赋之偏,以救人阴阳之偏胜也。"

　　5)无使过之:用药的目的是为了帮助机体恢复健康"以求勿药",无使过之,最终摆脱对药物的依赖。《素问·至真要大论》:"大毒治病,十去其六……无毒治病,十去其九,谷肉果菜,食养尽之,无使过之",因为"久而增气,物化之常也,气增而久,夭之由也。"

　　(2)医疗过程以满意为度:对医的社会评价,可分为奉献、劳得相当、索取。当付出小于所得时为索取,当付出大于所得时为奉献,劳得相当是社会分配公平的体现。医不是不食人间烟火的天使,更不是亡其人破其家败其财的白狼。

　　对医疗过程的评价,要公道,是以社会、医、患、政府都满意为度。对医疗后果的评价,吴鞠通《温病条辨·杂说·治病法论》称:"治外感如将,兵贵神速,机圆法活,去邪务尽,善后务细,盖早平一日则人少受一日之害;治内伤如相,坐阵从容,神机默运,无功可言,无德可见而人登寿域。"人登寿域是生命质量指标评价的方法,可以超越疾病,超越功能障碍,超越症状的范畴,要求的是一个整体长远的效果。

三、发展中医药事业是解决医患利益矛盾的有效途径

　　数千年的中医药实践,为中医药文化创新发展提供丰富营养,支撑起一个特色优势明显的中医药医学体系。

　　1.中医药资源丰富,大多成本低廉　在卫生成本资源方面,中医药资源丰富,大多成本低廉。中医在医疗活动中积累了大量的治病方法,除中药、针灸外,还有推拿、按摩、拔罐、放血、灌肠、烟熏、蒸浴等,各种民间疗法更是数不胜数,且资源丰富,大多成本低廉,简便易行,疗效迅速,很受百姓欢迎。

　　2.治未病可用较少的投入,获得巨大的社会效益　在卫生成本效益方面,治未病是预防为主思想的体现。中医学的预防学,包括摄生、未病先防、已病早治、既病防变、病后防复等内容。治未病可用较少的投入,获得巨大的社会效益。与此相反,把治疗重点放在延长人的生命上,医疗费就是一个无底洞。当代世界性的医疗危机主要是由于针对疾病的技术长期统治医学的结果。

　　3.中医药文化有助于构建和谐社会　当前我国医患关系的主要矛盾是经济利益矛盾,中医药有安全、有效、方便、价廉的优势,发展中医药事业,是解决这一矛盾的有效途径。

　　中医学几乎完整地保存着中华民族文化的精髓,不仅是所谓"应用科学",

而更重要的是生命之道与自然之道,同时也是精神文化与社会艺术,为实现人类心理的协调与精神的和谐,提供了天人合一的文化背景与形神兼备的艺术境界,有助于构建和谐社会,并对未来科学的革命性发展产生着深远的影响。中华民族文化与中医学的复兴必将为人类未来文明的诞生做出巨大的贡献。

适事为故　满意为度

——和而不同,中医药学外在的行为准则

和而不同的实质是因时、因地、因人制宜——根据时间、地点、人的个体差异,辨证施治,适事为故,满意为度。既不失于救治,又不过度医疗。适事为故,就是医疗行为要因时、因地、因人制宜,根据时间、地点、病人的个体差异,采取不同的治疗方法,恰到好处,以平为期,以"致中和"。服务是指不以实物形式而以提供活劳动的形式满足他人某种特殊需要;为他人做事,并使他人从中受益的一种有偿或无偿的活动。服务的特征:①不可感知性;②不可分离性;③品质差异性;④不可储存性;⑤所有权的不可转让性。

人们日益增长的医疗保健需求与医疗保健服务之间的矛盾是客观存在的。服务有限度,需求无止境。面对许多涉及需求与服务的难题,依法执业、热忱服务、适事为故、满意为度是医疗卫生工作中的执业原则。在服务理念方面,要树立适度医疗服务观。要以人为本,满足人民群众不同层次的需求,提供给患者的医疗服务是安全、有效、方便、适度的。

一、人体疾病痊愈须"自和"本能

疾病痊愈须靠人体本身的自愈能力,祛邪是维持阴阳平衡的积极措施。用药物或其他方法参与体内"化"的过程,只是保护、帮助与促进"自和"本能,可在一定程度上实现生命过程的自我和谐,使疾病向痊愈转化。这是中医治病的出发点。

二、医疗实践过程要适事为故

有些疾病可以自愈,有些疾病在现有医学技术条件下可以治愈,很多疾病在现有医学技术条件下无法治愈。关键在于分清有无必要进行治疗,可治与不可治,能治与不能治,治疗怎样进行,会花费多少的人力、财力和物力,会得到怎样的结果。在医疗实践过程中,要根据医学发展不同时期的现实情况,掌握适

度原则,防止"过与不及"。

1. 适度医疗 是在疾病的诊治过程中,通过医患双方信任合作,对疾病进行综合分析,根据时间、地点、患者的个体差异及经济条件、医疗条件等限制因素,筛选出一个现实可行、恰到好处,既不失于救治,又不过度医疗的治疗方案或者处理措施,并付诸实践的医疗行为过程。

2. 中医学最突出的特点是辨证论治 中医诊疗捕捉的焦点是证而不是病,要创新医疗质量理念,进行医疗服务全过程中的质量控制。机不可失,中医诊病在于知机,《庄子·至乐》"万物皆出于机,皆入于机",知机就是把握信息,求因、求属、求势;治疗在于调理病机、调动生机,机不可失。即《黄帝内经》所言"审察病机,无失气宜""谨守病机,各司其属""谨察阴阳所在而调之,以平为期""疏其血气,令其调达,而致和平""因而和之,是谓圣度"。

3. 无使过之 用药的目的是为了帮助机体恢复健康"以求勿药",无使过之,最终摆脱对药物的依赖。《周礼》云,医师的职能是"聚毒药以供医事""聚"是聚合,不是分析。商汤的宰相伊尹是汤剂之祖,中医学认为药食同源,中医治病使用的药物取之于自然生成物(植物、动物或者矿物),在处方时还要考虑药物的重量、采药的时间和地点等因素,是通过聚合之方剂应用到具体的人身上产生聚合效应。邹润安《本经疏证》曰:"凡药,所以致生气于病中,化病气为生气者也。凡用药,取其禀赋之偏,以救人阴阳之偏胜也。"《素问·至真要大论》"大毒治病,十去其六……无毒治病,十去其九,谷肉果菜,食养尽之,无使过之",因为"久而增气,物化之常也,气增而久,夭之由也"。

4. 适度医疗重视依靠人的自愈能力 不过分宣传技术的作用,降低患者及其家属的医疗期望值,不过度医疗。服务的基本目标是:满意为度,消除不满意,防止愤怒。适度医疗有利于社会,有利于医患双方,更符合自然规律。

5. 强调医乃仁术 术之有限,仁爱无边。医生对患者的体贴、关爱,患者对医生的信任、配合,都可能起到技术所达不到的治疗效果。

三、医疗结果以满意为度

1. 满意度是对需求是否满足的一种界定尺度 人的生长壮老已的生命过程,都与医疗有着密切的关系。医疗的作用体现在优生优育以维护人类自身的再生产,预防保健以维护社会生产力,治病解痛以保障社会生产力,尽终善已以安然回归大自然。对医疗结果的评价,要公道,是以医生、患者、患者家属、政府、社会都满意为度。

医患关系是个复杂的问题。趋利避害是生物界的基本行为,无共同利益就不可能有同一的道德。生死边缘,在举证倒置的法规下,如何让医生做出最利于患者的选择,而不是最利于法庭举证的选择,这不仅取决于医生,还取决于社会大环境。

对医生的社会评价,可分为奉献、劳得相当、索取。当付出小于所得时为索取,当付出大于所得时为奉献,劳得相当是社会分配公平的体现。医生既不是不食人间烟火的天使,更不是亡其人、破其家、败其财的豺狼。

目前,人民群众对医疗服务的需求发生了很大的变化,不仅需要单纯的医疗帮助,而是更多地关注自身利益是否得到尊重、合理的需求是否得到满足,维护健康权益的行为正逐渐由被动变为主动。患者就诊心存疑虑,医生行医如履薄冰。患者自身的道德义务感常被湮没在呼吁权利的声音里。患者往往对医生和医院的期望值过高,一旦在现实中失落就会心理不平衡,便出现诊疗过程防备有余,信任不足,不遵医嘱和拒绝治疗合作的情况增加,甚至出现一些过激的行为。例如在遇纠纷时对医务人员的人身攻击,对医院设备的破坏,甚至逃交医疗费用等。

2.患者满意度　是患者在接受医疗服务后感受到的一种自我情感心理体验。当患者需求得到满足时,患者便体验到一种积极的情绪反映,称为满意,否则即体验到一种消极的情绪反映,称为不满意。情感体验可以按梯级理论进行划分若干层次,把患者满意程度相应可以分成五个级度:愤怒、不满意、满意、很满意、感动,评价标准如下。

愤怒——服务后,患者对医护人员不仅表达口头上的抱怨或指责,还有行动上的投诉、索赔、打骂,到传媒上发表不利于医护人员形象的言论等。

不满意——服务后,患者对医护人员表达口头上的抱怨或指责。

满意——服务过程顺利,一切按常规进行,服务后患者对医护人员既没有投诉,也没有感谢。

很满意——服务后,患者对医护人员表达口头上的感谢。

感动——服务后,患者对医护人员不仅表示口头上的感谢,还有行动上的感谢,如写表扬信、送锦旗、赠礼品,到传媒上发表有利于医护人员形象的言论等。

3. 能够令这个患者满意的服务,未必会使另外一个患者满意;能使得患者在一种情况下满意的服务,在另一种情况下未必能使其满意;服务质量是一样的,那么患者的满意度就跟期望值成反比了。

我们要不断满足人民群众日益增长的物质、文化需求。应考察所提供的医疗服务与患者期望、要求等的吻合程度。只有对不同患者的满意度因素非常了解,才有可能令患者满意。

吴鞠通《温病条辨·杂说·治病法论》曰:"治外感如将,兵贵神速,机圆法活,去邪务尽,善后务细,盖早平一日则人少受一日之害;治内伤如相,坐阵从容,神机默运,无功可言,无德可见而人登寿域。"人登寿域是生命质量指标评价的方法,可以超越疾病,超越功能障碍,超越症状的范畴,要求的是一个整体长远的效果。

切实履行岗位职责

——《责任胜于能力 II 》读后感

责任胜于能力,就是要勇于负责、敢于负责,这种负责任的精神意识是所有能力的统帅与核心。要敢于争先创一流,不安于现状,不妄自菲薄。敢于承担风险,不患得患失,不推卸责任,不回避矛盾。想干事,会干事,干好事,干成事,不出事。要充分认知自己的角色,扮演好自己的角色,知行合一,有效落实,争创佳绩。在阅读《责任胜于能力 II 》后,自己的责任心和使命感得到了进一步提升。现结合开展"三好一满意活动"谈几点感想和体会。

一、强化岗位责任意识,赏罚兑现

1. 组织的定义 组织至少由两个或者两个以上的人组成,是具有特定目标,又具有一定资源,保持某种权责结构的群体。任何一个组织都离不开领导者和被领导者,好的组织需要双方协调统一,密切配合,领导者要学会领导并尊重大家,被领导者需要服从领导、踏实干活,同时要从工作实际出发,积极向领导建言献策。一个人作为组织中的一员如何定位是很重要的。

2. 岗位责任制 是明确规定各种工作岗位的职能、责任、要求、考核标准并严格执行的管理制度。将所有职责一次划分到岗位,要求明确各种岗位的工作内容、数量和质量及完成的程序、标准和时限,应有的权力和应负的责任等做出明确规定,以保证各项业务活动能有秩序地进行。要着重强调"岗位"的概念。

(1)岗位是最小的最基本的责任单位。医疗岗位是医疗服务的核心,建立一支高素质的医护队伍,对于品牌建设和长远发展至关重要。然而不可替代的是工作岗位本身,到处都是有才华的人,千万别觉得自己无可替代。必须珍惜岗位,建功立业。

(2)岗位是组织中责任的主体。责任落实到岗位,责任面前就没有了人的区别,职责与权利相统一。

(3)岗位是责任的核心。既要对本岗位负责,还要对本岗位相关联的前后流程、上下级结构负责,更要对组织的整体负责。

只要在岗位上,无论是谁,都要充分认知自己的角色,扮演好自己的角色,必须有明确的职务、责任、权力和相适应的利害享受。按岗位考核,对不负责任的罚,对负责任的肯定。论功行赏,依过处罚,鼓励先进,激励后进,使每个岗位上的工作卓有成效。只有赏,没有罚,是赏罚不明。赏罚不明就没有正气,积极性不会持久。

二、积极、快乐、切实履行岗位职责

责任需要能力来支撑,需要过程来体现,需要结果来证明。医疗服务是医院总体提供的,由各个岗位共同完成的过程。业绩(包括质量、数量、效益等)是医疗服务的结果。岗位责任制分为德、能、勤、绩四个综合指标体系对岗位责任人工作进行考核评价。

1.德 要积极、快乐、切实地履行岗位职责,热忱服务。医德好,体现在工作态度和遵守制度情况等方面。

(1)团结互助,关心集体,关爱患者。自省和换位思考,不要带着不良情绪工作。对人要有热情。体贴患者,要感同身受,考虑患者的处境。

(2)诚实、廉洁自律。严格遵守各项规章制度、公私分明,不占公家便宜。

(3)对生命负责,对工作一丝不苟,精益求精,追求完美。积极主动,一是要能够自我激励,要强,不用督促,自己就想把事情做好,办事让人放心。二是考虑问题有大局观念、视野开阔,有预见性,将问题消灭在萌芽状态。三是在办事的时候保持谦逊态度,容易与人合作。

2.能 是运用知识解决实际问题、胜任岗位要求的能力,体现在服务好,群众满意。

（1）能力需要在学习中培养、在工作中锻炼成长。在工作上要扬长避短，在学习上要取长补短。医疗是实践性很强的学问，核心是经验。经验要通过不断地实践积累。

（2）具备了一定的素质和能力，才能胜任一定的岗位和职责；担负的责任越大，就越需要提高履责能力。干部要做勤于学习的表率、勇于实践的表率、开拓创新的表率，不断地解放思想、创新方法，在学习和实践中全面提高执政素质和本领。

（3）能力的发挥应用体现于服务好，群众满意。善于倾听他人的心声，善于沟通。接人待物和蔼可亲，耐心细致，微笑服务，都会让患者从心底里感到亲切。人性化服务，以患者为师，向患者学习，是永远的课题。

3.勤　是既出工又出力，要有所为，也要有所畏。

（1）出工是时间和精力的付出。既体现于在当班的直接工作时间，还体现于不在班的岗位责任的时间。规范的管理必须有当班的直接工作时间考勤的要求。因为迟到、早退，不仅是一个工作时间问题，它关系到单位的形象和风气。守时是最大的守信，一个作风涣散的单位不会有信誉。岗位责任越大，不在班的岗位责任的时间就越多，对主要负责人来说，岗位责任的时间是全天候的。

（2）要有所为。善于负责，要有合理分配责任的艺术。看人看优点，用人用长处。科学安排，用人所长，才能产生最佳效果，有效推动工作。责任体现于细节。每个人的工作，都是由一件件小事构成的，把每一件小事做好，就是敬业。勤于负责，要勤于行动，进行调研，发现问题、解决问题。用自己的特长和学到的理论指导工作实践，去创造更多的奇迹，实现自己的人生价值。

（3）要有所畏。要常怀敬畏之心，依法执业，有效地防范医疗风险。

4.绩　质量、数量、效益等是医疗服务的结果。就是工作量，是有质量、高效率、效益好的数量，关键在于质量好。

（1）心态决定行动，行动创造结果。组织是靠结果生存的，必须树立结果心态，强化结果导向。没有好的结果，一切过程都毫无意义。

（2）对数量的计算，尽量采用比率的计算方法。如果规定一个固定工作量，做得越多的人犯错误越多，结果导致大家不愿多干。为了不犯错误而不工作，实际上是最大的错误。

（3）医疗工作质量反映了技术、人才、设备等各方面的水平,取决于人的能力和责任心。岗位责任制规定了质量的下限,如没有责任事故;没有规定质量的上限。因为医疗服务质量不像机械产品质量那样能够精确表述,而且服务质量是无止境的。

三、提高岗位服务质量,铸造儿科品牌

3 年前,医院领导果断决策对儿科整体改造,首先是装修后形象的改变,立竿见影。干净整洁的门厅、焕然一新的内部环境、流动的导医队构成为医院一道靓丽的风景线,体现了人文关怀。儿科以弘扬中医,造福儿童为主旨,积极开展"两好一满意"活动,服务水平不断提高,在医疗、预防、康复、保健等方面的特色优势得到进一步彰显,2010 年完成门急诊 4.9 万人次,无差错事故,在平凡的岗位上为儿童健康成长保驾护航,做出了不平凡的贡献。2011 年国际六一儿童节前,儿科荣获全市卫生系统"两好一满意"示范集体荣誉称号。荣誉的背后是执着地付出和踏实地努力。

1. 儿科开辟了中药保留灌肠、经皮给药、高压雾化吸入等途径给药,解决服药苦、打针痛的弊端,治疗儿童疾病有独到之处,较好地发挥了中药饮片、配方颗粒和自制制剂安全、有效、不良反应少的特色和优势;运用独具特色的中药自制制剂,如乳蛾合剂、退热合剂、宣肺合剂、清肺止咳合剂、泻肺止咳合剂、清胃健脾丸等,治疗疾病效果理想。

2. 成功开展"冬病夏治三伏贴""冬病冬治三九贴"特色服务,治疗呼吸系统、免疫系统等常见病、多发病疗效显著,服务人群不断扩大,以其"简便廉验"的特点,打造出了独具特色的服务品牌,赢得了广大患者的好评。

3. 良好的疗效带来了良好的口碑,良好的口碑吸引了越来越多的患者前来就医。儿科就诊人数屡创新高,病房出现了患者等床位住院的情况。在空间无法扩大,医护人员没有增加的情况下,通过调整门诊诊室和病房的布局加了病床,从而满足了患儿日益增加的诊疗需求。儿科团队需要兼顾门诊和病房两块阵地,在原本就人员紧张的情况下,常常全体加班,甚至下夜班后放弃休息,实现了床位增加、患者增加、工作量增加,而服务质量始终如一,患儿及家长安心满意。

"上下同欲者胜",让我们齐心协力,扎实有效地开展服务好、质量好、医德好、群众满意"三好一满意活动",书写出更加美好的画卷。

中医儿科学重点学科建设与管理述要

一、中医儿科学重点学科建设与管理的目的与意义

1. 目的　实现高效、统一、规范的中医儿科学重点学科建设与管理。

2. 意义　围绕学科要素,如学科成员、管理制度、学科环境(物质条件、政策导向、精神文化氛围)等,按照"全面规划、分层建设、逐步推进、重点突破"的原则,制订中医儿科学重点学科建设战略与战术,明确中医儿科学重点学科建设思路,确立中医儿科学重点学科管理制度,构建中医儿科学重点学科管理体系,促进学科整体全面、协调、可持续发展。学科是基础,人才是关键,水平是标志。

二、中医儿科学重点学科建设与管理的路径与方法

学科建设与管理的主要流程为目标、过程、结果。路径与方法划分为三个阶段:目标控制、过程管理与结果导向。

1. 目标控制　中医儿科学学科目标管理办法。目标管理体系是指以中医儿科学重点学科建设与管理的整体目标为导向而实施的一系列计划、组织、激励、控制等活动。

目标管理的中心是尽力避免中医儿科学重点学科建设目标与个人发展要求相矛盾而造成强制性管理控制和人才资源的浪费,并尽可能地将中医儿科学重点学科管理建立在重点学科建设目标与个人发展要求统一的基础上,调动全体学科成员的积极性,以提高学科整体的建设成效。学科建设思路为"明确理念、战略规划、重点建设、带动全局"。学科战略规划包括使命与目标、总体规划、专项规划、操作性行动计划、财政与资源规划等。重点建设目标为集中有限的资源,重点投入,重点建设,学科定位、重点领域等核心内容要"厚基础、勤凝练、重特色、求创新"。学科基础厚实、方向凝练、特色明显、创新发展是重点建设的预期目标,使中医儿科学重点学科保持和发扬优势,加快发展,争取在国际、国内学术舞台上占有一席之地,从而带动整体发展。

在目标管理体系中,首先确定整体建设目标,再分解为战略目标、中心目标、阶段目标、部门目标等,形成目标体系;建立分权组织体制,根据分解目标的内容在一定范围内向下充分授权,以谋求目标的实现;制订实现目标的具体计

划、方法和标准;对目标实现的情况实行定期检查和考核。目标完成后,再制订新的目标体系,形成新的目标管理过程,开始新的循环。

2.过程管理　中医儿科学学科质量管理办法。质量管理体系是指以提高中医儿科学重点学科建设质量和管理水平为目标,运用系统方法,依靠必要的组织结构,把各部门、各环节的质量管理运动紧密组织起来,将队伍建设、科学研究、人才培养、条件建设、学术交流和管理体制的整个过程中影响学科建设质量和管理水平的一切因素统一控制起来,形成一个有明确任务、职责、权限、相互协调、相互促进的质量管理有机整体。

质量管理体系的基本原则是永远进取、提高质量、精确衡量、充分放权。"永远进取"意味着没有最好,只有更好。"提高质量"采用最广泛的质量定义,涵盖与中医儿科学重点学科建设与管理有关的一切。"精确衡量"是指运用数理统计方法衡量实绩,比较标准,纠正偏差。"充分放权"是指充分授权于中医儿科学重点学科成员,动员和鼓励他们参与质量管理工作。

中医儿科学重点学科三级管理体系。

(1)宏观管理:①结合发展实际,制订中医儿科学重点学科发展规划。②中医儿科学重点学科建设管理办法,用组织和制度来约束和管理中医儿科学重点学科建设行为。③学科检查、评估、验收制度,奖惩制度。

(2)微观管理:目标管理办法是将学科规划细化为学科任务后按照权重比例分配给每一个学科成员,适当地与效益挂钩。

(3)具体管理:组成由学科带头人、学术带头人和主要学术骨干组成的学科建设管理小组,负责制订学科发展规划,凝练本学科研究方向,突出学科优势与特色,开展学科梯队建设和人才培养等。

在质量管理体系中,主管领导应对中医儿科学重点学科建设质量方针的制订与质量体系的建立、完善、实施和保障负全面责任;各相关部门应做到权责统一,并在相应文件中做出明确规定;在中医儿科学重点学科的全部管理中建立与质量管理体系相适应的组织结构;高度重视依赖技术进步提高资源和人员对质量的保证水平,并要切实保证质量体系运转所必需的各种资源,其中人才是最宝贵的资源;制订和颁发质量体系各项活动的程序并贯彻实施,所有程序均应制订成书面文件,并做到简练、明确、易懂,且规定所采用的方法和合格的准则。

3.结果导向　中医儿科学学科绩效评估办法。绩效评估体系是指根据中医儿科学重点学科的指标体系对中医儿科学重点学科建设的目标、方案、措施以及在发展方向、学术队伍、人才培养、科学研究、条件建设、学术交流等方面取得的成效予以科学评估和测量,形成一个以绩效为核心、有效控制和反馈的管理体系。

绩效评估讲究效果、注重业绩,按照业绩进行管理和经费预算。在绩效评估体系中,根据中医儿科学重点学科建设的总体目标确定绩效评估的具体目标;在总体目标和评估目标的指导下,与中医儿科学重点学科所属部门协商制订绩效评估的可操作性方案;以中医儿科学重点学科的立项标准为依据,制订中医儿科学重点学科绩效评估的指标体系作为评估的参照标准;确立评估目标得以实现而应采取的评估措施并贯彻执行;将绩效评估的结果反馈给上级领导与各重点学科,并在一定范围内公布;协同各重点学科,分析建设成效的不足并提出整改方案上报上级领导,然后迅速推行。

三、中医儿科学重点学科建设与管理的机构设置与人员配备

在学科建设过程中造就一支整体素质好、医德高尚、医术精湛、具有团结拼搏精神和甘于奉献精神的技术队伍。

1.中医儿科学学科建设管理小组　由学科带头人、学术带头人和主要学术骨干组成。

2.制订学科带头人管理办法　学科带头人是学科建设中的首要因素,应具备较高的思想素质、业务素质,较强的工作能力,能够指导本学科研究方向;同时具有较强的组织协调能力、团结协作精神和良好的管理能力,学科带头人对一个重点学科的发展是至关重要的,有时甚至是决定性的。"学科带头人的能力决定学科组织的发展速度以及学科组织的兴衰",因此,选择好学科带头人是重点学科发展的首要条件。

3.学科带头人的主要工作目标　①把握学科发展方向,制订学科建设规划,确定学科建设目标和重大科研项目。②培养学术接班人和建设学科技术骨干队伍。③疏通和开辟国内外学术交流和科技合作渠道。④通过各种渠道为学科建设筹措必要经费。⑤把握全局,积极发挥重点学科建设效益辐射作用。

优秀的学科带头人应在以下方面表现突出:学术研究能力、战略规划能力、社会活动能力、组织管理能力和创新变革能力。

"巴斯德发现细菌"读后感

　　立志是一种很重要的事情。工作随着志向走,成功随着工作来,这是一定的规律。立志、工作、成功,是人类活动的三大要素。立志是事业的大门,工作是登堂入室的旅程,这旅程的尽头就是成功。……只要有坚强的意志,努力的工作,必定有成功的那一天。这是巴斯德关于成功的一段至理名言。

　　路易斯·巴斯德(Louis Pasteur、1821—1895 年),法国微生物学家、化学家,近代微生物学的奠基人。像牛顿开辟出经典力学一样,巴斯德也是一位科学巨人,开辟了微生物领域,创立了一整套独特的用"实践 – 理论 – 实践"的方法进行微生物学基本研究方法。

　　巴斯德一生进行了多项探索性的研究,取得了重大成果,是 19 世纪最有成就的科学家之一。他用一生的精力证明了三个科学问题:①每一种发酵作用都是由于一种细菌的发展,这位法国化学家发现用加热的方法可以杀灭那些让啤酒变苦的恼人的微生物。很快"巴氏杀菌法"便应用在各种食物和饮料上。②每一种传染病都是一种细菌在生物体内的发展:由于发现并根除了一种侵害蚕卵的细菌,巴斯德拯救了法国的丝绸工业。③传染病的细菌,在特殊的培养之下可以减轻毒力,使他们从病菌变成防病的疫苗。他意识到许多疾病均由微生物引起,于是建立起了细菌理论。

　　巴斯德主要贡献:①通过实验证明细菌等微生物只能来自微生物,而不能凭空产生。他做的一个最令人信服、然而却是十分简单的实验就是"鹅颈瓶实验",否定了微生物的自然发生说。②证明发酵是由微生物引起的。他认为一切发酵都与微生物的生长、繁殖有关,并分离到了许多有关引起发酵的微生物,证实了乙醇发酵是由酵母菌引起的,乳酸发酵、醋酸发酵、丁酸发酵都是由不同微生物引起的,这为微生物生理生化的发展和建立微生物的分支学科——工业微生物学、酿造学、食品微生物学奠定了基础。③创立了巴氏消毒法。④预防接种提高机体免疫功能(巴斯德通过禽霍乱的研究,发现病原菌经过减毒可产生免疫,从而预防禽霍乱病。随后,又研究了炭疽病和狂犬病,首次制成狂犬疫苗。)

　　巴斯德被世人称颂为"进入科学王国的最完美无缺的人",他不仅是个理论上的天才,还是个善于解决实际问题的人。他于 1843 年发表的两篇论文——《双晶现象研究》和《结晶形态》,开创了对物质光学性质的研究。1856—1860 年,他提出了以微生物代谢活动为基础的发酵本质新理论,1857 年发表的《关于乳酸发酵的记录》是微生物学界公认的经典论文。1880 年后又成功地研制出鸡霍乱疫苗、狂犬病疫苗等多种疫苗,其理论和免疫法引起了医学实践的重大变革。此外,巴斯德的工作还成功地挽救了法国处于困境中的酿酒业、养蚕业和畜牧业。

巴斯德被认为是医学史上最重要的杰出人物。巴斯德的贡献涉及几个学科,但他的声誉则集中在保卫、支持病菌论及发展疫苗接种以防疾病方面。

巴斯德并不是病菌的最早发现者。在他之前已有基鲁拉、包亨利等人提出过类似的假想。列文·虎克是荷兰显微镜学家、微生物学的开拓者,他用自制的显微镜首次发现了细菌。但是,巴斯德不仅提出关于病菌的理论,而且通过大量实验,证明了病菌理论的正确性,令科学界信服。巴斯德为医学生物学奠定了基础,虽不是一名医生,但他对医学的贡献是无法估量的。巴斯德为微生物学、免疫学、医学,尤其是为微生物学,做出了不朽贡献,"微生物学之父"的美誉当之无愧。

由于在科学上的卓越成就,使得他在整个欧洲享有很高的声誉,德国的波恩大学郑重地把名誉学位证书授予了这位赫赫有名的学者。但是,普法战争爆发后,德国强占了法国的领土,出于对自己祖国的深厚感情和对侵略者德国的极大憎恨,巴斯德毅然决然将名誉学位证书退还给了波恩大学,他说:"科学虽没有国界,但科学家却有自己的祖国。"这掷地有声的话语,充分表达了一位科学家的爱国情怀,并因此而成为不朽的爱国名言。

巴斯德的故事告诉我们:①科学的发展与技术的进步密切相关,科学的新发现是建立在缜密的思维和精细的实验基础上的。②平时只要细心观察,认真思考,勇于实践,就能发现自然界的奥秘。③"科学虽没有国界,但科学家却有自己的祖国。"

附　录

崔文成论文发表情况表

论文题目	刊物名称	发表时间	位次和作者
甘露消毒丹儿科新用	山东中医杂志	1989(5):26－27	1/1 崔文成
中风通腑九法	中医药研究	1989(6):24－25	1/1 崔文成
手足口病述要	山东中医杂志	1990(4):60－61	1/2 崔文成,刘清贞
《伤寒论类方》编次特点	山东中医学院学报	1990,14(5):52－56	1/2 崔文成,徐国仟
乳蛾一号治疗急性扁桃体炎84例	山东中医杂志	1990(6):13	2/2 刘清贞,崔文成
毒在温病发病中的意义	中医杂志	1991(1):10－11	1/1 崔文成
论类方辨证	山东中医杂志	1992(2):3－5	1/1 崔文成
甘温除热法管见	中医杂志	1994(8):460－462	1/1 崔文成
评《食湿与小儿疾病》	山东中医学院学报	1995(1)72	1/1 崔文成
论哮证治肝	山东中医杂志	1995(1)4－5	1/2 崔文成,刘谟梧

（续表）

论文题目	刊物名称	发表时间	位次和作者
小儿湿热咳嗽的证治经验	中医杂志	1996(7):398-399	1/1 崔文成
泉城儿科名医——刘清贞	山东中医杂志	1997(7):326	1/1 崔文成
乳蛾解毒合剂治疗小儿扁桃体炎临床研究	山东中医杂志	1997(8):344-345	2/5 刘清贞,崔文成,王延泉,李为玲,杨兴林
刘清贞简历·乳蛾解毒汤	健康报	1997-9-8(3)	1/1 崔文成
小儿咽喉炎性咳嗽证治	山东中医杂志	1998(7):295-296	1/2 崔文成,刘清贞
儿童习惯性痉挛从肝论治	中医杂志	1999(2)78-79	1/2 崔文成,刘清贞
刘清贞儿科治学经验	中医儿科	2000(3):136-137	1/1 崔文成
泻肺止咳合剂治疗小儿痰热咳嗽临床研究	山东中医杂志	2000(12):713-714	1/5 崔文成,王延泉,宋春霞,陈家骅,刘清贞
刘清贞儿科学术经验撮要	中国中医药现代远程教育	2005(2):39-41	1/1 崔文成
泉城中医儿科专家——崔文成	山东中医杂志	2005(3):178	1/1 崔文成
儿童善太息的诊疗经验	中国中医药现代远程教育	2005(7):32-33	1/2 崔文成,刘清贞
经方治疗儿童心肌炎体悟	中医杂志	2008(4):307-309	1/1 崔文成
中西医结合治疗小儿心肌炎60例	中国中医药现代远程教育	2008(5):475	2/2 宋春霞,崔文成

（续表）

论文题目	刊物名称	发表时间	位次和作者
穴位贴敷合止遗散治疗小儿遗尿症36例	中华临床中西医药杂志	2008(6):121	3/3 郑三霞,任雪,崔文成
夏有真寒须助阳	中国中医药报	2008－7－2(6)	1/1 崔文成
甘寒除毒法治疗儿童心肌炎的理论研究	中国中医药现代远程教育	2008(7):702－704	1/5 崔文成,张慧敏,郑三霞,宋春霞,杨建新
参连正心片治疗小儿心肌炎60例	山东中医杂志	2008(9):590－592	2/6 宋春霞,崔文成,边宁,王延泉,闫蔚生,张慧敏
治疗儿童发热验案3则	中国中医药现代远程教育	2008（9）:1056－1057	2/2 郑三霞,崔文成
毒邪病因论	中医药通报	2008(5):25－28	1/1 崔文成
崔文成治疗肠系膜淋巴结炎验案3则	上海中医药杂志	2009(2):9－10	3/3 艾国军,万小莘,崔文成
参连正心片的制备及疗效观察	长春中医药大学学报	2010(1):117－118	2/2 杨建新,崔文成
崔文成治疗小儿寒咳经验	辽宁中医杂志	2010(2):224－225	3/3 万小莘,艾国军,崔文成
崔文成治疗小儿咽喉炎性咳嗽的经验	现代中医药	2010(3):7－8	3/3 陈荣才,艾国军,崔文成
崔文成苍虎麦冬甘草汤验案三则	中医儿科杂志	2010(5):7－8	3/3 张静,陈荣才,崔文成
益肺化饮颗粒治疗儿童咳嗽变异性哮喘理论研究	中国中西医结合儿科学	2011(3):222－224	1/3 崔文成,郑三霞,万小莘
益肺化饮方	中国中医药报	2011－6－20(4)	1/1 崔文成

（续表）

论文题目	刊物名称	发表时间	位次和作者
崔文成治疗小儿食积痰热咳嗽临床观察	实用中医药杂志	2011(10):718	3/3 徐振华,刘靖靖,崔文成
崔文成治疗小儿过敏性鼻炎风热痰虚证经验	四川中医	2011(11):3-4	3/3 刘靖靖,徐振华,崔文成
崔文成用仙鹤定喘汤治疗儿童哮喘经验	实用中医药杂志	2013(3):197-198	2/2 安娜,崔文成
崔文成教授治疗小儿疱疹性咽峡炎的经验	云南中医中药杂志	2013,34(8):6-7	2/2 刘晓菲,崔文成
凉血解毒透表法治疗银屑病验案1则	上海中医药杂志	2013(12):31-32	1/4 崔文成,张敏青,崔正昱,郑三霞
翘板化饮治疗毛细支气管炎一得	河南中医	2013,33(12):2241	2/2 吴静,崔文成
崔文成用引火解毒法治疗阴蛾的经验	医学信息	2014,27(4):42	2/2 张敏青,崔文成
崔文成教授治疗小儿食哮经验	云南中医中药杂志	2014(10):7-8	2/2 王珍珍,崔文成
崔文成教授诊疗小儿湿热咳嗽的经验	光明中医	2015,30(4):709-710	2/2 聂恒磊,崔文成
肺咳病名病因病机治法方药新探	天津中医药大学学报	2015,34(4):197-201	2/2 崔正昱,崔文成
崔文成教授治疗儿童过敏性咳嗽研究	中国中西医结合儿科学	2016,8(5):548-549	2/2 郝云萍,崔文成
崔文成教授用平胃定喘颗粒治疗小儿热哮夹积证	世界最新医学信息文摘	2017,17(99):226,229	2/2 张泽正,崔文成

（续表）

论文题目	刊物名称	发表时间	位次和作者
抗支解毒颗粒治疗小儿支原体肺炎痰热闭肺证的经验	内蒙古中医药	2018,37(2):30-31	2/4 刘秋红,崔文成,张慧敏,等
崔文成教授用蒲金柴蒿方治疗小儿感冒风热夹湿证	世界最新医学信息文摘	2018,18(43):224,227	王新钰,崔文成
崔文成教授治疗小儿急性支气管炎验案举隅	中国民族民间医药	2018,27(12):55-56	2/2 于水灵,崔文成
崔文成治疗儿科疑难病验案三则	山东中医杂志	2018,37(8):694-696	2/2 徐鑫,崔文成
崔文成教授治疗小儿风热夹湿咳嗽经验总结	中国民族民间医药	2018,27(16):26-27	2/2 王婷婷,崔文成

崔文成学术交流情况表

题目	会议地点、培训名称	时间：起止页码	位次、作者及交流情况
儿童多发性抽动述要	山东省第二届中医、中西医结合儿科学术研讨会暨小儿心脑疾病诊治新进展学习班(青岛)论文汇编	2007,9:70-72	1/1 崔文成
适事为故——具体医疗卫生工作中的医学伦理	山东省医学伦理学学会第六届学术年会(济南)	2008,7:215-221	1/1 崔文成

（续表）

题目	会议地点、培训名称	时间： 起止页码	位次、作者 及交流情况
甘寒除毒法治疗儿童心肌炎的临床研究	第25次全国中医儿科学术大会（沈阳）论文集	2008,9:358－360	1/5 崔文成，张慧敏，郑三霞，宋春霞，杨建新
读经典与儿科临床的5点心得	第25次全国中医儿科学术大会（沈阳）	2008年9月25日	1/1 崔文成.主讲
咳嗽上气从寒论治	山东省第三届中医、中西医结合儿科学术研讨会（济南）论文汇编	2009,9:61－66	1/1 崔文成
中西医结合防治小儿肠系膜淋巴结炎的研究进展	山东省第三届中医、中西医结合儿科学术研讨会（济南）论文汇编	2009,9:250－254	2/2 艾国军，崔文成
中西医结合防治小儿咳嗽变异性哮喘的研究进展	山东省第三届中医、中西医结合儿科学术研讨会（济南）论文汇编	2009,9:255－258	2/2 万小莘，崔文成
从甘草谈中药材的加工选用和用量	山东省第三届中医、中西医结合儿科学术研讨会（济南）论文汇编	2009,9:281－283	1/1 崔文成
重视中药汤剂的煮服法	山东省第三届中医、中西医结合儿科学术研讨会（济南）论文汇编	2009,9:283－285	1/1 崔文成
适度医疗造福儿童	山东省第三届中医、中西医结合儿科学术研讨会（济南）论文汇编	2009,9:286－291	1/1 崔文成
中医医疗服务在卫生事业中的地位和作用	第三届中国中医药发展大会（广西梧州市）论文集	2009,11:358－361	1/1 崔文成
中医药文化的特征和内涵	第三届中国中医药发展大会（广西梧州市）论文集	2009,11:942－946	1/1 崔文成

（续表）

题目	会议地点、培训名称	时间：起止页码	位次、作者及交流情况
益肺化饮颗粒治疗儿童咳嗽变异性哮喘的理论研究	第27次全国中医儿科学术大会（上海）论文汇编	2010:232	1/3 崔文成，郑三霞，万小莘
伏九贴防治儿童肺系疾病述要	山东省中医、中西医结合儿科学术研讨会（济宁汶上）论文汇编	2011：198-201	1/1 崔文成
消瘰止痛颗粒治疗肠系膜淋巴结炎的理论研究	第28次全国中医儿科学术大会（宁波）论文汇编	2011,9：590-591	1/1 崔文成
甘寒除毒法治疗儿童心肌炎的临床研究	第二届华东地区中西医结合、中医儿科学术会议暨手足口病进展学习班（临沂）专辑	2012,6：189-192	1/5 崔文成，张慧敏，郑三霞，宋春霞，杨建新
和而不同的行为准则——适事为故满意为度	第二届华东地区中西医结合、中医儿科学术会议暨手足口病进展学习班（临沂）专辑	2012,6:122-124	1/1 崔文成
患为本 医为标的角色认定	第二届华东地区中西医结合、中医儿科学术会议暨手足口病进展学习班（临沂）专辑	2012,6：126-128	1/1 崔文成
天人合一的整体观是中医药文化的特征	第二届华东地区中西医结合、中医儿科学术会议暨手足口病进展学习班（临沂）专辑	2012,6:56-58	1/1 崔文成
医乃仁术是中医药文化的核心行为价值观	第二届华东地区中西医结合、中医儿科学术会议暨手足口病进展学习班（临沂）专辑	2012,6:128	1/1 崔文成

（续表）

题目	会议地点、培训名称	时间：起止页码	位次、作者及交流情况
中医药文化的价值观 尽天年享五福五福	第二届华东地区中西医结合、中医儿科学术会议暨手足口病进展学习班(临沂)专辑	2012,6：110-112	1/1 崔文成
消瘰止痛颗粒治疗肠系膜淋巴结炎的临床研究	第29次全国中医儿科学术大会(张家界)论文汇编	2012,9：202-204	1/6 崔文成,郑三霞,艾国军,任雪,许旻,万小莘
中医外治法伏九贴敷疗法应用进展	山东省中医药继续教育项目山东省中医外治法进展培训班(济南)资料汇编	2013,6：12-30	1/1 崔文成.主讲
益肺化饮法治疗肺咳体会	第30次全国中医儿科学术大会(济南)论文汇编	2013,10：284-287	1/4 崔文成,郑三霞,张敏青,崔正昱.主讲
儿童咳喘诊疗体悟	济宁市中西医结合儿科学会儿科专业委员会成立大会暨2013年鲁西南儿童哮喘及变态反应性疾病高峰论坛2013年度省级中医药继续医学教育项目儿科临床实践提高班资料汇编	2013,12：11-20	1/1 崔文成.主讲
刘清贞名老中医治疗儿童哮喘理气八法	第31次全国中医儿科学术大会(昆明)论文汇编	2014,6：82-83	1/1 崔文成
中医儿科学重点学科建设与管理述要	第31次全国中医儿科学术大会(昆明)论文汇编	2014,6：669-671	1/1 崔文成

（续表）

题目	会议地点、培训名称	时间：起止页码	位次、作者及交流情况
败毒散运用心得	山东省第六届中医、中西医结合儿科学术研讨会暨小儿呼吸系统疾病、疑难病中医辨治培训班（济南）	2014,12:58 – 61	1/1 崔文成
因时制宜是把握天人关系的要点——《名老中医之路续编（第四辑）》读书心悟	阅读之星读书大赛行业组	2015 年 7 月	1/1 崔文成
刘清贞名老中医治疗小儿外感发热八法	第 32 次全国中医儿科学术大会（哈尔滨）论文集	2015,8:188 – 189	1/2 崔文成，刘黎卉
《内经》气化理论与儿科临床	国家级中医药继续教育项目《内经》理论与儿科临床暨暨名老中医学术经验传承学习班（济南）	2015,9:1 – 8	1/1 崔文成．主讲
从天人关系认识《内经》气化理论	山东省第七次中医、中西医结合儿科学术研讨会暨中医儿科辨证论治学习班（泰安）	2015,10:8 – 15	1/1 崔文成．主讲
刘清贞名老中医治咳心法	山东省第七次中医、中西医结合儿科学术研讨会暨中医儿科辨证论治学习班（泰安）	2015,10:151 – 153	1/2 崔文成，刘黎卉
刘清贞名老中医治疗儿童病毒性心肌炎经验	第 33 次全国中医儿科学术大会（成都）论文集	2016,8:54 – 55	1/2 崔文成，卢秀艳
《内经》气化理论在儿科的应用体会	第 33 次全国中医儿科学术大会（成都）	2016 年 8 月	1/1 崔文成．主讲

（续表）

题目	会议地点、培训名称	时间： 起止页码	位次、作者 及交流情况
方证理论与类方辨证	山东省中医药继续教育项目方证理论与儿科临床暨名老中医学术经验传承学习班（济南）	2016,12:1-6	1/1 崔文成.主讲
从风邪病因看伤寒与温病的关系	国家级中医药继续教育项目温病经典理论与名老中医经验传承学习班（济南）	2017,9:1-11	1/1 崔文成.主讲
刘清贞名老中医诊疗小儿惊热惊悸夜啼经验	山东省第九次中医、中西医结合儿科学术研讨会暨儿科急症中西医诊治培训班（德州）论文汇编	2017,9:38-39	1/2 崔文成,刘清贞
方证理论与类方辨证的三点认识	山东省第九次中医、中西医结合儿科学术研讨会暨儿科急症中西医诊治培训班（德州）论文汇编	2017,9:29-31	1/1 崔文成
济南中医儿科方证流派传承述要	第34届全国中医儿科学术大会（广州）论文集	2017,11:17-21	1/5 崔文成,孙娟,张慧敏,郑三霞,任雪
炙甘草汤方证辨析	山东省第十次中医、中西医结合儿科学术研讨会论文汇编（济南）	2018年9月	1/2 崔文成,崔正昱
张仲景治咳喘用半夏组方法度辨析	第35次全国中医儿科学术大会（太原）论文集	2018年10月	1/1 崔文成

崔文成著作出版情况表

书名	出版社	出版时间	位次
长寿秘诀选注	山东科学技术出版社	1988 年 10 月	编写者
实用中医保健学	人民卫生出版社	1989 年 9 月	编写者
齐鲁名医学术思想荟萃	山海书社	1995 年 8 月	编写者
科技管理学	中国对外经济贸易出版社	1997 年 2 月	副主编 1/1
中国中医专家临床用药经验和特色	江西科学技术出版社	1997 年 4 月	编写者
科技教育学	中国对外经济贸易出版社	1998 年 7 月	编写者
小儿常见病实用方	人民卫生出版社	1999 年 7 月	副主编 1/3
方药传真·刘清贞	江苏科学技术出版社	2003 年 1 月	编写者
居民养生和谐保健指南	山东大学出版社	2007 年 10 月	主编 3/3
名老中医之路续编（第五辑）·刘清贞	中国中医药出版社	2016 年 1 月	编写者
孟宪兰儿科经验集	山东科学技术出版社	2016 年 1 月	编写者
实用中医儿科学	中国中医药出版社	2016 年 8 月	编委
方证相应——济南中医儿科方证流派传承辑要	山东科学技术出版社	2017 年 7 月	主编 1/3
刘清贞儿科学术经验传承辑要	山东科学技术出版社	2018 年 2 月	主编 2/2

崔文成科研成果获奖情况表

成果名称	位次	日期	获奖名称、等级
乳蛾解毒合剂治疗小儿扁桃体炎的临床及实验研究	第2位	1996年10月	济南市科学技术进步奖二等奖
泻肺止咳合剂治疗小儿痰热咳嗽的临床及实验研究	第1位	2000年9月	济南市科学技术进步奖三等奖
甘寒除毒法治疗儿童心肌炎的研究	第1位	2009年11月 2010年2月	山东中医药科学技术奖三等奖 济南市科学技术奖科技进步奖三等奖
居民养生和谐保健指南	第3位	2011年11月	山东中医药科学技术著作奖三等奖
益肺化饮颗粒治疗儿童咳嗽变异性哮喘的临床研究	第1位	2015年10月 2017年8月	山东中医药科学技术奖二等奖 济南市科学技术奖科技进步奖三等奖

崔文成荣誉情况表

荣誉名称	日期	授予单位
济南市卫生系统先进工作者	1991年4月	中共济南市卫生局委员会 济南市卫生局
济南市卫生系统青年新长征突击手标兵	1991年5月	共青团济南市卫生局委员会
济南市卫生系统青年专业技术优秀人才	1992年5月	共青团济南市卫生局委员会 济南青年医务工作者协会 济南青年医学基金会
济南市卫生系统先进工作者	1992年5月	中共济南市卫生局委员会 济南市卫生局
山东省"青春立功"活动二等功	1994年12月	共青团济南市委
山东省优秀青年中医	1995年5月	山东省青年联合会 山东中医药学会

（续表）

荣誉名称	日期	授予单位
济南市首批泉城青年优秀人才	1995 年 11 月	中共济南市委组织部 济南市科学技术委员会 共青团济南市委 济南市人事局
济南市中青年业务骨干学科带头人培养对象(中医儿科专业)	1997 年	济南市卫生局
局直系统优秀新闻报道员	1999 年 3 月	中共济南市卫生局委员会 济南市卫生局
第三届济南市青年科技奖	2000 年 4 月	中共济南市委组织部 济南市人事局 济南市科学技术协会
局直系统优秀新闻报道员	2002 年 3 月	中共济南市卫生局委员会 济南市卫生局
优秀共产党员	2003 年 7 月	中共济南市中医医院委员会
2003 年度医院发展突出贡献奖	2004 年	中共济南市中医医院委员会 济南市中医医院
济南市名中医	2007 年 2 月	济南市人事局 济南市卫生局 济南市中医管理局
全国优秀中医临床人才	2007 年 10 月	国家中医药管理局
2009 年度全市优秀医师	2010 年 3 月	济南市卫生局
济南市卫生系统"两好一满意"示范标兵	2011 年 5 月	中共济南市卫生局委员会 济南市卫生局
首届泉城十大名医提名奖	2013 年 7 月	济南市科学技术协会、济南市卫生局、济南日报报业集团
首届齐鲁名医提名奖	2013 年 8 月	山东省医学会、山东中医药学会
山东名中医药专家	2013 年 9 月	山东省卫生厅、山东省人力资源和社会保障厅、山东省中医药管理局
全国悦读中医之星提名奖	2015 年 12 月	中国中医药出版社 中华中医药学会 中国中医药报社
最美健康守护者 市级最美医生	2016 年 12 月	济南市卫生和计划生育委员会 济南日报报业集团
国医杰出精英奖	2018 年 5 月	山东省医师协会中医医师分会

优秀学术继承人 研究生培养情况

（2018 年 12 月 1 日统计）

序号	姓名	性别	年龄（岁）	职称（学历）	工作单位及专业	培养时间	培养方式
1	徐鑫	女	48	副主任中医师	济南市中医医院中医儿科	2015 年 5 月—2018 年 4 月	师承教育
2	郑三霞	女	45	副主任中医师	济南市中医医院中医儿科	2011 年 11 月—2018 年 4 月	师承教育
3	张敏青	女	33	主治中医师	济南市中医医院中医儿科	2011 年 11 月—2016 年 12 月	师承教育
4	艾国军	男	37	硕士研究生	山东中医药大学中医儿科学	2007 年 9 月—2010 年 7 月	研究生
5	万小莘	女	33	硕士研究生	山东中医药大学中医儿科学	2007 年 9 月—2010 年 7 月	研究生
6	张静	女	32	硕士研究生	山东中医药大学中医儿科学	2008 年 9 月—2011 年 7 月	研究生
7	陈荣才	男	40	硕士研究生	山东中医药大学中医儿科学	2008 年 9 月—2011 年 7 月	研究生
8	王娜	女	30	七年制本硕连读	山东中医药大学中医儿科学	2009 年 9 月—2011 年 7 月	研究生
9	徐振华	女	34	硕士研究生	山东中医药大学中医儿科学	2009 年 9 月—2012 年 7 月	研究生
10	刘靖靖	女	33	硕士研究生	山东中医药大学中医儿科学	2009 年 9 月—2012 年 7 月	研究生
11	王萍	女	30	七年制本硕连读	山东中医药大学中医儿科学	2010 年 9 月—2012 年 7 月	研究生

（续表）

序号	姓名	性别	年龄（岁）	职称（学历）	工作单位及专业	培养时间	培养方式
12	王刚	男	30	七年制本硕连读	山东中医药大学中医儿科学	2010 年 9 月—2012 年 7 月	研究生
13	安娜	女	30	硕士研究生	山东中医药大学中医儿科学	2010 年 9 月—2013 年 7 月	研究生
14	刘晓菲	女	31	硕士研究生	山东中医药大学中医儿科学	2011 年 9 月—2014 年 7 月	研究生
15	吴静	女	29	硕士研究生	山东中医药大学中医儿科学	2011 年 9 月—2014 年 7 月	研究生
16	聂恒磊	女	30	硕士研究生	山东中医药大学中医儿科学	2012 年 9 月—2015 年 7 月	研究生
17	王珍珍	女	29	硕士研究生	山东中医药大学中医儿科学	2012 年 9 月—2015 年 7 月	研究生
18	郝云萍	女	27	硕士研究生	山东中医药大学中医儿科学	2014 年 9 月—2017 年 7 月	研究生
19	王斯琦	男	27	硕士研究生	山东中医药大学中医儿科学	2015 年 9 月—2018 年 7 月	研究生
20	张泽正	男	25	硕士研究生	山东中医药大学中医儿科学	2015 年 9 月—2018 年 7 月	研究生
21	刘秋红	女	27	硕士研究生	山东中医药大学中医儿科学	2015 年 9 月—2018 年 7 月	研究生
22	闫镕琦	男	30	住院医师规范化培训	济南市中医医院中医儿科	2015 年 9 月—2018 年	师承教育
23	李胜男	女	26	硕士研究生	山东中医药大学中医儿科学	2016 年 9 月—2019 年 7 月	研究生
24	王新钰	女	27	硕士研究生	山东中医药大学中医儿科学	2016 年 9 月—2019 年 7 月	研究生

（续表）

序号	姓名	性别	年龄（岁）	职称（学历）	工作单位及专业	培养时间	培养方式
25	于水灵	女	25	硕士研究生	山东中医药大学中医儿科学	2016 年 9 月—2019 年 7 月	研究生
26	闫韶华	女	25	本硕连读	山东中医药大学中医儿科学	2016 年 9 月—2019 年 7 月	研究生
27	王婷婷	女	24	本硕连读	山东中医药大学中医儿科学	2016 年 9 月—2019 年 7 月	研究生
28	向晓娣	女	25	硕士研究生	山东中医药大学中医儿科学	2017 年 9 月—2020 年 7 月	研究生
29	卫严蓉	女	23	硕士研究生	山东中医药大学中医儿科学	2017 年 9 月—2020 年 7 月	研究生
30	冯璐	女	23	本硕连读	山东中医药大学中医儿科学	2017 年 9 月—2020 年 7 月	研究生
31	付琳	女	24	本硕连读	山东中医药大学中医儿科学	2017 年 9 月—2020 年 7 月	研究生
32	郭雨薇	女	23	硕士研究生	山东中医药大学中医儿科学	2018 年 9 月—2021 年 7 月	研究生
33	王美玲	女	23	硕士研究生	山东中医药大学中医儿科学	2018 年 9 月—2021 年 7 月	研究生
34	杨敏	女	23	本硕连读	山东中医药大学中医儿科学	2018 年 9 月—2021 年 7 月	研究生

注："培养时间"填从何年何月到何年何月；"培养方式"填师承教育或研究生。

儿科特色院内自制制剂

序号	品名	主治功效	注册文号
1	乳蛾合剂	清热解毒,利咽。用于风热乳蛾(扁桃体炎),见发热咽痛等。	鲁药制字再Z01080123
2	鼻渊合剂	解表通窍,解毒排脓,活血止痛。用于鼻窦炎急性发作期、鼻塞、流黄涕、头痛等。	鲁药制字再Z01080124
3	退热合剂	清热解毒,利湿。用于上呼吸道感染、扁桃体炎、气管炎、肺炎等所引起的发热、咳嗽、流涕、咽痛、食滞等证。	鲁药制字再Z01080125
4	利咽合剂	滋阴、凉血、化瘀、消肿。用于各种类型的急慢性咽炎。	鲁药制字再Z01080127
5	参龙丸	益阴润燥,清咽化痰。用于咽炎、喉炎,症见咽干、咽痒、咳嗽。	鲁药制字再Z01080140
6	健脾强体茶	益气固表,健脾消食。用于多汗易感,食少体弱,口疮,鼻衄间歇期。	鲁药制字再Z01080192
7	消炎膏	消炎、消肿。用于未破溃疮疡。	鲁药制字再Z01080194
8	小儿调胃散	健脾和胃,理气消食。用于脾胃虚弱,食欲缺乏,呕吐,腹泻,腹胀。	鲁药制字再Z01080195
9	宣肺合剂	宣肺清热,化痰平喘。用于风热蕴肺引起的肺炎、支气管炎,见发热、咳嗽、痰喘等症。	鲁药制字再Z01080196
10	感冒合剂	辛凉解表,清热解毒。用于风热感冒引起的发热、头痛、咽干咽红、四肢无力、全身酸痛、咽部红肿、干咳无痰。	鲁药制字再Z01080204
11	黄连膏	清热解毒,润燥敛疮,生肌止痛。用于皮肤裂口、疮疡作痛等症。	鲁药制字再Z01080206
12	黄连油	泄火消肿,凉血润燥。用于各型鼻炎、鼻出血等。	鲁药制字再Z01080207

序号	品名	主治功效	注册文号
13	复方蒺藜丸	养血润燥,散风止痒。用于湿疹、皮炎、荨麻疹、瘙痒症等。	鲁药制字再Z01080209
14	清肺止咳合剂	清热止咳,化痰平喘。用于风热、肺热、痰热引起的支气管炎、肺炎。	鲁药制字再Z01080217
15	泻肺止咳合剂	泻火祛痰,润肺止咳,理气消积。用于痰热蕴肺型支气管炎,肺炎及咽喉炎,见咳嗽、痰鸣、食欲缺乏等。	鲁药制字再Z01080221
16	清胃健脾丸	清胃健脾,化食开胃。用于胃热脾虚型小儿厌食,脾胃不和,消化不良,不思饮食等症。	鲁药制字再Z01080447

后记:弘扬中医 造福儿童

儿童指0~18岁的人群,是家庭的希望,社会的未来,祖国的明天。儿童时期是人生的开端,要健康快乐地成长,孕育远大的理想,萌芽高尚的情操,养成良好的习惯,起航最美好的人生。

寿、富、康宁、攸好德、考终命为五福(《尚书·洪范》),健康是五福之一。人的生长壮老已的生命过程,都与医疗卫生有着密切的关系。医疗卫生的作用体现在优生优育以维护人类自身的再生产,预防保健以维护社会生产力,治病解痛以保障社会生产力,尽终善已以安然回归大自然。

中医的内涵有道、术、效:①道,中道。《中庸》:"中也者,天下之大本也。和也者,天下之达道也。"②术,执中。在中医理论指导下的医术,主要有语言信息技术(调问、祝由、话疗等)、身体诊疗技术(望、闻、切、查、导引、吐纳、砭、针、刀、灸、推拿、按摩、跷踹等)、中药用药技术(采集、加工、制作、流通、配方、内服、外用、熏洗、窍道给药等)。③效,中和。养生、保健、防病、治病都要得当,无太过、无不及。

儿童保健,要外避六淫疫疠毒邪,内调睡眠饮食情志,防止意外伤害发生。中医有整体观念、辨证论治的特点,强调养生保健,预防为主、治未病。天地人合一、三因(因时、因地、因人)制宜、辨证施治是中医的灵魂。

一生盛衰之基,全在幼时培养。人不得病,主要是依靠自己身体内具有的防御能力,儿童的抗病能力主要来自:①禀赋先天,父母遗传。儿童出生时从母体中获得了一定的免疫球蛋白,所以6个月以内较少发生疾病。②顺四时适寒暑,视天气穿脱衣物,避虚邪贼风。讲究卫生,防生物感染传染。计划免疫,进行疫苗预防接种,提高对传染病的免疫力。③起居有常,不妄作劳。高质量的睡眠是儿童健康成长的重要保证。利用空气、水和阳光进行"三浴",适度锻炼以增强体质。④食饮有节。谨和五味,合理搭配,防止偏嗜,按时节量,饮食规律。饭前便后洗手,防止病从口入。⑤精神教养,乐观向上。多夸奖优点,批评一定要指明方向,避免在进餐时教训孩子。6 个月以后从母体带来的免疫球蛋白逐渐减少,因此,6 个月至 3 岁的儿童抗病能力最低。"长一次病就长一次抵抗力,长一次病就长一次心眼,长一次病就长一次身体"。儿童 3 岁后抗病能力逐渐增强,18 周岁才是成人水平。

我们要与时俱进,创新发展,努力发挥中医药适宜儿童保健的养生优势,发挥中医药治未病的预防优势,发挥多学科联合治已病的治疗优势,不断满足儿童生长发育需求,为儿童健康成长保驾护航,为加快推进健康中国建设贡献力量。